外科感染:预防与管理

Infections in Surgery
Prevention and Management

主　　编　Massimo Sartelli　Raul Coimbra　Leonardo Pagani　Kemal Rasa
主　　审　李维勤
主　　译　常志刚　蒋正英
副 主 译　郭　丰　张靖垚　刘志勇　陈存荣　张军伟　李　涛
翻译秘书　史　展
译者名单（按姓氏笔画排序）

王文静	西安交通大学第一附属医院	陈存荣	福建医科大学附属协和医院
史　展	北京医院	周　晶	中国人民解放军东部战区总医院
冯　喆	北京医院	周明明	重庆大学附属肿瘤医院
吕奇坤	重庆大学附属肿瘤医院	郑慧君	浙江大学医学院附属邵逸夫医院
刘志勇	中南大学湘雅医院	居　阳	北京医院
刘俊杰	唐山市南湖医院	赵玉月	中日友好医院
李　刚	中国人民解放军东部战区总医院	柯　路	中国人民解放军东部战区总医院
李　涛	中日友好医院	段　军	中日友好医院
李　曼	浙江大学医学院附属邵逸夫医院	郭　丰	浙江大学医学院附属邵逸夫医院
李　蕊	重庆大学附属肿瘤医院	常志刚	北京医院
肖诗柔	北京医院	阎小雨	北京医院
吴桂新	重庆大学附属肿瘤医院	隆　毅	重庆大学附属肿瘤医院
何蔼婷	重庆大学附属肿瘤医院	蒋　渊	中南大学湘雅医院
张军伟	唐山市南湖医院	蒋正英	重庆大学附属肿瘤医院
张靖垚	西安交通大学第一附属医院		

人民卫生出版社
·北京·

First published in English under the title
Infections in Surgery: Prevention and Management
edited by Massimo Sartelli，Raul Coimbra，Leonardo Pagani and Kemal Rasa
Copyright © Springer Nature Switzerland AG，2021
This edition has been translated and published under licence from
Springer Nature Switzerland AG.

图书在版编目（CIP）数据

外科感染：预防与管理 /（美）马西莫·萨塔尼
（Massimo Sartelli）等主编；常志刚，蒋正英主译 . —
北京：人民卫生出版社，2023.4
ISBN 978-7-117-33753-3

Ⅰ . ①外…　Ⅱ . ①马…②常…③蒋…　Ⅲ . ①外科手
术 – 围手术期 – 医院 – 感染 – 预防（卫生）　Ⅳ . ①R619

中国版本图书馆 CIP 数据核字（2022）第 188910 号

人卫智网	www.ipmph.com	医学教育、学术、考试、健康，
		购书智慧智能综合服务平台
人卫官网	www.pmph.com	人卫官方资讯发布平台

图字：01-2021-4148 号

外科感染：预防与管理
Waike Ganran：Yufang yu Guanli

主　　译：常志刚　蒋正英
出版发行：人民卫生出版社（中继线 010-59780011）
地　　址：北京市朝阳区潘家园南里 19 号
邮　　编：100021
E - mail：pmph @ pmph.com
购书热线：010-59787592　010-59787584　010-65264830
印　　刷：天津画中画印刷有限公司
经　　销：新华书店
开　　本：710×1000　1/16　印张：16　插页：8
字　　数：296 千字
版　　次：2023 年 4 月第 1 版
印　　次：2023 年 6 月第 1 次印刷
标准书号：ISBN 978-7-117-33753-3
定　　价：129.00 元
打击盗版举报电话：010-59787491　E-mail：WQ @ pmph.com
质量问题联系电话：010-59787234　E-mail：zhiliang @ pmph.com
数字融合服务电话：4001118166　E-mail：zengzhi @ pmph.com

中文版序

近 200 年来,外科学术界不断发生着翻天覆地的变化,经历着一次又一次的重大创新,从麻醉技术的更新、无菌术的发现,到微创技术、营养治疗和器官移植等;在应对疾病方面取得了一次又一次的伟大胜利,给人类健康带来了革命性的帮助。

然而,令人遗憾的是,自始至终有一个重要的障碍,一直伴随着每一个外科医生。这就是:感染。近百年来,随着无菌术的发明、青霉素的发现,外科医生在应对感染方面有着越来越多的手段。尽管如此,由于感染造成的患者死亡仍然是当前对于医疗体系最严峻的考验之一,脓毒症相关的死亡率一直居高不下。

外科感染一直是临床最常见的急危重症之一,具有较高的发病率和死亡率。涉及外科的各个方面。作为临床热点和难点,外科感染的诊治受到了多学科的关注。外科感染的处理涉及局部病灶处置、病原学检测、抗生素合理应用及因感染导致的全身各系统异常状况的纠正等。*Infections in Surgery*: *Prevention and Management* 一书正是系统而详细地对外科感染进行了完整而全面的剖析。本书 22 章包括了外科感染的方方面面,如:预防、病理生理、抗生素的应用、术中注意事项,以及伤口感染、补片感染、医院获得性肺炎、导管相关性血流感染、尿路感染、难辨梭状芽胞杆菌感染、腹腔感染、坏死性筋膜炎、脓毒症及脓毒症休克等。

据此,"中国腹腔重症协作组"组织相关专家,对 *Infections in Surgery*: *Prevention and Management* 一书进行了翻译,每位译者都对稿件认真负责,精心审校,以期能精准地反映原书的内容,同时具有可读性。本书推荐给医院外科、重症、急诊、感染以及药学、微生物检验等相关医护人员阅读。

李维勤

2022 年 6 月 6 日

丛书前言

近年来，很多疾病或临床问题的管理较前相比已大不相同，因而繁忙的临床医生需要便捷的方式查阅知识的更新。只有基于研究的新知识才能从根本上改变急救外科（创伤及外科急危重症）的日常实践，进而造福全世界的患者。据此，自2011年以来，世界急诊外科协会（World Society of Emergency Surgery，WSES）与美国创伤外科协会（American Association for the Surgery of Trauma，AAST）合作，开发并出版了《急诊外科与创伤热点话题》（"Hot Topics in Acute Care Surgery and Trauma"）系列丛书，以期为年轻的正在接受培训的内外科医生及其他外科专科医师提供更多的教学参考。根据这一理念，我们确定了新书的选题。内容涵盖病理生理和临床实践的基础知识，并参考了复苏、外科和重症医学的最新进展，以期改变外科重症和创伤的流行病学并改善预后。

Federico Coccolini
切塞纳，意大利
Raul Coimbra
河滨，美国
Andrew W.Kirkpatrick
卡尔加里，加拿大
Salomone Di Saverio
剑桥，英国

翻译：常志刚　蒋正英

前言

外科感染的多学科诊疗

世界卫生组织（World Health Organization，WHO）对患者安全最简单的定义是：防止与医疗卫生机构相关的错误和不良事件对患者造成不利影响。随着医疗卫生机构高速发展，治疗日趋复杂：更多的新技术、药物和治疗方法投用，据估计在高收入国家，高达 1/10 的患者在接受医疗护理时受到伤害，其中近 50% 是可预防的。

改善全球医院患者安全，需要系统地应对医院相关感染（healthcare-associated infections，HAIs）和抗生素耐药（antimicrobial resistance，AMR）：两者相辅相成。

HAIs 如中心导管相关血流感染、导管相关尿路感染、手术部位感染、医院获得/呼吸机相关肺炎及难辨梭菌感染，持续以惊人的速度上升。这些在医疗机构中发生的感染，导致患者出现严重并发症和死亡（发病率和死亡率），延长了住院时间；并且需要额外的诊断和治疗干预，给患者原发疾病的诊疗增加了额外的成本。HAIs 是一种不良结果，而许多是可以预防的，因而被用作患者护理质量、不良事件和患者安全事件的指标。

院内患者经常暴露于多重耐药细菌（MDR）感染的风险。急救机构是发生抗生素耐药（AMR）的重要场所。高强度的护理工作加上极易感染的人群，创造了有利于耐药菌生长和传播的环境。

此外，外科是感染预防和控制最关键的挑战之一。有侵入性装置（中央导管、尿管、呼吸机）或接受外科手术的患者，是发生 HAIs 的高危人群。手术部位感染是全世界外科系统最常见的医院获得性感染。

实施最佳感染控制方案是应对 AMR 的综合战略的重要组成部分，主要内容包括预防 HAIs 和限制耐药微生物在患者之间的传播。在急救机构中成功实施 AMR 也需要正确地使用抗生素。

越来越多的证据表明，基于全院致力于改善抗生素使用[通常称为"抗生素管理计划（Antibiotic Stewardship Programs，ASPs）"]的方案，既能优化抗感染方案，又能减少与抗生素滥用相关的不良事件。

这些方案通过减少住院患者中抗生素耐药细菌和难辨梭菌感染的发生率，显著改善了患者的结局，使抗生素管理成为 HAIs 预防和控制的重要协同战略措施。感染预防和抗菌管理是保护患者安全和改善临床结局的共同目标。

WHO 等主要国际领导组织认为,合作和协作行动的做法可提供最佳的医疗与护理,以满足患者需要,从而优化个人健康结局和总体医疗卫生保健服务供应。

协作、多学科的努力不仅有助于预防 HAIs,更有助于通过正确的时间、正确的剂量、正确的疗程做出最优化的抗生素使用方案,来更恰当地管理 HAIs。

成为预防和管理外科感染的拥护者,意味着需要创造一种协作文化,其中感染预防、抗生素管理和正确的外科干预至关重要。

Massimo Sartelli
马塞拉塔,意大利
Leonardo Pagani
博尔扎诺,意大利
Kemal Rasa
科凯利,土耳其
Raul Coimbra
莫雷诺谷,加利福尼亚州,美国

翻译:常志刚 蒋正英

目录

第 1 章　手术部位感染的负担:病理生理和危险因素 - 预防手术部位感染的术前措施

Francesco Di Marzo

UOC Chirurgia Generale, Ospedale Valtiberina-Sansepolcro, Azienda Usl Toscana Sud-est, Sansepolcro, Italy

关键词　手术部位感染　围术期用药　病理生理　负担　预防　术前措施 危险因素　分层

用语义法去描述"手术部位感染的负担"这个话题,会呈现有趣且广阔的 视角。

负担的直接定义是:由某人或某物承担的负荷,通常是一个沉重的负荷。

这个词在医院感染中愈发常见,涉及一大批"负担者",他们共同承担不 同程度的负荷。

金字塔的主干图可以清晰地显示,医院获得性感染影响的患者处于金字 塔的底部(发病率 - 死亡率 - 生活质量带来的高负荷),所有的利益相关者在上 部(逐渐减小的不同类型的负担:专业责任,法律 / 保险影响)。

金字塔下是一个看不见的,甚至无法量化的相关部分,这部分代表了所有 的护理人员(社会成本的一部分)。

最小的、缺失的部分是金字塔的顶点,即政治、立法者和行业策略师。

手术部位感染的语义和词源使我们可以用 3 个词来理解这一切:用手工 作(来自古希腊语 χειρ εργον)使致病微生物得以扩散到组织和器官。

1.1　手术部位感染史概述

- 19 世纪中叶以前,发热、伤口脓液、败血症和死亡是外科手术常见的并发 症。Ignaz Semmelweis 和 Joseph Lister 是感染控制方面的先驱,他们引入 了消毒的原则,明显有助于减少术后并发症。
- 20 世纪 80 年代,一次感染约使住院时间增加 10 天,费用增加 2 000 美

　　元；1992 年，每例手术部位感染导致住院时间增加 7.3 天，费用增加 3 152 美元。

- 1986—1996 十年间，美国院内感染监测（National Nosocomial Infections Surveillance，NNIS）数据显示：593 344 例外科手术中有 15 523 例发生了手术部位感染（CDC）。手术部位感染是最常见的医院获得性感染（占总数的 38%）：其中 2/3 为表面或深层组织感染，1/3 为器官或腔隙感染。77% 的死亡是由感染导致的，其中大部分（93%）为器官或腔隙感染。

1.2　结果低于预期

- 在过去 30 年里，手术部位感染控制方面的进展影响了相关的各个层面（从消毒到手术室的架构），尽管采用了在文献水平上认为有效的干预措施，手术部位感染仍然是发病率和死亡率的根源。
  为什么？
- 与大多数的医院获得性感染类似：病原体耐药、外科患者增多、年龄增长、合并症增加。
- 患者的手术路径中有多种因素导致了感染。
- 手术部位感染的预防是复杂的，需要综合手术前、手术中和手术后各种干预措施，涉及管理患者的不同专业人员。
- 这些干预措施的实施不是标准化的。虽然有国家指南，但在解释科学证据、建议和应用措施方面存在差异。

负担

　　在世卫组织或从事全球卫生工作的其他国际组织定期评估全球负担的疾病清单中不包括手术部位感染数据（和医院获得性感染数据）。

　　全球范围内手术部位感染的发病率各不相同（美国为 16 万 ~30 万，医院获得性感染主要发生在中低收入国家），但由于监测不到位，这些数字被低估了。尽管有一些国家或地区的可靠数据，我们仍缺乏手术部位感染率和有关经济影响（直接和间接）的准确数据。

　　手术部位感染率需与可靠的数据严格挂钩，以确保其可以作为一种绩效薪酬衡量标准和质量改进的目标；同时也可作为卫生保健机构、国家和地区之间进行有效比较的质量指标。同时必须有唯一的手术部位感染定义、感染程度区分和有效的手术部位感染数据，以进行纯粹的经济学研究。

　　手术部位感染是所有医院获得性感染中最常见且花销最昂贵的，占医院获得性感染的 20%。手术部位感染与住院时间和发病率增加有关，会导致死亡风险增加 2~11 倍（其中 77% 的死亡风险来源于感染本身）；并发症包括抗生素治疗时间延长、再次手术、生活质量下降、出院后需长期康复、失去工作和生产能力[1]。

手术部位感染导致的财政负担非常大；花费在医院获得性感染中排名第三（自 2005 年以来翻了一番）。在美国，每年手术部位感染的花销在 35 亿 ~ 100 亿美元之间。

住院时间延长、重症监护时间延长、再次手术、外科技术、急诊科就诊、再入院风险和医疗资源消耗（诊断化验、医务人员、手术和治疗费用）导致手术部位感染的直接损失增加。间接损失包括：患者的生活质量下降、缺勤和收入减少等。

除经济负担外，出现手术部位感染和随后的长期住院治疗可能会对患者的身心健康产生负面影响；无法工作和工作效率降低导致患者出现经济损失；出院后确诊的患者可能无法获得与住院确诊患者相同的治疗机会，会更加糟糕。

此外，出院后确诊的感染以及到社区医疗机构就诊的费用可能被漏报。

由于全球各地情况不同，每例手术部位感染的医疗费用在 15 800~43 900 美元之间。

手术部位感染（在美国）使住院时间延长 9.7 天，并使每次住院的费用增加 2 万美元以上。每年有 9 万多名患者因手术部位感染再次入院，每年额外花费 7 亿美元。我们必须认识到，多达 60% 的手术部位感染是可以使用循证措施预防的。

基于 2018 年的数据，美国疾病控制和预防中心最新发布了一份关于美国全国和各州的医院获得性感染发病率的报告，3 345 家急症医院在全年 2 808 659 例手术［所有国家医疗保健安全网（National Healthcare Safety Network，NHSN）］中报告了 21 265 例手术部位感染，整体标准化感染率（Standardized Infection Ratio，SIR）为 0.954（95% 置信区间：0.941~0.967）[2]。

值得注意的是，2017—2018 年期间，美国疾病控制和预防中心报告中追踪的 10 种选定手术相关的手术部位感染总体没有显著变化（在 336 585 例剖腹子宫切除术和 329 729 例结肠手术中没有变化）。疾病预防控制中心估计，采用两种不同的消费者价格指数调整，校正医院资源价格的通货膨胀率，手术部位感染可导致患者住院费用增长 1 087 美元至 29 443 美元。

手术部位感染（利用消费者城市居民消费价格指数和住院医院服务）是医院获得性感染中年花费范围最大的（手术部位感染花费为 32 亿 ~86 亿美元，医院获得性感染花费为 35 亿 ~100 亿美元）。

2004 年欧洲手术部位感染的经济成本在 14.7 亿 ~191 亿欧元。预计这类患者的平均住院时间将增加约 6.5 天，费用增加约 3 倍。分析表明，手术部位感染导致的经济负担很可能被低估。

2017 年，12 个欧盟成员国和一个欧洲经济区向欧洲疾病控制和预防中心报告了 9 种手术中的手术部位感染。在此期间，总共 648 512 例手术操作报告了 10 149 例手术部位感染。手术部位感染的百分比从 0.5% 到 10.1% 不等。每 1 000 例住院患者手术部位感染的术后日发生例数为 0.1 到 5.7 不等。2014—2017 年，胆囊切除术（CHOL）术后手术部位感染百分比和住院手术部位感染发生率呈显著上升趋势[3]。

2017 年一共 1 639 家医院报道了 648 512 例外科手术。在这些手术操作中，有 622 999 例使用了患者监控，25 513 例使用了病房监控。报道最多的手术方法是髋关节置换（Hip Arthroplasties，HPRO），其次是膝关节置换（Knee Arthroplasties，KPRO）和剖腹产术（Cesarean section，CSEC）。患者监控或病房监控共报告了 10 149 例手术部位感染。其中，4 739（47%）例浅表感染，3 088（30%）例深部感染，2 274（22%）例器官 / 腔隙的手术部位感染。有 48（0.5%）例手术部位感染的类型不明确。深部或器官 / 腔隙部位感染的比例 CSEC 手术为 19%，腹腔镜下胆囊切除术为 42%，开腹胆囊切除术为 46%，开腹结肠（COLO）手术为 50%，冠状动脉旁路搭桥术（CABG）操作为 53%，抽脂隆胸术（liposuction-augmentation mammaplasty，LAM）为 54%，腹腔镜结肠手术为 61%，KPRO 手术为 71%，HPRO 手术为 77%。34% 的手术部位感染在住院期间确诊，52% 的感染出院后被检测出；14% 的患者出院日期不详。在医院确诊的手术部位感染比例从 KPRO 的 12% 到开腹 COLO 手术的 67%。

近期欧洲 5 个国家（法国、德国、意大利、西班牙和英国）审查并公布了相关花费：

- 法国 - 头颈部肿瘤手术后，每例手术部位感染患者的医疗费用比未发生感染的患者高 17 434 欧元。

- 德国 - 配对病例对照研究表明，每名手术部位感染患者总医疗费用显著升高（感染患者为 49 449 美元，即 36 261 欧元，未感染患者为 18 218 美元，即 13 356 欧元），重症监护病房和病房护理费用所占比例最大（分别为 27.7% 和 24.7%）。

- 意大利 - 骨科和创伤手术患者中，手术部位感染的成本从 3 411 欧元到 22 273 欧元不等，平均为 9 560 欧元（未说明资源和花费）。

- 西班牙 - 多个外科专业，每例手术部位感染患者所有费用的总和（住院费用、临时和永久丧失工作能力、过早死亡和护工费用）为 97 433 美元；医疗护理费用仅占总花费的 10% 左右。

- 英国 - 在普外科中，每例手术部位感染增加了 10 523 英镑的额外财政负担(手术室和医务人员费用分别占总费用的 11% 和 18%)[4]。

1.3　病理生理

微生物污染手术部位是手术部位感染的必要前提。可根据以下关系对手术部位感染风险进行定义:细菌污染剂量 × 毒性 / 宿主的抵抗力 = 手术部位感染风险。定量研究表明,如果每克手术部位组织被多于 10^5 个微生物污染,手术部位感染的风险显著增加[5]。然而,当手术部位存在异物时,产生感染所需的污染微生物数量可能会低得多(例如,每克缝合丝线或补片或假体上只需存在 100 个葡萄球菌)。微生物可能含有或产生毒素和其他物质,增加它们入侵宿主的能力,在宿主体内产生损害,或在宿主组织中或组织表面生存。

病原体来源于患者的皮肤、黏膜或中空脏器的内源性菌群[6]。

当切开黏膜或皮肤时,暴露的组织有内源性菌群污染的风险(如当切口靠近会阴或腹股沟时,来自粪便菌群的需氧革兰氏阳性球菌、厌氧菌和需氧革兰氏阴性菌会造成感染)。胃肠脏器在手术中被打开后,便成了病原体来源,革兰氏阴性杆菌(如大肠埃希氏菌)、革兰氏阳性病原体(如肠球菌)及一些厌氧菌(如脆弱芽胞杆菌)是典型的手术部位感染菌株。

手术植入假体或其他植入物时,从患者远端感染灶播散并定植是另一种手术部位感染来源。任何装置都可能为微生物提供一个感染附着点。

外源性来源包括手术人员(手术团队成员)、手术室环境(包括空气)、手术过程中带入无菌场所的工具、器械和材料。外源性菌群主要是需氧菌(革兰氏阳性菌)。有几起手术部位感染暴发的原因是手术室工作人员通过肛门、阴道或鼻咽携带 A 组链球菌。已证明使用人工指甲的外科手术人员手上会更多的携带革兰氏阴性细菌。少数不常见病原体引起的手术部位感染暴发或聚集性感染是由被污染的敷料、绷带、冲洗剂或消毒溶液引起。越来越多的手术部位感染中分离出了真菌(特别是白念珠菌)。这一趋势可能是由于广泛使用预防性和经验性抗生素、疾病的严重性增加以及更多免疫功能低下的患者接受手术所致。

细菌会污染所有的手术伤口;仅少数伤口会表现为临床感染。由于先天宿主防御可以有效地抵挡手术部位的污染物,所以大多数感染不会发生。

手术切口激活人体炎症反应的 5 个关键起始点:

● 凝血蛋白和血小板(止血机制)
● 肥大细胞和补体蛋白
● 缓激肽(由其普遍存在的蛋白前体产生)。

其作用是舒张血管,增加局部血流,降低血流速度,以帮助吞噬细胞边集。

血管通透性的增加和局部血管舒张导致水肿,内皮细胞之间空隙变大,为吞噬细胞进入受伤的软组织和血管提供通道,使其通过致密的细胞外组织。

这个阶段之后,我们得到了非特异性趋化因子信号和特异性趋化因子信号(来自肥大细胞),这些信号将中性粒细胞、单核细胞和其他白细胞群"吸引"到手术部位。

在手术过程本身发生细菌污染(固有宿主防御)之前,"吞噬细胞募集"到伤口中,从而增强了患者对抗感染的能力。

趋化信号蛋白结合局部血管内皮细胞并上调其内皮表面的选择素蛋白的表达。

中性粒细胞在毛细血管后小静脉内的内皮表面移动。中性粒细胞和内皮细胞黏附蛋白之间的进一步相互作用将中性粒细胞连接到内皮细胞的表面,化学诱导物梯度引导中性粒细胞到损伤部位,诱导细胞吞噬和消化任何污染的微生物。

24 小时内单核细胞到达手术部位。如果微生物污染很小,早期到达的中性粒细胞能够充分控制细菌,那么单核细胞就会产生局部化学信号来调节伤口愈合过程。肌纤维细胞迁移到伤口的纤维蛋白基质中,胶原沉积取代了纤维蛋白的晶格结构。

否则,如果微生物污染和增殖超过了最初中性粒细胞浸润的控制细菌能力,单核细胞会通过释放细胞因子(肿瘤坏死因子 -TNF-α)成为促炎细胞。其效应是:

- 强有力的旁分泌信号上调中性粒细胞的活性。
- TNF-α 刺激中性粒细胞消灭微生物,溶酶体空泡可以释放活性氧中间体和酸性水解酶到胞外。
- 细胞外活性氧中间体和酸性水解酶的释放导致局部环境的脂质过氧化,导致进一步的组织损伤和启动信号的进一步激活。
- 炎症反应进一步加剧。
- 由激活的单核细胞释放的白介素(IL)-1、IL-6 和其他的促炎信号,作为内分泌信号引起发热、急性期反应物质的释放及其他反应。
- 伤口实际上是宿主与病原体的战场,充满了由坏死组织、中性粒细胞、细菌和蛋白质液体共同构成的脓液。
- 周围存活的组织会表现出典型的炎症反应症状:
- 发红反映局部血管舒张。
- 组织血管扩张导致热传导增加,引起灼热。
- 水肿引起肿胀。
- 众多炎症级联反应、组织损伤和水肿的代谢物刺激痛觉感受器导致疼痛。

● 不可避免的正常解剖功能抑制导致功能缺损。

四种不同的影响因素会导致伤口愈合延迟或手术部位感染:①细菌的污染量;②细菌的毒性;③微环境的辅助作用;④先天和获得性宿主防御。

污染物可能通过手术室的空气、器械或外科医生进入伤口。皮肤总是存在细菌。当手术涉及大量细菌定植的身体结构时,污染量最大,如肠道(细菌数:小肠远端 10^3~10^4 个 /ml,右半结肠 10^5~10^6 个 /ml,直肠及乙状结肠 10^{10}~10^{12} 个 /g 粪便)。细菌也存在于胃液过少或胃酸过少的老年患者的胃中。胆道内也会有大量细菌(患者年龄超过 70 岁、梗阻性黄疸、胆总管结石、急性胆囊炎)。涉及女性生殖道的手术会有 10^6~10^7 个细菌 /ml[7-9]。

污染微生物的毒性越大,被感染的可能性就越大。凝固酶阳性葡萄球菌需要的污染量小于凝固酶阴性葡萄球菌。罕见但致命的菌株产气荚膜梭菌或 A 组链球菌只需要少量污染就能在手术部位引起特别严重的坏死性感染。大肠埃希氏菌的外细胞膜含有内毒素,这使它具有特殊的毒性。脆弱拟杆菌等拟杆菌属作为孤立病原体,通常是毒性最小的微生物,但与其他需氧病原菌结合时,会产生微生物协同作用,引起结肠或女性生殖道手术后非常严重的感染。由于这个变量的内在特征(与手术和患者定植细菌有关),很难通过预防策略来控制。

创面微环境中的不利因素(继发于手术操作)也可能导致临床感染:

● 血红蛋白通过在红细胞降解过程中释放三价铁刺激微生物增殖。

● 坏死组织可以作为污染物的保护区,避免吞噬作用。

● 异物(编织缝合线)。

● 无效腔。

宿主防御受损可能是先天的,也可能是后天获得的。

在第一种情况下,很难根据不同患者群体之间的差异来制定策略(或多或少"有能力"对抗感染)。

另一方面,获得性损伤与手术部位感染比率的增加有关。休克和低氧血症与手术部位感染呈正相关,特别是在创伤患者中。输血似乎具有免疫抑制作用。慢性疾病、低白蛋白血症(腹部大手术后出现感染并发症最可靠的预测因素)和营养不良也是重要因素。低体温和高血糖同样也是原因之一。

药物(特别是糖皮质激素)也可能对宿主产生不利影响,增加手术部位感染的发生率。

手术部位感染的病理生理是复杂的,如果我们在关注感染的特定原因的背景下考虑所有的影响因素(所谓的"聚合效应"),情况就更复杂了。

1.3.1　风险因素

现已经明确许多因素会影响手术部位感染的发生,可以分为两大类,并会在三个不同水平层面上产生影响：

内在因素（患者层面，可变或不可变因素）和外在因素（手术层面和机构层面）

患者层面：

- 个体特征（性别、年龄、虚弱程度、依赖性、社会经济状况）
- 生活方式（吸烟、饮酒）
- 合并症（糖尿病、慢性阻塞性肺疾病、充血性心力衰竭、急性心肌梗死、肾功能不全、高血压、骨质疏松、查尔森合并症指数）
- 药物（免疫抑制）
- 术前状态（术前住院时间，从长期护理机构入院）
- 风险计算 - 评分系统（NNIS，ASA）

手术层面：

- 手术操作
  - 切口类型
  - 手术方式
  - 择期与紧急手术
  - 病例复杂性
  - 手术时间
  - 失血量 / 输血
  - 医疗设备植入

机构层面

- 当前环境
  - 安全文化
- 医院
  - 规模
- 经验
  - 医师
- 设备

潜在可改变的患者因素包括：血糖控制和术前糖尿病评估、酗酒和吸烟、术前白蛋白 <3.5mg/dl、总胆红素 >1.0mg/dl、肥胖和免疫抑制。不可改变的患者因素包括高龄、近期放疗和皮肤或软组织感染史。

手术操作相关因素包括急诊和更复杂的手术，伤口类型等。

设备相关风险因素包括通风不足、手术室人流增加、仪器设备正确的灭菌。术前危险因素包括既往有感染；皮肤准备不足；备皮；抗生素的选择、给药和疗程。术中危险因素包括手术时间、输血、无菌维护、外科刷手、戴手套的质量差、体温过低和血糖控制不佳。

不同的手术部位可能导致临床感染的风险不同。对感染风险相似的患者进行分层至关重要,有助于在风险相似的患者中实施相应的预防策略,并比较不同机构内基准感染率的差异。没有分层的手术部位感染总发生率反映的是患者感染风险,而不是医疗质量。手术部位感染是一个重要的医疗质量问题,会导致发病率、致残率、住院时间、死亡率、资源利用率和成本的增加。识别高危患者有助于改进术前评估、协调资源,并调整围术期管理策略,以期能改善预后。

许多危险因素超出了医生的控制范围,但优化围术期条件肯定有助于降低感染风险。

可根据单个或多重危险因素的评估来发现高危手术患者。需要特别提出的是,无论对普通感染还是手术部位感染,统计模型和风险计算都可能在预测感染风险方面有一定作用。这些模型的变量数目有所不同;纳入的术前、术中或术后变量不同;计算的容易程度以及对不同手术的特异性也不同。此外,这些模型在风险分层方面的准确性也不同。

尽管有很多种方法可以识别外科患者手术部位感染的风险,但没有一种方法能对所有患者都有效,需要进一步研究来确定风险分层结合风险调整是否可以减少相关患者群体的手术部位感染[10]。

对围术期手术部位感染患者进行早期危险因素评估及患者危险分层,对建立风险预测模型具有重要价值。同时,风险预测模型也可以帮助外科医生和患者进行临床过程决策(如讨论手术的适当性和风险)。此外,风险预测模型可用于制订相应的围术期预防策略和诊疗流程,并有助于对公开报告中作为质量评估标准的手术部位感染风险模型进行风险调整。

然而,一项对 ACS-NSQIP 机构数据集(2006—2014)的研究回顾性分析了结直肠切除患者的手术部位感染(C-SSIs),结果表明,风险预测模型在其独立的机构数据集中,并不能准确预测结直肠切除的手术部位感染。

研究采用受试者工作特征曲线(receiver operating characteristic,ROC),对几种发表的 C-SSIs 风险评估模型进行分析,以评价比较不同模型的质量。这些模型包括:基于国家医院感染监测(NNIS)、污染、肥胖、剖腹手术、美国麻醉协会(American Society of Anesthesiologists,ASA)分级(COLA)、预防性感染门检测(Preventie Ziekenhuisinfecties door Surveillance,PREZIES)和 NSQIP 等的模型。

研究共纳入了 2 376 例患者,总体结直肠手术部位感染率为 9%(213 例)。没有一个模型能可靠且高质量地预测结直肠手术部位感染。对于任一例结直肠手术部位感染,NNIS 的 C 指数为 0.57,COLA 为 0.61,PREZIES 为 0.58,

NSQIP 为 0.62：所有这些都远远低于"合理的"预测 C 指数（最小值 0.7）。对表浅、深部和器官间隙的手术部位感染的预测同样较差。

用已发表的 C-SSI 风险预测模型在独立机构数据集中进行验证，发现其并不能准确地预测结直肠手术部位感染。外部开发的预测模型应用于实践都必须经过验证或修改，才能更好的适用于具体的机构和案例。这就对使用外部或国内开发的模型进行结果预测和医院间比较的有效性提出了质疑。

1.3.2　预防措施

2016 年，《柳叶刀》杂志上发表了世界卫生组织提出的 13 项建议，包括手术患者的术前路径。这些建议考虑了证据质量、成本和可供资源影响、患者获益和偏好等。

1.3.3　围术期停用免疫抑制剂

术前停用免疫抑制剂并不意味着可预防手术部位感染（条件推荐，证据质量极低）。应具体问题具体分析，综合考虑处方医生、患者和外科医生的意见。

1.3.4　加强营养支持

可考虑口服或肠内应用多种营养强化配方，以防止体重过轻的患者接受重大手术时发生手术部位感染（条件推荐，证据质量极低）。多种营养强化配方可用于预防成人的手术部位感染。然而，这种方式花费高，并增加了额外的工作，包括专业营养师和药剂师等的参与。采用这种干预来降低手术部位感染的风险时，应进行优先级评估，包括资源和产品的可及性，特别是在资源有限的情况下。

1.3.5　术前洗澡

良好的临床实践要求患者术前洗澡（浴缸沐浴）或淋浴。普通或抗菌肥皂均可使用（条件推荐，证据质量中等）。目前没有足够的证据推荐使用葡萄糖酸氯己定（chlorhexidine gluconate，CHG）浸渍布来减少手术部位感染。

使用莫匹罗星软膏（mupirocin ointment）（含或不含 CHG 沐浴液）为接受心胸外科和骨科 / 其他类型手术的金黄色葡萄球菌鼻腔带菌者去定植。

准备接受心胸外科和整形外科手术的患者，如果发现其鼻腔携带金黄色葡萄球菌，应在围术期鼻内应用 2% 莫匹罗星软膏，用或者不用氯己定葡萄糖酸钠沐浴（强烈推荐，证据质量中等）。对于接受其他类型手术的患者，如鼻腔携带金黄色葡萄球菌，可以考虑采用同样的治疗方法（条件推荐，证据质量中等）。金黄色葡萄球菌是世界上最常见的医疗保健相关病原体之一，当它对甲

氧西林 (methicillin) 耐药时，死亡率增加。

在不同的患者群体中，鼻腔携带金黄色葡萄球菌是一个明确的继发感染的危险因素。鼻内使用莫匹罗星软膏 (通常使用 5 天，每天 2 次) 是一种有效、安全、非常便宜的清除金黄色葡萄球菌携带的方法，通常与全身沐浴一起使用。Meta 回归分析显示，不同手术类型对金黄色葡萄球菌感染发病率的影响无差异 (P=0.986)。为了避免不必要的治疗和耐药性的传播，这种干预应该只应用于已知携带金黄色葡萄球菌的患者。因此，这些建议适用于有能力筛选金黄色葡萄球菌携带者的机构。事实上，研究大多也是在高收入国家进行的。对于进行金黄色葡萄球菌筛查的地位或对哪些手术群体进行筛查，目前没有推荐。

1.3.6　机械肠道准备 (MBP) 联合 / 不联合口服抗生素

成人择期结直肠手术者，术前应口服抗生素并联合机械肠道准备以降低发生手术部位感染的风险 (条件推荐，证据质量中等)，不推荐单独使用机械肠道准备 (不使用口服抗生素) (强烈推荐，证据质量中等)。对于首选口服抗生素的类型、给药时间和剂量没有建议，但应该确保对兼性革兰氏阴性菌和厌氧菌都有活性，最好使用不可吸收的抗生素。应根据当地抗生素的可用性、机构内最新的耐药菌数据和手术情况作出选择。这种干预方式仅适用于术前，术后不应继续使用。口服抗生素与机械肠道准备联合使用并不能替代术前静脉抗生素预防。

1.3.7　脱毛

接受任何外科手术的患者，都不需要脱毛，或者如果绝对必要的话，应该用剪刀剪去毛发。无论在术前还是在手术室内，都强烈建议不要刮毛 (强烈建议，证据质量中等)。

如果进行脱毛，剪去毛发比刮毛能显著减少手术部位感染 (OR 0.51；0.29~0.91)。因为不脱毛和剪毛导致显微镜下皮肤损伤的可能性小。一项 Meta 分析将二者合并分析，结果显示，与刮毛相比，它们与手术部位感染发生率显著降低有关 (合并 OR 0.51；0.34~0.78)。关于脱毛时间，由于只有一项研究评估了这个问题，且没有相关的结果，所以专家小组没有给予意见。但专家小组建议，如果确实需要，手术前剪去毛发是最安全的方法。

1.3.8　外科手术预防性抗生素 (SAP) 管理的最佳 / 精确时间

视手术类型，如有需要，建议外科切皮前预防性使用抗生素 (强烈建议，证据质量低)；应在切皮前 120 分钟内进行，同时考虑抗生素的半衰期 (强烈建议,证据质量适中)。

成功的外科手术预防性抗生素(surgical antibiotic prophylaxis,SAP)需要在恰当的时间通过静脉给药,使其在手术部位达到有效浓度。

现有证据还不能确定比"切皮前120分钟以内"更精确的给药时间点,当前广泛实施的切皮前60分钟给药的建议也没有证据支持。特别是预防手术切口部位感染,应考虑所使用药物的半衰期、患者基本情况(如体重指数,或肝肾功能)、完成手术所需的时间、抗生素的蛋白结合率等,以使在从切皮到伤口闭合过程中,能达到并保持足够的血清和组织浓度。对于半衰期较短的抗生素(一般为头孢唑林 cefazolin、头孢西丁 cefoxitin 和青霉素 penicillins),给药时间应接近切皮时间(60分钟前)。大多数指南推荐术前单次给药;如果手术持续时间超过了药物的两个半衰期,或者手术过程中失血过多,推荐术中再次给药。

1.3.9 外科手准备

在戴无菌手套之前,应使用适当的抗菌肥皂和水,或使用适当的醇基洗手液(alcohol-based hand rub,ABHR)进行外科手刷(强烈建议,证据质量中等)。

尽可能减少手术区域的污染,这一点至关重要,尤其是在手术过程中无菌手套被刺破的情况下。为了预防手术部位感染,2009年发布的世卫组织卫生保健人员手卫生指南以及所有其他的国家和国际指南都建议正确的外科洗手和手消毒。

在选择 ABHR 时,医疗机构应根据国际标准采购经证明有效的产品,并在手术擦洗室放置非接触或手肘操作的容器。在酒精制剂供应不足的中低收入国家,世卫组织大力鼓励各机构在当地生产酒精制剂(可行且成本低)。

另外,应在刷手室为每个医务工作者提供抗菌肥皂、清洁的流动水和一次性或干净的毛巾。

1.3.10 手术部位准备

应对接受手术的患者使用基于氯己定葡萄糖酸钠的醇基消毒剂进行手术部位皮肤准备(强烈建议,证据质量低~中等)。

目的是在手术前尽量减少患者皮肤上的微生物负荷。最常见的制剂包括氯己定葡萄糖酸钠和聚维酮碘醇溶液(povidone-iodine in alcohol-based solutions),但水溶液也广泛用于中低收入国家,特别是含有碘伏的水溶液。

手术室工作人员应接受培训,并了解用于手术部位准备的溶液的潜在危害。酒精溶液不应用于新生儿,也不应与黏膜或眼睛接触,且由于其具有可燃性,应谨慎使用。氯己定葡萄糖酸钠溶液(chlorhexidine gluconate solutions)会引起皮肤刺激,千万不要接触到大脑、脑膜、眼睛或中耳。酒精溶液在中低收入国家可能难以获得,而且价格昂贵,特别是与抗菌化合物结合时。但只要有适当的质量控制,在当地生产是廉价而可行的。

1.3.11　抗菌皮肤密封剂

在手术部位皮肤准备后,不应使用抗菌皮肤密封剂来减少手术部位感染(条件推荐,证据质量极低)。

抗菌皮肤密封剂是一种无菌、成膜的氰基丙烯酸酯(cyanoacrylate)密封剂,通常作为一种额外消毒措施,在标准皮肤准备后、皮肤切开前,用于手术部位。通过保护手术部位皮肤,并在术后几天溶解,达到阻止菌群从周围皮肤迁移到手术部位的目的。为避免不必要的成本,不推荐使用抗菌密封剂用于手术部位皮肤准备,来减少手术部位感染。

（李曼　译,郭丰　校）

参考文献

1. Haque M, Sartelli M, McKimm J, Abu Bakar M. Health care-associated infections – an overview. Infect Drug Resist. 2018;11:2321–33. Published 2018 Nov 15. https://doi.org/10.2147/IDR.S177247.
2. Centers for Disease Control and Prevention. Acute care hospital surveillance for surgical site infections. http://www.cdc.gov/nhsn/acute-care-hospital/ssi/index.html
3. European Centre for Disease Prevention and Control. Healthcare-associated infections: surgical site infections. In: ECDC. Annual epidemiological report for 2017. Stockholm: ECDC; 2019.
4. Badia JM, Casey AL, Petrosillo N, Hudson PM, Mitchell SA, Crosby C. Impact of surgical site infection on healthcare costs and patient outcomes: a systematic review in six European countries. Journal of Hospital Infection. 2017;96(1):1–15. ISSN 0195-6701, https://doi.org/10.1016/j.jhin.2017.03.004
5. Raahave D. Wound contamination and postoperative infection. A review. Dan Med Bull. 1991;38(6):481–5.
6. Altemeier WA, Culbertson WR, Hummel RP. Surgical considerations of endogenous infections – sources, types, and methods of control. Surg Clin North Am. 1968;48:227–40.
7. Robson MC, Krizek TJ, Heggers JP. Biology of surgical infection. Curr Probl Surg. 1973;March:1–62.
8. Chetlin SH, Elliott DW. Biliary bacteremia. Arch Surg. 1971;102:303–7.
9. Onderdonk AB, Bartlett JG, Louie T, et al. Microbial synergy in experimental intra-abdominal abscess. Infect Immun. 1976;13:22–6.
10. Sartelli M, Pagani L, Iannazzo S, et al. A proposal for a comprehensive approach to infections across the surgical pathway. *World J Emerg Surg*. 2020;15(1):13. Published 2020 Feb 18. https://doi.org/10.1186/s13017-020-00295-3

第 2 章　抗生素预防：时机、方式和疗程？

Patrick Bishop O'Neal[1]，Kamal M.F.Itani[2]
1. VA Boston Health Care System，Boston University，Boston，MA，USA
2. VA Boston Health Care System，Harvard Medical School，Boston University，Boston，MA，USA

Patrick Bishop O'Neal
电子邮箱：Patrick.oneal2@va.gov
Kamal M.F.Itani（通讯作者）
电子邮箱：Kamal.Itani@va.gov

关键词　围术期抗生素预防　手术部位感染　手术护理改进项目（SCIP）
持续时间　给药　时机　副作用　不良事件

2.1　简介

　　手术部位感染（SSI）是一种在临床中很常见且花费昂贵的严重问题。在美国，SSI 每年有大约 300 000 名外科患者，占所有住院手术患者的 2%~5%。手术部位感染占医院获得性感染的 20%，是医院获得性感染中最常见的类型。手术部位感染除了导致平均住院时间增加约 10 天外，还会导致死亡率增加 2~11 倍。在美国，每年手术部位感染花销在 35 亿 ~100 亿美元[1]。

　　已证实在围术期正确预防性使用抗生素可以降低手术部位感染的风险。本章，我们回顾了围术期预防使用抗生素的证据和建议，包括适应证和给药方式，并探讨了特殊人群和特定操作中推荐使用的抗生素，以及发展趋势和面临的挑战。

2.2　一般原则和外科护理改善项目

　　为了鼓励在围术期正确的预防使用抗生素，Mangram 等人在 1999 年概述了围术期应用抗生素的四个基本原则：

- 根据临床试验，抗生素应该用于所有临床研究证实能降低手术部位感染发生率的手术，或用于手术后切口或器官 / 腔隙的 SSI 将非常严重的手术。
- 使用安全、廉价且具有体外杀菌作用的抗生素，应针对手术中最可能的污染物。
- 把握首次抗菌剂使用的时机，以便在切开皮肤时，血清和组织中能达到有效的药物杀菌浓度。
- 整个手术过程中，保持血清和组织中抗菌剂的治疗水平，最多到手术切口关闭后数小时[2]。

由于手术部位感染会对患者安全和整体医疗成本产生巨大影响，因此，外科护理改善项目（SCIP）应重点关注手术部位感染问题。SCIP 于 2006 年正式制定，旨在将护理标准化，以降低包括手术部位感染在内的多种术后并发症的发生率。外科护理改善项目最初由联邦医保和医助服务总局（Centers for Medicare and Medicaid）推动，借鉴了众多国家医疗保健组织的专业知识，包括美国外科医师学会（American College of Surgeons）和美国医疗机构联合委员会（Joint Commission on Accreditation of Healthcare Organizations）。外科护理改善项目包含的措施已经作为量化外科护理质量的指标。

尽管目前没有为了影响医院报销而追踪外科护理改善项目的措施，但它们仍然是预防手术部位感染的基础。预防手术部位感染最重要的措施之一是围术期正确预防性使用抗生素。因此，外科护理改善项目为围术期抗生素预防的正确使用制定了三项措施。

- 1：应在手术切开前一小时内接受预防性抗生素治疗。
- 2：正确选择预防性抗生素。
- 3：预防性抗生素应在手术结束后 24 小时内停用。

《2017 年美国疾病控制和预防中心外科手术部位感染预防指南》的更新内容也明确指出：

- 对于清洁和清洁 - 污染的手术，在手术切口关闭后，即使存在引流管，也不应再额外使用的预防性抗菌药物[3]。

2.3　围术期抗生素的选择

在围术期选择正确的抗生素时，必须考虑伤口的分类，既清洁还是清洁 - 污染、可能存在的微生物以及所在地区或医院的典型微生物类型。在清洁的情况下，存在的主要微生物是皮肤菌群，包括葡萄球菌。对于这些患者，第一代头孢菌素如头孢唑林（cefazolin）通常是围术期抗生素预防的首选药物。这种药物对大多数革兰氏阳性菌和许多革兰氏阴性菌有效,通常足以覆盖正常皮肤菌群中的微生物。此外,本着曼格拉姆概述的原则精神,它通常是安全、廉价、能起到杀菌作用的。对于青霉素过敏的患者,克林霉素(clindamycin)是清洁患者的良好选择。同样,它覆盖了正常的皮肤菌群,价格便宜,并且通常是安全的。围术期应用克林霉素的初始剂量为 900mg,而不是通常用于其他目的的 600mg 维持剂量。对于已知为耐甲氧西林金黄色葡萄球菌(MRSA)定植的患者,应给予万古霉素(vancomycin)。同样,与其他对 MRSA 有效的药物相比,万古霉素是一种相对便宜的药物,对于大多数人是相对安全的。然而,应该注意的是,与头孢唑林不同,使用万古霉素时,急性肾损伤的风险增加。选择这种药物时,应该权衡风险和收益[4]。头孢唑林可以与万古霉素一起联合治疗,特别是在心脏外科手术中,因为联合治疗对包括甲氧西林敏感的金黄色葡萄球菌在内的许多细菌,比使用万古霉素单独治疗,表现出更好的组织渗透性和更好的杀菌效果。因此,应谨慎联用两药,因为研究证实会增加围术期急性肾损伤的风险[5],清洁 - 污染的手术,特别是涉及肠道微生物的手术,需要考虑厌氧菌。尽管过去常用第二代头孢菌素[即头孢西丁(cefoxitin)和头孢替坦(cefotetan)]以及氨苄西林 - 舒巴坦(ampicillin-sulbactam)等药物进行治疗,但随着耐药微生物的出现,它们的有效性已经下降。头孢唑林和甲硝唑(metronidazole)的联合用药仍然有效,对于那些可能需要覆盖厌氧菌的清洁 - 污染患者,通常是围术期首选的抗生素方案。这种组合也符合安全性和成本效益的要求。表 2.1 列出了常用的预防性抗生素和剂量参数。

表 2.1　手术预防常用抗菌药物的建议初始剂量和重新给药间隔时间[a]

抗生素	标准剂量[b]	基于体重的推荐剂量[c]	推荐重新给药间隔,[d]单位:小时
头孢唑林	1~2g i.v.	如果 <80kg,使用 1g;若 >80kg,使用 2g	2~5
头孢西丁	1~2g i.v.	20~40mg/kg	2~3
头孢替坦	1~2g i.v.	20~40mg/kg	3~6
环丙沙星(Ciprofloxacin)	400mg i.v.	400mg	4~10
克林霉素	900mg i.v.	若 <10kg, 至少使用 37.5mg;如果 >10kg,使用 3~6mg/kg	3~6

续表

抗生素	标准剂量[b]	基于体重的推荐剂量[c]	推荐重新给药间隔,[d] 单位:小时
红霉素碱 (Erythromycin base)	1g p.o.19,18, 手术前 9 小时使用	9~13mg/kg	NA
新霉素 (Neomycin)	1g p.o.19,18, 手术前 9 小时使用	20mg/kg	NA
甲硝唑	0.5~1g i.v.	15mg/kg 初 始 剂 量 (成人); 后续剂量为 7.5mg/kg	6~8
万古霉素	1g i.v.	15mg/kg(成人)	6~12

注:表中的间隔时间是根据肾功能正常的患者计算的。
[a] 来自 Bratzler[26]。
[b] 剂量可能随肾功能而变化。
[c] 数据主要来自已公布的儿科建议。
[d] 对于持续时间较长的手术,应按照药物半衰期的 1~2 倍间隔重新给予抗菌药物。

2.4　60 分钟计时重要吗?

重要的是确保在切开时达到足够的血清和组织抗生素浓度。这需要在切开一小时内给予围术期抗生素。考虑到包括头孢唑林在内的最常使用的预防性抗生素的药代动力学。万古霉素和喹诺酮类(quinolones)药物需要 2 小时的输注时间,以避免快速给药的副作用。1 小时内给药的原则是 Classen 等人的哨点研究的结果,该研究回顾了 2 847 名患者,这些患者接受了清洁和清洁-污染的普通手术、妇科手术和骨科手术,并通过电子方式报告了抗生素给药的时间。在这项研究中,患者从开刀前后几小时的广泛时间内接受抗生素预防。值得注意的是,手术部位感染发生率最低的是在切开前一小时内接受预防治疗的患者[6]。Hawn 及其同事最近的一项研究[7]表明,60 分钟的窗口期可能不那么关键,并且可能因外科科室而异。尽管如此,遵守 60 分钟标准有助于医疗保健系统内护理的标准化,仍然是一个需要实现的良好目标。

2.5　以体重为基准给药

在血清和组织中达到最低抑制浓度对肥胖患者来说可能是一个挑战。因此,应该建立以体重为基准的抗微生物药物剂量标准,进而能在这些患者中达到最佳血药浓度。20 世纪 80 年代的研究就认识到,接受 1g 头孢唑林与 2g 头孢唑林的肥胖患者中,其血液和组织中头孢唑林的水平始终低于导致手术部位感染的常见病原体的最低抑菌浓度[8]。2016 年一项评估围术期抗生素血清和组织浓度的减肥手术研究发现,相较于固定剂量的抗生素,基于体重给药能更好地达到目标浓度[9]。这些数据强调了肥胖患者围术期抗生素剂量不足的风险,并应提高对每种抗生素正确预防性剂量的认识。还应注意的是,围术期抗生素剂量不足会使患者面临耐药微生物的风险。常见围术期预防性抗生素的体重剂量指南如上文表 2.1 所示。

2.6　在手术过程中重新给药很重要

不仅需要在切开时达到抗生素的最低抑菌浓度,在手术期间也应保持这一浓度。显然,在长时间手术过程中,抗生素的血清和组织浓度会根据半衰期而衰减。因此,建议每 2 个半衰期重新给药。重复给药的时间应从初始给药时间开始计算,而不是从切开时间开始计算[10]。为了说明这一原则,Zanetti 等人回顾性评估了 1 548 名在心脏手术期间接受头孢唑林作为围术期抗生素预防的患者。结果发现,在手术时间超过 400 分钟的患者中,重新给药具有益处。16.0% 没有重新给药的患者发生了手术部位感染,而重新给药的患者手术部位感染的发生率仅为 7.7%[11]。最常见的围术期抗生素头孢唑林的半衰期约为 1.2~2.2 小时。预计大约每隔 3~4 小时就要重新给一次头孢唑林。各种抗生素重新给药间隔见上文表 2.1。

2.7　失血情况下,重新给药很重要

不仅需要根据手术时间重新给药,还应认识到失血过多或大量静脉输液的患者抗生素的血清和组织浓度会下降更快。因此,在这种情况下,给药间隔应缩短。为了例证这一原则,Swoboda 等人评估了接受脊柱手术患者的血清和组织样本。虽然头孢唑林的血清浓度受失血量的影响是非线性的,但组织浓度与失血量直接相关。根据组织浓度下降的药代动力学,建议术中失血超过 1 500ml 的患者重新给予头孢唑林[12]。美国卫生系统药剂师协会、美国传染病协会、外科感染协会和美国医疗流行病学协会制定的联合指南进一步支持了这一建议[10]。

2.8 伤口闭合后应停止使用抗生素

伴随医学发展,围术期抗生素给药建议的疗程不断缩短。早期指南建议围术期抗生素预防不应超过 24 小时。美国疾病控制与预防中心《2017 年外科手术部位感染预防指南》不再支持在切口闭合后对清洁和清洁 - 污染的患者使用抗生素[3]。之所以术后不再给药是因为术后重复给药缺乏益处,增加耐药细菌产生到风险,延长给药方案还增加艰难梭菌感染的风险以及急性肾损伤的风险[10,13]。

2.9 特殊人群围术期抗生素的使用

随着对耐药微生物、艰难梭菌伤口感染和抗菌药物副作用的日益关注,预防性抗生素的普遍使用,尤其是在清洁病例的情况下,已经受到了监督审查。外科团队已经确定了各种清洁病例的亚组,这些病例可能不适合上述措施,并可以通过更保守的策略甚至完全避免使用抗生素预防来更好地管理。而另外一类病例可能更适合积极的围术期抗生素预防方案。

2.9.1 腹股沟疝修补

2018 年,疝修补手术领域的国际专家联盟 Hernia Surge 小组发布了《腹股沟疝管理国际指南》[14]。该小组的重点之一是给予腹股沟疝修补术中正确使用抗生素的建议。基于 2012 年 Cochrane 数据库荟萃分析[15],专家组建议,在开放性腹股沟疝修补术中,低风险环境下接受手术的一般患者应避免预防性使用抗生素。另一方面,专家建议,低风险环境下接受开放性腹股沟疝手术的高危患者和高风险环境下接受开放性腹股沟疝手术的任何患者,都应使用抗生素预防。专家组还指出,接受双侧开放性腹股沟疝修补术的患者和接受复发性腹股沟疝修补术的患者发生手术部位感染的风险增加。专家组不建议任何环境下都对腹腔镜腹股沟疝修补术患者进行抗生素预防。

2.9.2 乳腺外科

2014 年,Cochrane 综述中分析并报告了乳腺癌手术环境中预防性抗生素的使用。这项研究表明,围术期抗生素预防降低了乳腺手术的手术部位感染率[16]。

2.9.3 内分泌外科

内分泌外科医生长期以来一直质疑开放性甲状腺和甲状旁腺围术期使用

抗生素的实用性,他们认为这将增加抗生素相关并发症的风险,如艰难梭菌感染以及成本增加。此外,他们认为使用抗生素无法减少手术部位感染。尽管实践模式不断变化,Fachinetti 等人在 2017 年的文献综述中得出结论,抗生素预防在标准的经颈甲状腺和甲状旁腺手术中并不适用。此外,他们强调了适当的患者准备、严格遵守无菌技术和患者共病的管理对于减少围术期手术部位感染的重要性[17]。

2.9.4　心脏外科

接受心脏外科手术的患者通常会接受长时间的抗生素预防,通常直到所有的引流管都被移除,才停止给药。由于心脏手术存在独特性,包括使用心肺旁路和全身冷却措施、使用手术后仍会保留的侵入性装置,以及会导致极高的发病率和死亡率的并发症,这种做法是合理的。为此,心脏外科医生提倡在心脏手术中使用 48 小时的抗生素预防。但是大量的研究质疑了这种做法,超过 24 小时甚至超过 48 小时的抗生素预防期并不能降低手术部位感染的风险,并且会增加抗生素并发症风险,包括艰难梭菌和耐药微生物的出现。这促使多个专业协会提出了新的建议和共识指南[18]。

● 胸外科医师协会

有证据表明持续 48 小时的抗生素预防是有效的。但另一方面,也有证据显示,单剂量预防或 24 小时预防可能与 48 小时预防一样有效,但仍需额外研究确认少于 48 小时的预防的有效性。没有证据表明,即使有导管和引流管,持续时间超过 48 小时的预防比 48 小时的方案更有效。

● 保罗 - 埃利希化学疗法学会(德国)

持续 24 小时或更短的时间的预防可能适用于心胸手术。该建议基于专家小组的共识,没有关于最佳预防持续时间的确切数据。

● 外科感染预防指南作者工作组

工作组的共识是,给予小于 24 小时的预防是可以接受的,没有证据表明提供更长时间的抗菌药物可以降低手术部位的感染率。

● 美国心脏病学院 / 美国心脏协会工作组

数据表明,静脉注射抗菌药物 24 小时的疗程与传统的 48 小时(或更长)疗程一样有效。

● 美国卫生系统药剂师协会治疗预防委员会

24 小时或更短的预防可能适用于心胸外科手术。

2.9.5　关节成形术

关节成形术代表一类特殊情形:如发生手术部位感染将导致严重的并发

症,通常需要再次手术,甚至移除关节。因此,建议在切口和止血带放置前 1 小时内给予预防性抗生素,一般为头孢唑林(或针对 MRSA 定植的患者采用万古霉素),并根据手术时间和异常失血情况酌情重新给药[19,20]。先前指南建议手术后 24 小时进行预防;然而,当前美国疾病控制和预防中心的指南指出,对人工关节置换术,在清洁和清洁 - 污染的情况下,即使有引流管,切口关闭后也不应额外使用抗生素[3]。

2.9.6 隧道式中心静脉导管置入

之前,考虑到异物植入的风险和导管感染的风险(通常需要拔除导管),接受隧道式中心静脉导管置入的患者通常使用围术期抗生素。2011 年,一项 Cochrane 综述评估了这种做法。作者评估了肿瘤患者进行的隧道式置管,发现在插入导管前给予抗生素并无益处[21]。

2.9.7 结肠直肠手术

除了胃肠外抗生素预防,在考虑降低手术部位感染发生率时,口服抗生素肠道准备对结肠直肠手术也很重要。尽管机械和口服抗生素肠道准备在过去几十年中有所变化,但大量文献支持在结直肠手术中进行肠道准备。2012 年,Veterans Administration 的数据显示,口服抗生素肠道准备使手术部位感染发生率下降 67%(or=0.33;95% 置信区间:0.21~0.53)[22]。经过大量的文献回顾,美国结肠和直肠外科医生协会于 2019 年发布指南,强烈建议联合使用机械和口服抗生素肠道准备。在指南中,不建议单独使用抗生素或机械肠道准备,也不建议完全不进行肠道准备[23]。红霉素和新霉素口服肠道制剂组合的推荐剂量见上文表 2.1。

2.10 集束化措施

尽管传统指南(如 SCIP)和各种组织不断推出的指南之间存在一些争议,应该认识到,应遵守一般的抗生素管理,以努力在减少手术部位感染的同时最大限度地减少抗生素给药的不利影响。同时,不能忽视其他干预措施,这些措施也可以降低患者手术部位感染的风险。公认使用护理包可以降低手术部位感染的风险,这些干预措施的协同作用可能比单纯围术期抗生素预防更好[24]。例如,Keenan 等人评估了 559 名接受结肠直肠手术的患者。除了胃肠外抗生素预防和口服抗生素肠道准备外,其他预防措施包括严格控制血糖在正常范围和保持正常体温,伤口敷料保留 48 小时,在闭合筋膜前更换手术衣和手套,专用伤口闭合套装,以及尽量减少多余的手术室人员流动。应用集束化措施后,手术部位感染发生率从 19.3% 降至 2.4%[25]。

2.11　结论

　　围术期抗生素预防的合理使用对减少手术部位感染至关重要。适当的情况下,应使用抗生素预防,以使切口打开时能在血清和组织中达到治疗浓度。为了实现这一点,①抗生素给药时间必须适当,传统上是在手术前一小时内;②抗生素的剂量可能需要根据患者的体重进行调整;③抗生素应该大约每 2 个半衰期重新给药一次;④抗生素应该根据大容量复苏和大量失血重新给药。使用的抗生素应该相对安全、便宜,并且对手术时可能存在的微生物有效。围术期抗生素使用的疗程越来越短,有时根本不建议使用抗生素。若必须使用,大多数指南建议一旦切口闭合就停止给药。基于证据和共识,目前的趋势正在向部分清洁手术中不使用抗生素的方向发展。

(赵玉月　译,段军　校)

参考文献

1. Ban KA, Minei JP, Laronga C, et al. American College of Surgeons and surgical infection society: surgical site infection guidelines, 2016 update. J Am Coll Surg. 2016;224:59–74.
2. Mangram AJ, Horan TC, Pearson ML, et al. Guideline for prevention of surgical site infection, 1999. Infect Control Hosp Epidemiol. 1999;20(4):250–80.
3. Berrios-Torres SI, Umscheid CA, Bratzler DW, et al. Centers for Disease Control and Prevention guideline for the prevention of surgical site infection, 2017. JAMA Surg. 2017;152(8):784–91.
4. Branch-Elliman W, O'Brien W, Strymish J, et al. Association of Duration and Type of surgical prophylaxis with antimicrobial-associated adverse events. JAMA Surg. 2019;154(7):590–8.
5. Branch-Elliman W, Ripollone JE, O'Brien WJ, et al. Risk of surgical site infection, acute kidney injury, and Clostridium difficile infection following antibiotic prophylaxis with vancomycin plus a beta-lactam versus either drug alone: a national propensity-score-adjusted retrospective cohort study. PLoS Med. 2017;14(7):e1002340. https://doi.org/10.1371/journal.pmed.1002340
6. Classen DC, Evans RS, Pestotnik SL, et al. The timing of prophylactic administration of antibiotics and the risk of surgical-wound infection. N Engl J Med. 1992;326:281–6.
7. Hawn MT, Richman JS, Vick CC, et al. Timing of surgical antibiotic prophylaxis and the risk of surgical site infection. JAMA Surg. 2013;148(7):649–57.
8. Forse RA, Karam B, MacLean LD, Christou NV. Antibiotic prophylaxis for surgery in morbidly obese patients. Surgery. 1989;106:750–6.
9. Moine P, Mueller SW, Schoen JA, et al. Pharmacokinetic and pharmacodynamic evaluation of a weight-based dosing regimen of cefoxitin for perioperative surgical prophylaxis in obese and morbidly obese patients. Antimicrob Agents Chemother. 2016 Oct;60(10):5885–93.
10. Bratzler DW, Dellinger EP, Olsen KM, et al. Clinical practice guidelines for antimicrobial prophylaxis in surgery. Am J Health Syst Pharm. 2013 Feb 1;70(3):195–283.
11. Zanetti G, Giardina R, Platt R. Intraoperative redosing of cefazolin and risk for surgical site

infection in cardiac surgery. Emerg Infect Dis. 2001;7(5):828–31.

12. Swoboda SM, Merz C, Kostuik J, et al. Does intraoperative blood loss affect antibiotic serum and tissue concentrations? Arch Surg. 1996 Nov;131(11):1165–71.

13. Branch-Elliman W, O'Brien W, Strymish J, et al. Association of duration and type of surgical prophylaxis with antimicrobial-associated adverse events. JAMA Surg. 2019;154(7):590–8.

14. The HerniaSurge Group. International guidelines for groin hernia management. Hernia. 2018;22:1–165.

15. Sanchez-Manuel FJ, Lozano-Garcia J, Seco-Gil JL. Antibiotic prophylaxis for hernia repair. Cochrane Database Syst Rev. 2012 Feb 15;2:CD003769.

16. Jones DJ, Bunn F, Bell-Syer SV. Prophylactic antibiotics to prevent surgical site infection after breast cancer surgery. Cochrane Database Syst Rev. 2014 Mar 9;3:CD005360.

17. Fanchineti A, Chiappa C, Arlant V, et al. Antibiotic prophylaxis in thyroid surgery. Gland Surg. 2017 Oct;6(5):525–9.

18. Hamouda K, Oezkur M, Sinha B, et al. Different duration strategies of perioperative antibiotic prophylaxis in adult patients undergoing cardiac surgery: an observational study. J Cardiothorac Surg. 2015;10:25.

19. Bosco JA, Bookman J, Slover J, et al. Principles of antibiotic prophylaxis in total joint arthroplasty: current concepts. J Am Acad Orhop Surg. 2015 Aug;23(8):e27–35.

20. Yates AJ. Postoperative prophylactic antibiotics in total joint arthroplasty. Arthroplasty Today. 2018:130e131.

21. Van de Wetering MD, Van Woensel JBM. Prophylactic antibiotics for preventing early central venous catheter gram positive infections in oncology patients. Cochrane Database Syst Rev. 2007;24(1):Art. No.: CD003295.

22. Cannon JA, Altom LK, Deierhoi RJ, et al. Preoperative oral antibiotics reduce surgical site infection following elective colorectal resections. Dis Colon Rectum. 2012 Nov;55(11):1160–6.

23. Migaly J, Bafford A, Francone TD, et al. The American Society of Colon and Rectal Surgeons clinical practice guidelines for the use of bowel preparation in elective colon and rectal surgery. Dis Colon Rectum. 2019;62:3–8.

24. Itani MF. Care bundles and prevention of surgical site infection in colorectal surgery. JAMA Surg. 2015 July;314(3):289–90.

25. Keenan JE, Speicher PJ, Thacker JKM, et al. The preventive surgical site infection bundle in colorectal surgery. JAMA Surg. 2014;149(10):1045–52.

26. Bratzler DW, Houck PM. Antimicrobial prophylaxis for surgery: an advisory statement from the National Surgical Infection Prevention Project. Am J Surg. 2005;189(4):395–404.

第3章　术中预防手术部位感染的措施

S.W.De Jonge

Department of Surgery，Amsterdam UMC，University of Amsterdam，Amsterdam，
The Netherlands

S.W.De Jonge
电子邮箱：s.w.dejonge@amsterdamumc.nl
电子邮箱：s.w.dejonge@amc.uva.nl

关键词　手术部位感染　感染预防　围术期护理　术中护理　外科　麻醉学

3.1　导言

　　手术过程中防止手术部位感染是至关重要的。手术不可避免地会破坏皮肤的屏障功能，并可能破坏存在潜在污染的中空脏器的屏障功能。这导致患者会暴露于可能导致手术部位感染的内外源微生物之下。此外，全身麻醉和手术应激的不良后果，如低温、低血容量、缺氧和高血糖，可能损害防御机制，并进一步增加感染的风险。术中预防外科感染最重要的创新仍然是19世纪由Semmelweis、Lister和Pasteur开发的无菌技术或抗菌法[1-3]。从那时起，一系列创新技术的发展进一步减少了手术部位感染。与其他医学创新一样，在证实其有效性之前，可能已经投入了使用。因此，外科医生应努力跟上科学的发展，以确保充分的资源分配和循证实践的最佳应用。世界卫生组织、疾病控制中心和其他机构发布的指南总结了2016—2018年间的最新进展[4-6]。在本章中，我们将总结目前术中预防手术部位感染的关键措施，并单独探讨术前抗生素预防。总体而言，术中措施可分为两方面，一方面尽量减少对微生物的暴露，另一方面增强消灭这些微生物的生理反应功能。一些术中预防措施还需要外科医生以外的专业人士协助，同时强烈建议与麻醉师和微生物学家密切合作，以制定有效的术中感染预防策略。

3.2　减少微生物暴露的措施

3.2.1　外科手准备（手消）

外科手准备对于减少外科污染至关重要,世界各地的专业组织都强烈推荐进行外科手准备[7]。无菌手套的使用并不排除手术手准备的必要性,因为外科手套在手术过程中经常被无意刺破,这使得体液和其他污染物可以自由地从外科医生转移到患者身上,所以手准备仍然十分必要[8]。反之亦然。尽管外科手准备的要求未被随机对照试验证实,但大量的观察研究和间接证据表明外科手准备是有效的[9]。外科手准备需要使用干净的水和抗菌肥皂进行经典的刷手,或者用含酒精的溶液刷手[6,7]。

3.2.2　手术部位的准备

没有证据表明常规脱毛会降低手术部位感染的风险。如果由于其他原因需要去除毛发,应使用剪子剪掉[6,10]。剃刀刮毛会增加手术部位感染的风险,应避免使用[6,10]。为了在切开皮肤前将细菌负荷降至最低,手术部位应使用乙醇基葡萄糖酸氯己定溶液(alcohol-based chlorhexidine gluconate solution)进行准备[6],单用酒精也能起到效果[11]。添加氯己定可确保更长的抗菌活性[11]。当乙醇基葡萄糖酸氯己定溶液不可用或无法耐受时,可选择酒精聚维酮碘溶液(povidone iodine in alcohol)[6]。在进行手术前,应注意溶液是否已完全干燥,因为电刀可能会点燃易燃溶液。没有证据表明,抗菌塑料皮肤覆盖物有助于降低手术部位感染的发生率[6]。在开放式腹部手术中,开腹后可安装伤口保护装置,以在干净的伤口边缘和手术区域的潜在污染之间形成屏障[6]。

3.2.3　预防性伤口冲洗

预防性伤口冲洗是在开放性伤口表面应用一种溶液流,以清除或稀释细菌和碎屑,预防感染。抗菌添加剂可进一步杀菌。多达 97% 的外科医生通常进行预防性伤口冲洗[12,13]。然而,溶液的使用、表面的冲洗和应用技术中存在巨大的异质性[14]。证实其有效性的证据非常有限。在荟萃分析中,只证实了聚维酮碘水溶液冲洗切口有助于 SSI 的发生率[14]。值得注意的是,没有证据表明使用抗生素溶液冲洗有效[14]。因此,综合考虑选择性压力、抗生素耐药和其他不利影响,应避免使用抗生素溶液冲洗伤口[6]。

3.2.4　抗菌涂层缝线

缝线可缝合皮肤,帮助伤口自然愈合。然而,它们也形成了潜在的感染点[15]。受李斯特消毒法的启发,无菌缝合线自 19 世纪就开始使用。为了防止细菌定植并进一步降低手术部位感染的风险,近年来开发了带有抗菌涂层的缝合线。有几种带有不同涂层的缝线[16-18]。其中,三氯生涂层缝线(triclosan-coated sutures)的研究最为广泛。尽管对其中一些研究的偏倚风险仍存在争议,在最近的随机对照试验荟萃分析中,三氯生涂层缝线被证明是有效的[6,14]。荟萃分析表明,在各类伤口感染和缝合类型中,三氯生涂层缝线普遍有效[6,14]。

3.2.5　层流通风系统

为了减少气溶胶和其他空气颗粒物的污染,手术室开发了先进的通风系统。传统的通风系统通过混合气流或湍流,使新鲜空气进入手术室。层流空气流动系统产生稳定、近似平行的新鲜空气流线区域,颗粒和气溶胶通过这些区域离开手术室。尽管这些系统可以减少空气中的细菌和颗粒数量,但没有证据表明这些系统可以减少手术部位感染[19]。考虑到成本高,缺乏可靠证据,不建议使用层流空气流动系统[6]。

3.3　维护生理功能预防微生物感染的措施

3.3.1　围术期氧合

围术期组织氧分压低极可能导致手术部位感染[20]。中性粒细胞的活性需要氧,从而在氧化杀菌中产生杀菌超氧化物[21]。相反,增加组织氧张力可以降低手术部位感染的风险[22]。在麻醉期间增加吸入氧浓度,可相对容易地降低手术部位感染发生率[22]。最近,由于对其潜在危害的担忧,以及对其有效性的怀疑,这种做法引发了争议[23]。针对这一问题,世界卫生组织发布了两份单独的系统综述报告:一份关于其潜在危害,一份论证了其降低手术部位感染的有效性。研究人员发现,没有证据表明围术期吸入高浓度氧气会造成损害,但也没有证据表明其好处[24,25]。然而,有证据表明,围术期高 FiO_2 有助于降低气管插管全身麻醉下手术患者发生手术部位感染的风险[24]。在椎管内麻醉下,清醒、呼吸正常或通过面罩呼吸的患者中未观察到这种效应[24]。自早期有希望的结果以来,情况发生了很大的变化,可能比单独给氧更容易发生变化[26]。虽然需要更多的研究来充分认识补充氧疗对预防 SSI 的影响,它仍然是一种廉价且安全的干预措施,值得考虑[6]。

3.3.2　维持足够的循环容量

充足的循环容量是组织灌注和氧合的重要组成部分[27]。氧气的输送,以及免疫细胞和抗生素的输送,都依赖于充分的血液循环。然而,由于术前禁食、肠道准备、失血、创面蒸发或静脉输液过多等因素,接受手术的患者容易出现低血容量或液体过负荷等情况[28]。存在合并症可能加重这些情况。低血容量和高血容量都会导致术后不良结果[29,30]。限制性和积极的补液治疗效果均不佳[31,32]。目标导向液体疗法是一种很有前途的新方法,可根据动态血流动力学参数对补液策略、血管升压药和正性肌力药物的进行个体化滴定[33]。已证明各种基于一系列血流动力学参数的决策流程有助于降低手术部位感染和其他不良事件的风险[33]。这种广泛的有效性表明,目标导向决策流程可能比任何特定的流程更为重要[6,33]。在选择有助于预防手术部位感染的目标导向液体管理流程时,应考虑当地专家意见和可用资源[6]。

3.3.3　维持正常体温

适当的体温对伤口愈合至关重要,但意外出现围术期低温很常见[34-37]。患者在手术过程中不可避免地暴露在寒冷环境中。即使手术室温度达到 26℃,仍然比患者的体温低 11℃。此外,全身麻醉会导致血管扩张、循环容量重新分配,最终加速热量损失,从而损害体温调节[38]。除即时效应外,当患者恢复自主体温调节时,低温还会导致术后外周血管收缩[38]。这种血管收缩反过来损害组织氧张力及免疫细胞和抗生素向伤口部位的运输。主动的术前、术中和术后加温是一种简单有效的干预措施,有助于预防低温,降低手术部位感染的风险[6]。主动加温措施包括使用强制空气加热装置、加温床垫、静脉输液加温或普通保暖毯,具体取决于资源及其可用性[6]。虽然普遍认为目标温度要 >36℃,但没有关于最佳目标温度或首选升温方法的确凿证据[6]。

3.3.4　围术期强化血糖控制方案

手术应激通过释放分解代谢激素、胰岛素生成受损和胰岛素功能抑制导致血糖升高[39]。高血糖通过对正常免疫功能的一系列负面影响损害伤口愈合,从而增加手术部位感染的风险[40-42]。观察性研究表明,糖尿病患者和非糖尿病患者都有围术期高血糖事件,并相应的增加手术部位感染的风险[41,42]。血糖控制和治疗(如有必要)可能会降低这些风险,但对低血糖的担忧引发了血糖控制疗法的争议[43,44]。最近的一项系统性综述试图确定最佳围术期血糖标准,发现血糖目标水平 <150mg/dl(8.3mmol/L)的强化方案在降低手术部位感染方面最有效,具有低血糖事件的固有风险,但不会增加严重不良事件[45]。

（阎小雨　译,居阳　校）

参考文献

1. Lister J. On the antiseptic principle in the practice of surgery. Br Med J. 1867;2(351):246–8.
2. Semmelweis IP. Die Aetiologie, der Begriff und die Prophylaxis des Kindbettfiebers. Pest, Wien & Leipzig: C. H. Hartleben; 1861.
3. Pasteur L. Recherches sur la putréfaction. Paris: Mallet-Bachelier; 1863.
4. Berrios-Torres SI, Umscheid CA, Bratzler DW, Leas B, Stone EC, Kelz RR, et al. Centers for Disease Control and Prevention guideline for the prevention of surgical site infection, 2017. JAMA Surg. 2017;152(8):784–91.
5. Ban KA, Minei JP, Laronga C, Harbrecht BG, Jensen EH, Fry DE, et al. American College of Surgeons and surgical infection society: surgical site infection guidelines, 2016 update. J Am Coll Surg. 2017;224(1):59–74.
6. Global Guidelines for the Prevention of Surgical Site Infection. WHO Guidelines Approved by the Guidelines Review Committee. Geneva 2018.
7. WHO Guidelines on Hand Hygiene in Health Care: First Global Patient Safety Challenge Clean Care Is Safer Care. WHO Guidelines Approved by the Guidelines Review Committee. Geneva 2009.
8. Misteli H, Weber WP, Reck S, Rosenthal R, Zwahlen M, Fueglistaler P, et al. Surgical glove perforation and the risk of surgical site infection. Arch Surg. 2009;144(6):553–8. discussion 8
9. Tanner J, Dumville JC, Norman G, Fortnam M. Surgical hand antisepsis to reduce surgical site infection. Cochrane Database Syst Rev. 2016;1:CD004288.
10. Tanner J, Norrie P, Melen K. Preoperative hair removal to reduce surgical site infection. Cochrane Database Syst Rev. 2011;11:CD004122.
11. Larson E. Guideline for use of topical antimicrobial agents. Am J Infect Control. 1988;16(6):253–66.
12. Pivot D, Tiv M, Luu M, Astruc K, Aho S, Fournel I. Survey of intraoperative povidone-iodine application to prevent surgical site infection in a French region. J Hosp Infect. 2011;77(4):363–4.
13. Whiteside OJ, Tytherleigh MG, Thrush S, Farouk R, Galland RB. Intra-operative peritoneal lavage – who does it and why? Ann R Coll Surg Engl. 2005;87(4):255–8.
14. de Jonge SW, Boldingh QJJ, Solomkin JS, Allegranzi B, Egger M, Dellinger EP, et al. Systematic review and meta-analysis of randomized controlled trials evaluating prophylactic intra-operative wound irrigation for the prevention of surgical site infections. Surg Infect. 2017;18(4):508–19.
15. Elek SD, Conen PE. The virulence of staphylococcus pyogenes for man; a study of the problems of wound infection. Br J Exp Pathol. 1957;38(6):573–86.
16. Matl FD, Zlotnyk J, Obermeier A, Friess W, Vogt S, Buchner H, et al. New anti-infective coatings of surgical sutures based on a combination of antiseptics and fatty acids. J Biomater Sci Polym Ed. 2009;20(10):1439–49.
17. Obermeier A, Schneider J, Wehner S, Matl FD, Schieker M, von Eisenhart-Rothe R, et al. Novel high efficient coatings for anti-microbial surgical sutures using chlorhexidine in fatty acid slow-release carrier systems. PLoS One. 2014;9(7):e101426.
18. Diener MK, Knebel P, Kieser M, Schüler P, Schiergens TS, Atanassov V, et al. Effectiveness of triclosan-coated PDS plus versus uncoated PDS II sutures for prevention of surgical site infection after abdominal wall closure: the randomised controlled PROUD trial. Lancet. 2014;384(9938):142–52.
19. Bischoff P, Kubilay NZ, Allegranzi B, Egger M, Gastmeier P. Effect of laminar airflow ventilation on surgical site infections: a systematic review and meta-analysis. Lancet Infect Dis. 2017;17(5):553–61.

20. Hopf HW, Hunt TK, West JM, Blomquist P, Goodson WH 3rd, Jensen JA, et al. Wound tissue oxygen tension predicts the risk of wound infection in surgical patients. Arch Surg. 1997;132(9):997–1004. discussion 5

21. Allen DB, Maguire JJ, Mahdavian M, Wicke C, Marcocci L, Scheuenstuhl H, et al. Wound hypoxia and acidosis limit neutrophil bacterial killing mechanisms. Arch Surg. 1997;132(9):991–6.

22. Greif R, Akça O, Horn EP, Kurz A, Sessler DI. Supplemental perioperative oxygen to reduce the incidence of surgical-wound infection. N Engl J Med. 2000;342(3):161–7.

23. Akca O, Ball L, Belda FJ, Biro P, Cortegiani A, Eden A, et al. WHO needs high FIO2? Turk J Anaesthesiol Reanim. 2017;45(4):181–92.

24. de Jonge S, Egger M, Latif A, Loke YK, Berenholtz S, Boermeester M, et al. Effectiveness of 80% vs 30%–35% fraction of inspired oxygen in patients undergoing surgery: an updated systematic review and meta-analysis. Br J Anaesth. 2019;122(3):325–34.

25. Mattishent K, Thavarajah M, Sinha A, Peel A, Egger M, Solomkin J, et al. Safety of 80% vs 30%–35% fraction of inspired oxygen in patients undergoing surgery: a systematic review and meta-analysis. Br J Anaesth. 2019;122(3):311–24.

26. de Jonge SW, Hollmann MW. Perioperative use of high fraction of inspired oxygen: another null result? Anesth Analg. 2019;128(6):1071–3.

27. Jonsson K, Jensen JA, Goodson WH 3rd, West JM, Hunt TK. Assessment of perfusion in post-operative patients using tissue oxygen measurements. Br J Surg. 1987;74(4):263–7.

28. Voldby AW, Brandstrup B. Fluid therapy in the perioperative setting-a clinical review. J Intensive Care. 2016;4:27.

29. Shin CH, Long DR, McLean D, Grabitz SD, Ladha K, Timm FP, et al. Effects of intraoperative fluid management on postoperative outcomes: a hospital registry study. Ann Surg. 2018;267(6):1084–92.

30. Thacker JK, Mountford WK, Ernst FR, Krukas MR, Mythen MM. Perioperative fluid utilization variability and association with outcomes: considerations for enhanced recovery efforts in sample US surgical populations. Ann Surg. 2016;263(3):502–10.

31. Myles PS, Bellomo R, Corcoran T, Forbes A, Peyton P, Story D, et al. Restrictive versus Liberal fluid therapy for major abdominal surgery. N Engl J Med. 2018;378(24):2263–74.

32. Kabon B, Akca O, Taguchi A, Nagele A, Jebadurai R, Arkilic CF, et al. Supplemental intravenous crystalloid administration does not reduce the risk of surgical wound infection. Anesth Analg. 2005;101(5):1546–53.

33. Pearse RM, Harrison DA, MacDonald N, Gillies MA, Blunt M, Ackland G, et al. Effect of a perioperative, cardiac output-guided hemodynamic therapy algorithm on outcomes following major gastrointestinal surgery: a randomized clinical trial and systematic review. JAMA. 2014;311(21):2181–90.

34. Rajagopalan S, Mascha E, Na J, Sessler DI. The effects of mild perioperative hypothermia on blood loss and transfusion requirement. Anesthesiology. 2008;108(1):71–7.

35. Kurz A, Sessler DI, Lenhardt R. Perioperative normothermia to reduce the incidence of surgical-wound infection and shorten hospitalization. Study of wound infection and temperature group. N Engl J Med. 1996;334(19):1209–15.

36. Melling AC, Ali B, Scott EM, Leaper DJ. Effects of preoperative warming on the incidence of wound infection after clean surgery: a randomised controlled trial. Lancet. 2001;358(9285):876–80.

37. Wong PF, Kumar S, Bohra A, Whetter D, Leaper DJ. Randomized clinical trial of perioperative systemic warming in major elective abdominal surgery. Br J Surg. 2007;94(4):421–6.

38. Sessler DI. Mild perioperative hypothermia. N Engl J Med. 1997;336(24):1730–7.

39. McAnulty GR, Robertshaw HJ, Hall GM. Anaesthetic management of patients with diabetes mellitus. Br J Anaesth. 2000;85(1):80–90.

40. Turina M, Fry DE, Polk HC Jr. Acute hyperglycemia and the innate immune system: clinical, cellular, and molecular aspects. Crit Care Med. 2005;33(7):1624–33.

41. Kotagal M, Symons RG, Hirsch IB, Umpierrez GE, Dellinger EP, Farrokhi ET, et al. Perioperative hyperglycemia and risk of adverse events among patients with and without diabetes. Ann Surg. 2015;261(1):97–103.
42. Kiran RP, Turina M, Hammel J, Fazio V. The clinical significance of an elevated postoperative glucose value in nondiabetic patients after colorectal surgery: evidence for the need for tight glucose control? Ann Surg. 2013;258(4):599–604. discussion -5
43. Vriesendorp TM, DeVries JH, van Santen S, Moeniralam HS, de Jonge E, Roos YB, et al. Evaluation of short-term consequences of hypoglycemia in an intensive care unit. Crit Care Med. 2006;34(11):2714–8.
44. Griesdale DE, de Souza RJ, van Dam RM, Heyland DK, Cook DJ, Malhotra A, et al. Intensive insulin therapy and mortality among critically ill patients: a meta-analysis including NICE-SUGAR study data. CMAJ. 2009;180(8):821–7.
45. De Vries FE, Wallert ED, Solomkin JS, Allegranzi B, Egger M, Dellinger EP, et al. A systematic review and meta-analysis including GRADE qualification of the risk of surgical site infections after prophylactic negative pressure wound therapy compared with conventional dressings in clean and contaminated surgery. Medicine (Baltimore). 2016;95(36):e4673.

第4章 手术中的感染：如何管理手术伤口

Domitilla Foghetti

General Surgery Department, Azienda Ospedaliera Marche Nord, Pesaro, Italy

关键词 手术伤口管理 手术伤口敷料 切口负压伤口治疗 手术部位感染

如果采用了术前和术中措施，对手术伤口进行适当的术后管理可以降低手术部位感染（surgical site infection，SSI）的发生率。手术团队的目标应该是保护手术切口免受外部环境污染，消除愈合过程中的任何障碍，并根据患者的舒适度和美学效果，尽早识别并发症迹象。

4.1 手术伤口愈合过程

手术伤口是通过一期愈合的急性伤口。如果裂开，通过肉芽和上皮形成过程实现二期愈合，或者选择先进的局部治疗或对合闭合、移植或皮瓣，实现三期愈合[1]。手术瘢痕最大抗张强度仅为原始皮肤的80%，可在手术后2个月达到。手术伤口止血后，在炎症阶段，伤口床小静脉扩张，炎症细胞迁移以促进愈合。适当的水分平衡环境有利于迁移和基质形成，导致完全愈合比暴露于空气的伤口快40%。湿润伤口愈合还可以减少压痛和疼痛，并能产生更好的美容效果，因此建议提供保护和平衡水分环境的敷料[1]。

4.2 手术伤口敷料

在手术结束时，用缝线、缝钉或胶水闭合手术刀或其他切割器械创建的切口，通常用敷料保护。皮肤闭合后应用的伤口敷料可吸收渗液，保持皮肤干燥，提供物理支持，保护伤口免受外部环境的污染[2,3]。

敷料应无菌，并应采用无菌技术贴敷。传统上，伤口用纱布和胶带或纱布和透明敷料覆盖。敷料应至少在伤口上留置48小时：在此期间形成天然屏障，可认为敷料形成保护作用。2015年 Cochrane 综述表明，即使证据质量较低，在清洁或清洁 - 污染手术伤口的手术部位感染48小时内或超过48小时去除敷料也无显著差异[4]。早期去除敷料可显著降低成本并缩短住院时间。

如果敷料在48小时之前被血液或血清浸湿，应更换敷料：这可以评价手术伤口，防止来自环境的细菌污染，并避免纱布黏附到缝合线上[1]。即使患者有感染的体征或症状，如异常疼痛或发热，或者有开裂、过度渗液、渗漏或伤口周围皮肤水疱的现象，也有必要对手术伤口进行评价[5]。

伤口周围皮肤也需要特别注意：如果发生过度引流，在手术伤口上未使用高吸收性纱布或透明敷料时，可能会发生与水分相关的损伤。为了管理特殊情况，有许多不同的敷料类型可用，但目前尚不清楚各种敷料的效果是否存在差异。

急性和慢性伤口的理想敷料应具备以下特性：

- 吸收和控制渗出液的能力。
- 对外部环境（流体、微生物）的不渗透性。
- 隔热。
- 舒适，去除敷料时无创伤或疼痛。
- 美观效果和对瘢痕形成的影响。
- 敷料上没有遗留颗粒污染物。
- 伤口可视化的透明度。

2016年，一项Cochrane综述检验了标准敷料（吸水纱布）与交互敷料［薄膜、水胶体、聚氨酯基质、水活性敷料、抗菌剂如含银或聚六亚甲基双胍（PHMB）敷料、局部皮肤黏合剂］的随机对照试验[3]。结果显示高级敷料与标准敷料在预防手术部位感染方面效果相同。不建议在一期闭合手术伤口上使用任何类型的高级敷料以防止感染。然而，随机对照试验证据水平较低，推荐强度并不绝对[2]。

英国国家卫生与临床优化研究所（National Institute for Health and Care Excellence，NICE）指南（2019）建议在手术结束时使用适当的交互式敷料覆盖手术切口[6]。交互式敷料通过创建和维持湿润环境来促进愈合。一些先进的敷料在其名称中包括术语"外科"：它们通常含有长期活性抗菌剂，与标准纱布（含有亲水性纤维/藻酸盐或泡沫层）相比，吸收力度更强，并且可在外科伤口上停留5~7天，保护其免受创伤和外部污染（图4.1和图4.2）。其边界由水胶体或硅胶制成，以尽量减少周围皮肤损伤。一些外科敷料半透明，可在不去除敷料的情况下进行外科伤口检查（图4.3）。

选择不同类型的高级敷料可评估其他结果，如患者的舒适度和伤口覆盖的程度、美容效果、减少敷料更换频率、保护伤口靠近造口时免受外部污染。需要考虑的其他问题是高级敷料的可用性和成本、易用性和护理耗时。即使需要通过进一步的随机对照试验（randomized controlled trial，RCT）补充和整合患者访谈的数据，手术团队也开始考虑患者对手术伤口和敷料的体验和感觉[7]。

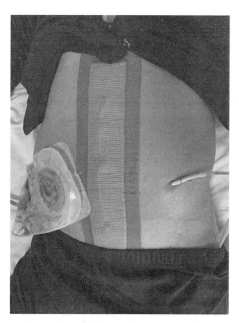

图 4.1 术后敷料:水胶体保护和防水屏障与含银的水纤维软吸收材料层连接,在与伤口液体接触时转变为凝胶。它可以与当代造口一起使用,以保护伤口免受环境污染(见文末彩插)

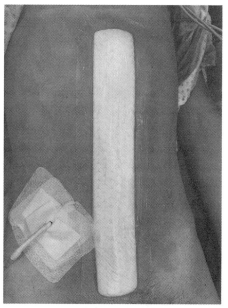

图 4.2 术后敷料:无创贴合接触层,易于去除且不损伤皮肤,与 flex technology 吸收垫连接,可减少伤口周围水疱(见文末彩插)

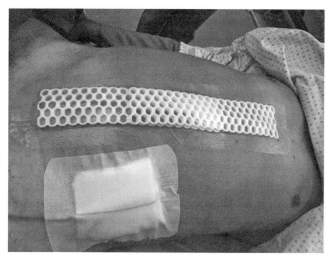

图 4.3 术后敷料:防水,贴合性强,这种半透明蜂窝敷料可以管理渗液,并持续监测伤口和伤口周围区域(见文末彩插)

4.3 局部抗生素和抗菌剂

NICE 2019 指南建议，对于一期愈合的手术伤口，不要使用局部抗菌药物来降低手术部位感染的风险[6]。

局部使用抗生素可能会增加抗生素耐药性，可能导致额外的皮肤损伤，并且往往不具有广谱性，因此不应常规用于预防手术部位感染[1]。Cochrane 综述（2016）分析了在一期愈合伤口闭合后使用的软膏、乳霜、乳液、溶液、凝胶、酊剂、泡沫、糊剂和粉末等外用抗生素（有或无敷料）以及浸渍敷料的作用，术后单次或多次应用，以减少手术部位感染。排除了抗生素冲洗、抗生素涂层缝线、抗生素皮下浸润和仅在伤口闭合之前应用的任何局部治疗。使用的局部抗生素类型各不相同：氯霉素（chloramphenicol）、新霉素（neomycin）、杆菌肽（bacitracin）、利福霉素（rifamycin）、索拉霉素（soframycin）、夫西地酸（fusidic acid）和新霉素／杆菌肽／多黏菌素 B（polymixin B）。选定的研究涉及清洁、清洁‐污染和污染手术（1~3 类）。在清洁手术（1 类）中，绝对手术部位感染风险降低可能较小，因此局部抗生素使用的推荐较弱。该综述得出的结论是，与不使用抗生素和不使用局部抗菌剂相比（证据质量中等），在手术伤口上使用局部抗生素（一期愈合）可降低手术部位感染风险[8]。不同抗生素的相对效应尚不清楚，无法获得关于外用抗生素对不良结局（如过敏性接触性皮炎）或其对抗生素耐药性发展影响的明确数据。合理使用抗生素对于降低抗生素耐药性风险非常重要，并且在手术闭合伤口上使用局部抗生素仍然存在争议。还应在进一步研究中进行成本分析。

4.4 预防性负压伤口治疗

关于切口负压伤口治疗（iNPWT）效果的文献迅速涌现。在闭合的手术伤口上应用一次性负压伤口治疗器械以预防手术部位事件（感染和裂开）的证据正在积累[9]。

一次性使用 iNPWT 系统是标准设备的发展：泵更小、更轻、更便携，敷料系统更容易使用和移除且疼痛更小，从而提高利用率[10]。该设备由连接到电池供电的真空泵的封闭密封系统组成，真空泵可将伤口表面的负压水平维持在 75~125mmHg 之间。渗液主要通过多层易于放置的敷料蒸发（约 80%）进行管理；伤口接触层是多孔柔性硅胶，与较低的气闸层和提供负压的较高的液体吸收层黏合。清除伤口渗液，帮助液体通过高度透气的薄膜层蒸发[10]；无储液罐（图 4.4）。另一类设备连接到多层敷料上，可剥离放置或定制，由含银的非黏附界面层和泡沫层制成[11]；配备小储液罐（范围 45~150ml）（图 4.5）。应用时间范围为 1~14 天。iNPWT 系统的理想特性是：单次使用/一次性使用、安全、可负担得起且具有成本效益，使用 5~14 天。就敷料而言，具备良好的黏性、低致敏性、柔韧性、良好的尺寸和形状范围易于去除而不会损伤皮肤。NPWT 设备应具有密封不全或泄漏检测器和低电量指示器[12]。

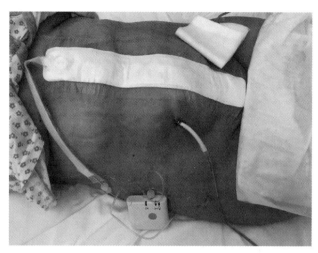

图 4.4　切口 iNPWT：无罐一次性使用器械（见文末彩插）

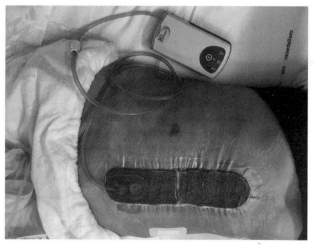

图 4.5　切口 iNPWT：带小储液罐的一次性使用设备（见文末彩插）

动物研究和临床经验报道，iNPWT 可以降低切口线上的横向张力（伤口的断裂强度增加），增加血流量[13]，减少水肿（增加淋巴引流的活性）以及血肿和血清肿的风险[9-14]。减少切口下组织中的血液和血清采集，可降低手术伤口感染和裂开的风险，并提高瘢痕形成的速度、强度和质量[9]。iNPWT 对氧饱和度和组织灌注也有积极影响，两者均与伤口愈合过程相关[15]。

切口 iNPWT 用于各种不同类型的闭合手术伤口，包括腹部、血管[16]、心胸、产科、骨科、整形 / 乳房和创伤外科[12]。即使在文献中描述了标准 iNPWT 的明确受益，由于研究存在较高的偏倚风险，与标准敷料相比，iNPWT 的证据仍然很低或非常低[17]。最近的几项研究[18,19]和 2019 年 Cochrane 综述显示，即使 iNPWT 与手术部位感染发生率降低之间存在相关性[13-20]，尤其是在普外科和结直肠外科[21,22]，iNPWT 在降低血清肿或血肿、伤口裂开和伤口相关的 30 天内再入院率方面的作用仍不确定[17]。

世界卫生组织预防手术部位感染的全球指南（2016）建议，考虑到可用资源（有条件推荐，证据质量低），为了预防手术部位感染，仅在高风险伤口的一期闭合手术切口上使用预防性 iNPWT，因为 iNPWT 器械价格昂贵，可能无法在资源匮乏的环境中使用。

一旦确定了患者相关的主要危险因素（BMI<18 或 >40kg/m²、不受控制的胰岛素依赖型糖尿病、肾透析、吸烟）或手术风险较高（手术时间延长、围术期失血量大、体温过低、再次手术、急诊手术）或手术部位并发症的后果更严重，或患者有 2 个或 2 个以上特异性手术部位感染重大或中度风险因素[23,24]应考虑进行术前切入式 NPWT。如果在手术过程中出现风险因素，手术团队也可以重新考虑 iNPWT 的应用。

根据术前评估（ASA 评分）、手术伤口分类（从清洁到脏污感染）和手术持续时间（国家医院感染监测 -NNIS，风险指数）的结果，开发了手术风险计算器来识别高风险患者[24]NNIS 风险指数评分的一个局限性，就种植体的植入而言，它不考虑不同外科手术的详细信息。应针对不同的外科专业开发不同的风险计算器，并用于术前患者教育和咨询，并确定降低手术部位感染风险所需的干预措施[12]。可通过网站访问使用计算器，如胸外科医师协会（STS）网站 www.riskcalc.sts.org，乳房重建风险评估（BRA）网站 www.brascore.org 和美国外科医师学会（ACS）网站 www.riskcalculator.facs.org。

当在术前决定应用 iNPWT 时，可以向患者或护理者描述该设备的目的和使用方法。在手术过程中，为了有效应用 iNPWT，必须注意以下技巧：

- 考虑放置切口、造口（结肠造口、回肠造口、尿路造口）和手术引流管以容纳 NPWT 敷料。不得将敷料放置在引流管或导丝上。
- 确保引流管放置在较低的位置；iNPWT 不能取代手术引流的需要。
- 考虑放置端口和管路，以避免压力损坏。
- 在应用敷料前，确保患者皮肤干燥且无毛发，以达到良好的黏附和密封。

　　在困难区域,可使用凝胶或水胶体条。
- 在无菌条件下,按照制造商的说明使用敷料。

术后:
- 定期检查敷料、储液罐(如有)和电源装置。
- 敷料留置 5~7 天,除非担心切口或需要更换敷料。
- 如果需要更换敷料,必须使用无菌技术。如果在移除敷料时手术伤口闭合并干燥,则无需重新应用 iNPWT 或任何其他标准敷料。
- 如果患者使用 iNPWT 敷料出院,则需要关于 NPWT 系统护理以及何时、如何联系医疗保健专业人员的书面信息[12]。

　　需要卫生经济学证据证实预防投入可造福于患者和医疗保健系统。为了验证 iNPWT 的成本效益,不能仅通过与标准敷料单位成本和 iNPWT 设备比较来进行成本分析,而应该针对可以避免的手术部位感染治疗成本(敷料、实验室或诊断检查、住院时间或再入院率、抗生素和镇痛药物等),以及人类痛苦、社会成本以及肿瘤患者辅助治疗的延迟成本进行系统分析。关于 iNPWT 预防手术部位感染的经济和组织可持续性的研究正在进行中[25]。

4.5　高危手术伤口中的切口 NPWT

　　就胸骨切开术或血管外科手术而言,可考虑在高风险手术伤口中进行切口 NPWT 以防止伤口感染,伤口感染会导致破坏性并发症,降低短期和长期存活率[26,27]、腹疝修补[28]或大截肢[29],外科手术与伤口并发症发生率显著相关。在普外科中,某些类型的污染手术伤口有很高的手术部位感染风险,如直肠癌腹会阴切除术的会阴伤口[30],或临时回肠造口术[31]或结肠造口术的还纳,或在切除藏毛囊肿后。手术技术技巧的应用,作为一个预计的切口伤口最终更容易进行 iNPWT 应用,以及可以被 iNPWT 敷料切割和覆盖的皮下引流的位置,可以降低伤口感染的发生率或严重程度(图 4.6、图 4.7、图 4.8 和图 4.9)。

4.6　按二期或三期目的列出的手术伤口愈合

　　当手术伤口开放进行二期愈合时,即发生脓肿或污染的脏污伤口,或裂开时,需要适当温和的敷料。标准纱布揭除时可能对健康的肉芽组织造成创伤,产生疼痛,可能在创面床留下残留物,如果吸收能力不足,可能发生伤口周围皮肤损伤。考虑到伤口和渗液特征(数量和密度),可选择交互式敷料或 NPWT。保持开放的外科伤口需要三期闭合,也需要交互式敷料或标准 NPWT 与泡沫或纱布填充物作为后续闭合的桥接[1]。

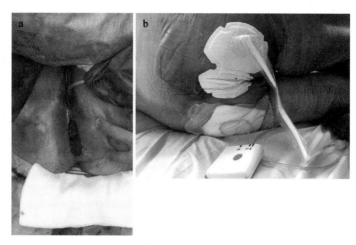

图 4.6 （a）直肠癌腹会阴切除术的会阴创面。（b）切口 NPWT（见文末彩插）

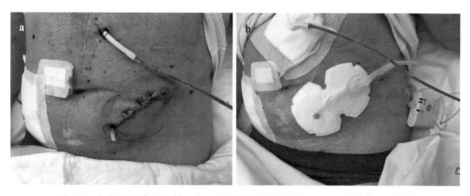

图 4.7 （a）结肠造口反转。（b）皮下引流上的切口 NPWT（见文末彩插）

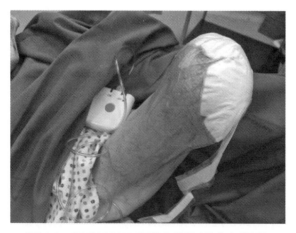

图 4.8　切口 NPWT：下肢大截肢（见文末彩插）

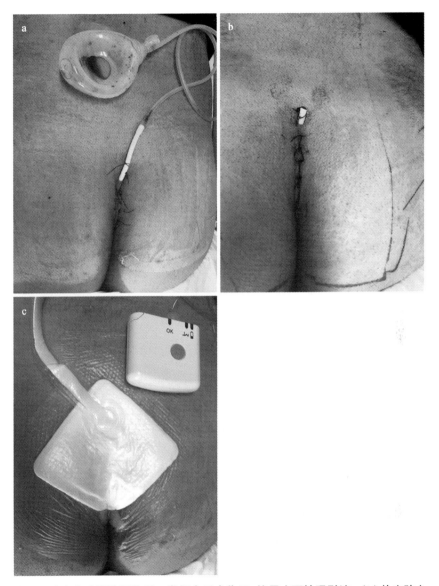

图 4.9 （a）藏毛囊肿切除后一期闭合手术伤口，使用皮下抽吸引流。（b）从皮肤上切下 1cm 的手术引流。（c）在手术伤口上应用 iNPWT 并引流 7 天（见文末彩插）

4.7　手术伤口的术后护理

就术后伤口患者的护理而言，国际指南[3,4]建议：
● 包括患者在内，避免不必要地接触术后伤口部位。

- 术后至少 48 小时内不要接触敷料,除非发生渗漏或其他并发症;如果要与体液接触,佩戴手套。
- 使用无菌非接触技术去除或更换伤口敷料,适用于任何伤口相关手术。
- 使用无菌生理盐水进行术后 48 小时内的伤口清洁;48 小时后可使用自来水。一般伤口清洁无需使用消毒剂,感染伤口也可使用[5]。
- 告知患者术后 48 小时可安全淋浴。

  世卫组织要求在以下时刻,注意术后伤口护理的手部卫生:

  1. 接触患者前。

  2. 在清洁 / 无菌操作之前,在接触术后伤口敷料 / 部位之前。

  2a 在对术后伤口部位进行物理检查之前,包括在采集伤口样本进行微生物学检查之前(如需要)。

  2b 在接触伤口以拆线 / 夹子之前。

  2c 准备更换创面敷料所需物品前。

  2d 更换术后创面敷料前。

  3. 在体液暴露风险之后,在任何涉及潜在体液暴露的任务之后立即:

  3a 术后伤口检查 / 样本采集后。

  3b 拆线 / 夹子后。

  3c 进行术后伤口敷料更换后。

  4. 接触患者后。

  5. 接触患者周围后。

4.8　出院后手术伤口感染监测

由于术后住院率降低,出院后手术部位感染确诊的人数继续上升。美国的一项大型研究将手术部位感染确定为再入院的最常见原因(19.5%)[12]。出院后监测的改善和高质量家庭护理计划的开发有助于实现准确和有效的系统,更好地衡量手术结局并估计并发症对人类、社会和经济的影响[32]。为了提高教育和出院指导的质量,可以为患者提供一份简单的传单,其中包含关于手术伤口感染、监测和症状的信息[33]。疑似手术部位感染患者可联系医院,以便及时诊断。患者直接联系,在 30 天时进行电话调查或问卷调查,可用于前瞻性收集数据[12]。收集的数据可用于计算手术伤口感染率和提高护理标准。专业的伤口护理服务应该有助于采用结构化的方法来改善手术伤口的管理[6]。

(周明明　译,蒋正英　校)

参考文献

1. Delmore B, Cohen JM, Chu A, Pham V, Chiu E. Reducing postsurgical wound complication: a critical review. Advanced Skin & Wound Care. 2017;30(6):272–85.
2. Global guidelines for the prevention of surgical site infection. WHO World Health Organization 2016.
3. Dumville JC, Gray TA, Walter CJ, Sharp CA, Page T, Macefield R, Blencowe N, Milne TKG, Reeves BC, Blazeby J. Dressing for the prevention of surgical site infection. Cochrane Database Syst Rev. 2016 Dec;12.
4. Toon CD, Lusuku C, Ramamoorthy R, Davidson BR, Gurusamy KS. Early versus delayed dressing removal after primary closure of clean and clean-contaminated surgical wounds. Cochrane Database Syst Rev. 2015 Sep 3;(9).
5. Milne J, Vowden P, Fumarola S, Leaper D. Postoperative incision management made easy. Wounds UK. 2012;(suppl. 8):4.
6. Surgical Site Infection: prevention and treatment. NICE (National Institute for Health and Care Excellence) guideline 2019.
7. Elliott D, The Bluebelle Study Group. Developing outcome measures assessing wound management and patient experience: a mixed methods study. BMJ Open. 2017;7.
8. Heal CF, Banks JL, Lepper DP et al. Topical antibiotics for preventing surgical site infection in wounds healing by primary intention. Cochrane Systematic Review. 2016.
9. Karlakki S, Brem M, Giannini S, et al. Negative pressure wound therapy for management of the surgical incision in orthopaedic surgery. Bone Join Res. 2013;2:276–84.
10. Malmsjo M, Huddlestone E, Martin R. Biological effects of a disposable, canisterless negative pressure wound therapy system. Eplasty.com. 2014;2:113–27.
11. Stannard JP, Gabriel A, Lehner B. Use of negative pressure wound therapy over clean, closed surgical incisions. Wound J. 2012;9(Suppl 1):32–9.
12. World Union of Wound Healing Societies. Consensus Document. Close surgical incision management: understanding the role of NPWT. 2016.
13. Hykdig N, Birke-Sorensen H, Kruse M, et al. Meta-analysis of negative-pressure wound therapy for closed surgical incisions. BJS. 2016;103:477–86.
14. Strugala V, Martin R. Meta-analysis of comparative trials evaluating a prophylactic single-use negative pressure wound therapy for the prevention of surgical site complications. Surg Infect. 2017;18(7):810–9.
15. Renno I, Boos AM, Horch RE, Ludolph I. Changes of perfusion patterns of surgical wounds under application of closed incision negative pressure wound therapy in postbariatric patients. Clin Hemorheol Microcirc. 2019;72(2):139–50.
16. Hasselman J, Bjork J, Svensson-Bjork R, Acosta S. Inguinal vascular surgical wound protection by incisional negative pressure wound therapy: a randomized controlled trial-INVIPS trial. Ann Surg. 2019;271:48–53.
17. Webster J, Liu Z, Norman G, Dumville JC, Chiverton L, Schuffham P, et al. Negative pressure wound therapy for surgical wounds healing by primary closure. Cochrane Database Syst Rev. 2019. Mar 26;3:CD009261.
18. Ingargiola MJ, Daniali LN, Lee ES. Does the application of incisional negative pressure therapy to high-risk wounds prevent surgical site complication? A systematic review. Eplasty.com. 2013;20:413–24.
19. Webster J, Schuffham P, Stankiewicz M, Chaboyer WP. Negative pressure wound therapy for skin grafts and surgical wounds healing by primary intention. Cochrane Database Syst Rev. 2014 Oct 7.
20. Sandy-Hodgetts K, Watts R. Effectiveness of negative pressure wound therapy/closed incision

management in the prevention of post-surgical wound complication: a systematic review and meta-analysis. JBI Database System Rv Implement Rep. 2015 Feb 23;13(1):253–303.

21. Sahebally SM, McKevitt K, Stephens I, et al. Negative pressure wound therapy for closed laparotomy incision in general and colorectal surgery: a systematic review and meta-analysis. JAMA Surg. 2018 Nov 1;153(11):e183467.

22. Pellino G, Sciaudone G, Selvaggi F, Canonico S. Prophylactic negative pressure wound therapy in colorectal surgery. Effects on surgical site events: current status and call to action. Updat Surg. 2015 Sep;67(3):235–45.

23. Willy C, Agarwal A, Andresen CA, De Santis G et al. Closed incision negative pressure therapy: international multidisciplinary consensus recommendations. Int Wound J. 2016 published by Medicalhelplines.com.

24. Culver DH, Horan TC, Gaynes RP, et al. Surgical wound infection rates by wound class, operative procedure and patient risk index. Am J Med. 1991;91:152–7.

25. Foglia E, Ferrario L, Garagiola E, Signoriello G, Pellino G, Croce D, Canonico S. Economic and organizational sustainability of a negative-pressure portable device for the prevention of surgical-site complication. ClinicoEconomics and Outcomes Research. 2017(9):343–51.

26. Broadus ZA. Does negative pressure wound therapy have a role in preventing post-sternotomy wound complication? Surg Innov. June 2009;16(2):140–6.

27. Pleger SP, Nink N, Elzien M, et al. Reduction of groin wound complications in vascular surgery patients using closed incision negative pressure therapy (ciNPT): a prospective, randomised, single-institution study. Int Wound J. 2018 Feb;15(1):75–83.

28. Swanson EW, Cheng HT, Susarla SM, et al. Does negative pressure therapy applied to closing incisions following ventral hernia repair prevent wound complications and hernia recurrence? A systematic review and meta-analysis. Plast Surg. 2016;24:113–8.

29. Zayan NE, West JM, Schulz SA, et al. Incisional negative pressure wound therapy: an effective tool for major limb amputation and amputation revision site closure. Adv Wound Care. 2019;8(8):368–73.

30. Van der Valk M, De Graaf E, Doornebosch P, Vermaas M. Incisional negative-pressure wound therapy for perineal wounds after abdominoperineal resection for rectal cancer, a pilot study. Adv Wound Care. 2017;6(12):425–9.

31. Poehnert D, Hadeler N, Schrem H, et al. Decreased superficial surgical site infection, shortened hospital stay, and improved quality of life due to incisional negative pressure wound therapy after reversal of double loop ileostomy. Wound Rep Reg. 2017;25:994–1001.

32. Smith RL. Jamie K. Bohl, Shannon T, McElearney et al. wound infection after elective colorectal resection. Ann Surg. 2004;239:599–604.

33. Monitoring surgical wounds for infection: information for patients. Public Health England. 2018.

第5章 外科手术部位感染预防指南：实施方案

Massimo Sartelli

Department of Surgery, Macerata Hospital, Macerata, Italy

关键词 医疗保健相关感染 手术部位感染 感染预防和控制

5.1 介绍

医疗保健相关感染（health-care associated infections, HAIs）是指在接受医疗保健服务时发生的感染。使用医疗相关装置（中心静脉导管，导尿管，呼吸机）或接受外科手术的患者有感染 HAIs 的风险[1,2]。直到今天，HAIs 仍是一个严峻的问题。手术部位感染（surgical site infection, SSI）是外科患者中最常见的医疗相关感染。就发病率、死亡率、住院时间、治疗总费用（直接或非直接）等指标而言，手术部位感染是全世界主要的临床问题。

为此，世界卫生组织[3,4]和疾病预防与控制中心[5]均已发布了手术部位感染的预防指南。然而，外科医生对感染预防和控制（IPC）措施的知识、态度和意识往往不充分，在预防手术部位感染的最佳证据和临床实践之间存在着巨大的差距。

5.2 预防手术部位感染的全球指南

2016 年世卫组织发布了外科手术部位感染预防全球指南，该指南以系统综述（提供额外信息以支持改进实践行动）在内的循证证据为基础[3,4]，共包括 13 项术前建议，以及 16 项预防术中和术后感染的建议。这些建议包括简单的预防措施，如确保患者在手术前洗澡或淋浴，手术团队洗手的适当方式，何时使用预防性抗生素的指导，在切开前使用何种消毒剂，以及使用何种缝合线等。指南的推荐意见分为：

● "强烈推荐"：专家小组相信好处大于风险，此类建议被认为适用于大多数情况，患者应接受干预作为行动方针。

- "条件推荐"：专家小组认为干预的好处明显大于风险；应根据利益攸关方的意见，并充分参考医疗卫生专业人员的建议和患者意愿，进行决策。

重要的是，指南建议仅在手术前和手术中使用抗生素预防感染。尽管术后经常使用抗生素，但该指南认为这种做法不合理。对于术后手术部位感染发生率高的手术类型，或植入异物时，应给予预防性抗生素使用。预防性抗生素应在手术切口切开前 120 分钟内使用，当然，需要根据具体的药理学特点来决定第一剂抗生素，此外，潜在的患者因素也可能影响药物的使用（例如，在正常或肾脏排泄功能增强的情况下，在营养不良、肥胖、恶病质，以及伴有蛋白质丢失的肾脏疾病情况下，抗生素清除将明显增加，从而可能导致抗生素暴露不足的问题）。当手术时间超过 2~4 小时（通常为超过了抗生素 2 个半衰期的时间），术中应追加一次抗生素使用。没有证据支持术后应用预防性抗生素。这些指南概括了关键的循证建议，为外科患者提供卫生保健的医护人员应在患者外科治疗的所有阶段予以采用。

5.3　如何改善医护人员行为进而预防手术部位感染

尽管有明确的证据和指南来指导实施 SSI 预防策略，但依从性普遍较差，在将证据和临床指南引入日常实践时面临重大困难。改进实践通常意味着改变卫生保健工作者的行为。在医疗机构中，与行为矫正和感染控制相关的影响一般分为 3 个不同的层次[6]。

1. 个人内在的因素。
2. 人际关系因素。
3. 制度或组织因素。

个人内在因素是指影响行为的个体特征，如知识和技能。知识可在课堂上以正式的方式传授，也可以在工作中以非正式的方式传授。技能是实际的工作任务，其范围广泛，可以是简单的操作，也可以是复杂的调查研究技术。医疗保健领域的培训和发展历来侧重于技能传授方面的知识和能力的发展。然而，考虑到 HAIs 的多因素性质，单单增加知识和技能可能不足以产生持续的变化。

卫生保健工作者可以受到社会环境的影响或对其周围的社会环境起到影响作用。行为常常受到同行群体压力影响。塑造榜样作用以及人际层面的倡导[7]，已证明能对改进感控实践的最佳行为产生积极影响。许多从业者通过教材或医学继续教育会议来持续更新知识。然而这些策略在改变实践行为中可能不是很有效，除非这种教育活动具有互动性和持续性，包括对证据的讨论、当地医疗实践的共识、同行对实践改变后表现的反馈、制定个人或小组学习激励等。

确定具有话语权的领袖作为实践改变的拥护者可能是重要的，因为该"拥护者"可以整合最佳临床实践，推动同事们改变行为及日常工作，并形成一种感染预防和控制至关重要的文化。全面了解手术感染知识的外科医生可以为处方医生提供合理的反馈，在外科同行间整合最佳的临床实践，以及在自身专业领域内与感控团队直接互动并共同推动行为改变[6]。

组织不畅可能影响感染预防与控制的实施。

医疗机构行政部门应公开支持在医院内设立一个多学科工作队伍。通过这一组织架构，医疗机构可以授权多学科机构小组的成员共同查明问题，并制订解决问题的方案，核准所采取的选择和备选办法，并调动实施方案所需的医院资源。

感染的预防与控制通常涉及医院内的诸多学科，因此协作、协调、沟通、团队合作和高效的照护都至关重要[8]。已证明 IPC 团队可以有效改善患者的临床预后，并且在减少 HAIs、缩短住院时间、减少抗生素耐药性和降低感染治疗成本方面具有重要的成本效益优势。提高利益攸关方对感染预防与控制的认识是改变行为的一个关键因素。当临床医生参与制定指南建议时，他们更有可能遵守指南的推荐从而改变实践行为。将指南的推荐意见转化为实践流程或标准路径，从而在多学科协作中界定职责与临床干预的时机，也是一种促使卫生领域专家参与到指南的制定与实施中的方法。目前大量的证据表明，卫生保健领域有效的团队合作有助于改善保健质量。类似于 WHO 这样的主流的国际组织[8]也承认需要协同合作，才能与患者的卫生保健需求协调一致，形成卫生保健服务的一致方法，从而优化个人的健康状况和总体的卫生保健服务水平。协作实践方法的应用强化了团队协作中的每个人通过使用各自的专业知识负责相应领域的职责这样的观念。在这种背景下，让外科医生直接参与手术部位感染的预防与控制是非常重要的。

5.4 结论

院内感染的发生率正以让人担忧的速度持续增高。然而，不管是卫生保健工作人员还是患者群体对这一现象仍没有足够的感知，从而导致对该问题干预不足，并缺乏相应的必要反应。

预防手术切口感染指南可以支持医务工作者制定和强化感染预防和控制的相关计划，重点是手术安全以及抗生素耐药行动计划。我们建议所有医务人员在其临床实践中采用循证建议。

改进感染控制实践的成功策略源于其多维性。根据行为理论和已报告的经验，多模式干预策略比单独关注一两个要素的单一方法或推广计划更易成功。

（李刚 译，柯路 校）

参考文献

1. Haque M, Sartelli M, McKimm J, Abu Bakar M. Health care-associated infections—an overview. Infect Drug Resist. 2018;11:2321–33.
2. Report on the Burden of Endemic Health Care-Associated Infection Worldwide. https://apps.who.int/iris/bitstream/handle/10665/80135/9789241501507_eng.pdf;jsessionid=94FBA716108FB235665EC4FA621901B4?sequence=1.
3. Allegranzi B, Zayed B, Bischoff P, Kubilay NZ, de Jonge S, de Vries F, et al. New WHO recommendations on intraoperative and postoperative measures for surgical site infection prevention: an evidence-based global perspective. Lancet Infect Dis. 2016;16:e288–303.
4. Allegranzi B, Bischoff P, de Jonge S, Kubilay NZ, Zayed B, Gomes SM, et al. New WHO recommendations on preoperative measures for surgical site infection prevention: an evidence-based global perspective. Lancet Infect Dis. 2016;16:e276–87.
5. Berríos-Torres SI, Umscheid CA, Bratzler DW, Leas B, Stone EC, Kelz RR, et al. Centers for disease control and prevention guideline for the prevention of surgical site infection, 2017. JAMA Surg. 2017;152:784–91.
6. Sartelli M, Kluger Y, Ansaloni L, Coccolini F, Baiocchi GL, Hardcastle TC, et al. Knowledge, awareness, and attitude towards infection prevention and management among surgeons: identifying the surgeon champion. World J Emerg Surg. 2018;13:37.
7. Pittet D. The Lowbury lecture: behaviour in infection control. J Hosp Infect. 2004;58(1):1–13.
8. Framework for Action on Interprofessional Education & Collaborative Practice. https://apps.who.int/iris/bitstream/handle/10665/70185/WHO_HRH_HPN_10.3_eng.pdf?sequence=1.

第6章 补片感染：如何治疗？

Ines Rubio-Perez[1], Estibaliz Alvarez-Peña[2]

1. Department of General Surgery, Colorectal Surgery Unit, La Paz University Hospital, Madrid, Spain

2. Department of General Surgery, Abdominal Wall & Upper GI Unit, La Paz University Hospital, Madrid, Spain

Ines Rubio-Perez（通讯作者）

电子邮箱：i.rubio@aecirujanos.es

关键词 补片感染 疝气 外科感染 腹壁 感染手术 补片拆除 慢性切口感染 负压伤口疗法 补片挽救 手术并发症

6.1 引言

原发性疝修补术及腹壁疝修补术均为外科最常见的手术之一，美国每年开展超过 350 000 台这类手术，这一数字还在持续增长中[1]。尽管尝试了多种疝修补技术，但使用补片加固缺损部位一直被认为是目前性价比最高且最标准的治疗方式[2]。然而，这也意味着外源性材料与自体组织相结合；在术后腹壁疝的修补中，还需要先处理既往产生的瘢痕组织。腹壁疝修补后感染的风险与补片类型、手术技术及患者自身特性相关，其发生率在 1%~10% 之间，远高于其他无菌操作[3]。

腹壁疝协作组（Ventral Hernia Working Group，VHWG）对使用补片后，手术部位出现的并发症做了分类：腹壁切口皮下血肿、血清肿、腹壁切口感染、修补材料外露、腹腔内感染、肠瘘[4]。该小组还建议对导致这些并发症的因素进行分级，该分类后续经 Berger 等人进行了简化修正（表 6.1）[5]。和其他与假体相关的感染一样，补片的存在会使局部感染持续存在，导致治疗时间延长，再手术率增加，甚至造成瘘管和其他主要并发症。其中外科手术部位局部感染发生率高达 1%~8%，这直接增加患者的住院费用，并最终影响患者的生活质量。因此，必须对补片相关的并发症进行预防和早期治疗，以避免严重后果。

表 6.1　腹壁疝并发症危险因素分级（腹壁疝协作组 2010 版及 2013 修正版）

VHWG 分级

Ⅰ 级	Ⅱ 级	Ⅲ 级	Ⅳ 级
低风险	并存症	可能污染	感染
● 低并发症风险 ● 无切口感染病史	● 肥胖 ● 吸烟史 ● 糖尿病 ● 免疫抑制	● 既往切口感染 ● 造瘘术后 ● 侵及胃肠道	● 补片感染 ● 裂开并感染

VHWG 修正分级

Ⅰ 级	Ⅱ 级	Ⅲ 级
低风险	合并症	污染
● 低风险并发 ● 无切口感染史	● 肥胖 ● 吸烟史 ● 糖尿病 ● 免疫抑制 ● 既往切口感染	A. 清洁 - 污染 B. 污染 C. 活动性感染

6.2　腹壁疝感染的危险因素

　　腹壁疝感染的大部分危险因素与其他外科感染相似，但部分 Meta 分析也证实其存在特殊的感染风险因素[3,6]。目前常采用如下分类方法：①术前：主要是患者的并存症和其他因素（部分可干预）；②术中：取决于手术技术、术中发生的事件、使用的补片类型；③术后：与可能导致感染的伤口早期并发症有关。部分上述危险因素见表 6.2。

表 6.2　补片感染的危险因素分级

术前	术中	术后
● 抽烟 ● 糖尿病（血糖控制不佳） ● 肥胖 ● 皮肤情况 ● 二次手术（既往瘢痕组织） ● 高龄 ● ASA 评分 >3 ● COPD ● 免疫抑制, 类固醇药物服用	● 手术方式 ● 解剖范围 ● 手术时间 ● 急诊手术（较择期手术） ● 污染等级 ● 补片类型 ● 伴随的肠道手术 / 肠切开术 / 　气孔 ● 补片放置位置	● 术后切口管理不佳 ● 切口并发症（裂开） ● 补片暴露 ● 手术位置感染

对术前危险因素进行干预是降低腹壁疝修补相关并发症的主要策略之一。因许多病例为择期手术，医生可要求患者戒烟、减肥、控制血糖、调整慢性疾病的状态等，已证实这些术前操作可以降低手术风险及住院费用，并改善患者的预后。

另一重要的策略为：在整个手术过程中采取充分的感染预防措施，包括：术前进行正确的皮肤准备，预防性使用抗生素，保持足够的组织氧合和无菌条件，并在整个手术过程中细致处理补片。

在术后阶段，应避免不必要的伤口操作，指导患者进行正确的伤口护理，并密切观察随访以及时发现相关并发症。术前所有的危险因素（如吸烟、糖尿病等）在术后应继续进行适当控制。

卡罗莱纳危险因素方程（Carolinas equation for the determination of associated risks, CeDAR）是一个比较有用的工具，它的手机程序可以帮助外科医生通知患者存在的个人危险因素及术前干预措施（如减肥、戒烟等）[7]。切口并发症发生的高危因素主要包括：术前糖化血红蛋白 >7.2（OR 值 2.01）、既往疝修补病史（OR 值 2.64）、肠造瘘术（OR 值 2.65）及感染的手术术野（OR 值 2.07）。

6.3　补片感染的表现

通常而言，浅表的手术部位感染或切口感染可能不会或暂时不会累及腹壁下的补片，若处理及时，很可能避免补片污染。补片污染可能会出现在以下情况：

1. 手术无菌术准备不充分；患者及护理人员菌群定植。

2. 术后积液继发血行感染。

3. 周围感染区域的持续污染。

补片感染的急性症状发生于术后早期，通常与切口感染或其他手术部位感染相关；主要表现为：切口压痛、红肿、发热或持续渗出。若为深部手术部位感染，则表现为局部液体积聚、全身症状（如高热、寒战、不适、疼痛和血液感染指标升高）。

在更多的慢性症状中，感染可能由切口无法愈合、开放性伤口、慢性分泌物或窦道形成等原因引起。腹壁疝的补片感染发生率为 1%~4%，远高于腹股沟疝（0~3.5%）。在许多病例中，补片感染均从最初的手术部位出现，多达 50% 的患者在术后 6 个月出现感染，甚至有 1/3 的感染在手术 1 年后出现[8]。

既往文献表明，微创疝修补术的补片感染发生率低于开腹手术（3.6% vs.10%），但值得注意的是，因为腹腔镜手术切口较小，补片感染可能导致深部积液而无法通过切口观察。因此需要 CT、B 超等影像学检查来评估深部积液与补片感染的关系，同时排除腹腔其他并发症，以指定最佳治疗方案[9]。

6.4 生物膜

补片感染的发病机制复杂，除去患者自身因素外，感染的细菌毒性、补片的自身材质及与病原体的相互作用都会产生影响，生物膜就是感染形成的重要原因之一[10]。

生物膜在几小时内就能迅速形成，游离的未附着细菌抵达补片表面并附着，然后在某一层开始生长。如果它们没有被抗生素或宿主的免疫系统根除，它们会继续生长成一个菌落，并分泌胞外聚合物质，形成凝胶状的保护屏障，这样抗生素或宿主的免疫细胞将无法接触到它们（图6.1）。因具备产生生物膜的能力，因此金葡菌和肠杆菌是补片感染中最常见的细菌[11]。当补片感染时，早期使用抗生素和机械擦洗或冲洗去除生物膜都是重要的治疗措施。

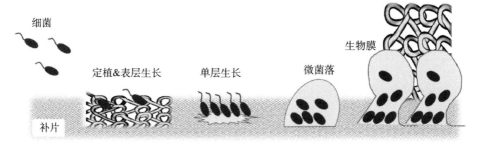

图6.1 生物膜形成过程（见文末彩插）

6.5 不同类型补片的感染发生率

临床中进行疝修补时，会根据疝的大小、特点、手术入路（开放或腹腔镜）等不同情况，采用不同类型的补片。到目前为止，仍然没有理想的补片[12]。

Amid[13]将腹壁补片分为四大类：

- Ⅰ型：大孔材料补片 Macroporous（Prolene）。
- Ⅱ型：微孔材料补片 Microporous（expanded PTFE）。
- Ⅲ型：编织大孔材料补片 Macro-microporous woven（Mersilene）。
- Ⅳ型：防水硅胶材料补片 Impermeable（Silastic）。

聚丙烯是最常用的人工合成补片材料，其具有易处理、性价比高、耐受性好等优点。但由于完全是合成材料，所以容易被污染或出现慢性感染。根据材料、孔隙率和结构的不同,挽救补片的可能性也大不相同。孔隙大小在补片的整合中起着重要的作用。当细菌污染补片时,Ⅰ型补片的大孔可允许成纤维细胞通过,并启动宿主防御机制,Ⅲ型编织补片可能有利于细菌的定植;Ⅱ型补片的微孔大小介于细菌和巨噬细胞之间,导致细菌可以在纤维网中定植,而巨噬细胞无法通过,因此拥有最高的感染率(感染率最高),高达10%[8,14]。而生物补片尽管有更好的组织相容性和抗感染能力,但其强度不够(疝复发率高)且成本显著高于前者。

此外,补片放置的位置也很重要:补片放置的越浅(腹壁肌肉前),感染的风险越高。

图 6.2 展示了各种不同的补片相关并发症。

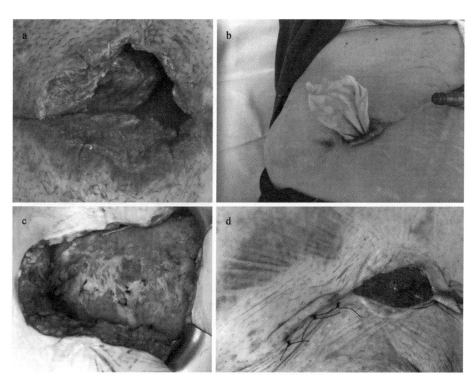

图 6.2　展示了各种不同的补片相关并发症:a. 肥胖患者慢性肉芽化的开放性伤口;b. 从手术切口排出的补片;c. 补片感染创面清创后的手术野;d. 术后血肿清除后开放部分切口行负压伤口疗法(negative pressure wound therapy,NPWT)(见文末彩插)

6.6　补片感染后的治疗措施

目前没有非常完善的指南可以指导处理感染后补片。既往有研究报道,通过清创和负压伤口治疗，成功地挽救了部分感染补片；而在另一些病例中，完全移除补片似乎是唯一的治疗方法。但何时进行补片修复仍然是一个悬而未决的问题[15]，我们现列出补片感染的处理流程建议（图 6.3）。

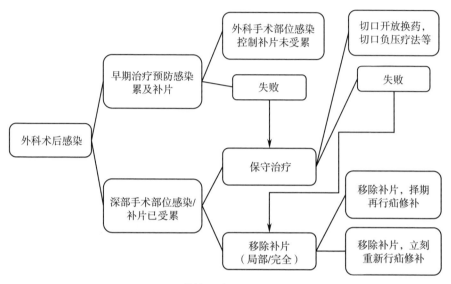

图 6.3　补片感染后处理流程建议

6.7　补片切除

在一些补片急性化脓的病例中，由于补片与周围组织完全分离且存在大量脓性分泌物，所以还未来得及和机体组织粘连（如 Ⅱ 型和 Ⅲ 型补片），因此很容易移除。然而，最常见的情况是补片慢性感染，即补片与组织部分粘连整合，只有部分暴露伤口持续化脓。这些慢性感染形成窦道，导致形成间歇性脓性分泌物和纤维化的伤口，术后管理时存在较大困难[8]。

手术切除补片的步骤包括：打开原切口；切除补片及固定物（缝线、钉子等），同时应避免切除周围组织，避免造成更大的缺损。在某些情况下，补片部分感染且剩余部分与组织愈合良好且未感染时，可尝试部分切除，切除后给予充分的伤口护理。在某些情况下，去除补片后，解放周围组织、松解筋膜或分离成分即可实现筋膜闭合，这种修复可能足以避免复发。最坏的情况是已和组织融合的补片大面积感染，此时必须完全切除补片及周边组织，并设法修补更巨大的腹壁缺损。此时应分期实行操作，在切除后 6~9 个月后进行新的修复是必要的；如果补片切除后不进行任何修补，腹壁疝的复发率可能高达 23%[16]。

移除补片后可选择采用生物补片或者继续使用人工合成材料补片。Birolini 等人针对 41 例患者的研究发现，补片感染后继续更换同种补片，在 74 个月的随访中，大约 20% 的感染可以得到保守治疗控制，最终 95% 的患者的慢性感染被完全治愈[17]。

近些年，因为其抗感染的优点，生物补片也越来越被倡导使用。有研究表明，缺损的桥接是疝复发的一个显著相关因素[18]。尽管以前曾建议在补片受感染处使用生物补片进行立即修复，但 Atema 等[19] 在最近的一项 Meta 分析中评估了潜在污染和已污染腹壁缺损的修复，采用生物补片修复污染缺损后有较高的手术部位感染的发生率，术后疝复发率高达 30%。目前只有一项关于在污染处使用合成补片的研究，由于质量证据有限，目前还不能得出结论。

Boullenois 等人提出了一个有趣的建议，即在慢性窦道形成或瘘管道感染的情况下进行部分控制的补片切除[20]。用一个细导管在瘘管中注射靛胭脂蓝，然后沿着有色区域做一个椭圆形切口，直到到达补片。进行"染色区域切除"，除去所有染成蓝色的网片，保留其余已经嵌入的。如果发现潜在的肠瘘，必须进行切除后修复；剩下的腹壁可以先封闭，然后用 Vicryl 补片和间断缝合线（于肌肉层后）修复，NPWT 装置用于治疗继发的切口感染。

6.8　补片挽救

补片感染的保守治疗包括如下方法：
1. 经皮行积脓 / 积液穿刺引流。
2. 生理盐水 / 抗菌溶液冲洗引流。
3. 打开伤口，更换敷料及局部清创。
4. 使用不同类型的负压装置（泡沫海绵等）。

报道补片抢救的文章数量和病例数均有限，Shubinet 等对这些文章做了系统综述，但未得出满意的结论[21]。整体上来说，聚丙烯或其他合成复合补片比聚四氟乙烯网更容易被回收；可吸收补片较不可吸收补片效果更佳[22]；局部感染比完全感染的补片更容易处理[23]。Berrevoet 等的一项 63 例腹壁疝修补术后的研究发现：术后使用 NPWT 装置能明显提高补片的挽救成功率，平均更换 5 次装置后，大部分患者在 44 天内完成了伤口闭合，仅 3 例患者需要完全或部分切除补片[24]。新型的 NPWT 装置和泡沫海绵敷料已在其他创面下证实了有效性，目前补片拯救方面也有一些小型的研究，在不久的将来，这可能会成为挽救补片的主要方案[25]。即便如此，补片的成功挽救仍然需要对伤口的充分换药和密切随访，这种费时费力的操作需要患者、医生和护理团队的共同努力。

6.9　肠瘘

　　补片感染后可能会进一步侵袭深部组织，最终与腹腔相通，并继续侵蚀内脏器官，增加并发症。此外，去除部分补片后的重复操作和伤口护理不当会导致腹壁脆弱、与肠道接触，最终形成肠瘘（图 6.4）。因此，早期诊断并及时控制补片感染，在预防其侵犯肠道方面至关重要。此外，这些复杂伤口的处理必须由专业团队和训练有素的外科护士进行，以避免并发症出现。值得注意的是，已存在隐匿性肠瘘也可能是慢性感染的原因，应进行相应的影像学检查以明确诊断。如果诊断为肠瘘，应由专业外科医生进行治疗，腹壁重建和肠瘘一期修复可同时进行[26]。

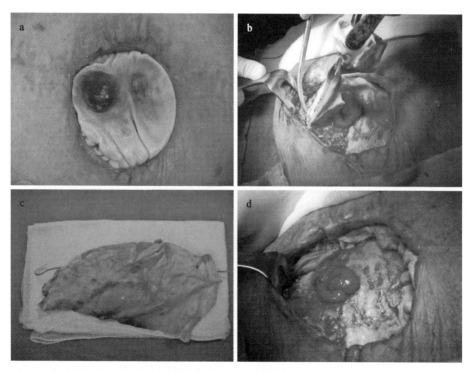

图 6.4　继发于隐匿性肠瘘的慢性补片感染。a. 暴露的补片慢性化脓；b. 外科手术移除补片；c. 移除下来的补片；d. 肠瘘（见文末彩插）

　　2018 年世界急诊外科学会 / 美国感染病学会共识针对皮肤软组织感染的建议更新如下[27]：针对感染补片的处理预防如下：

- 强调预防策略，避免手术部位感染和补片污染（推荐等级 1A）。
- 早期和适当地控制局部感染源的同时，使用抗生素治疗避免手术部位感染造成补片污染（推荐等级 1C）。
- 对于慢性窦道形成和感染性补片，建议手术完全移除补片，以完全根除感染（推荐等级 1C）。
- 目前没有明确的证据证实生物补片在预防感染方面优于人工合成材料补片（推荐等级 1C）。

（周晶 译，柯路 校）

参考文献

1. Poulose BK, Shelton J, Phillips S, Moore D, Nealon W, Penson D, Beck W, Holzman MD. Epidemiology and cost of ventral hernia repair: making the case for hernia research. Hernia. 2012;16(2):179–83. https://doi.org/10.1007/s10029-011-0879-9. Epub 2011 Sep 9
2. Luijendijk RW, Hop WC, van den Tol MP, et al. A comparison of suture repair with mesh repair for incisional hernia. N Engl J Med. 2000;343:392–8.
3. Mavros MN, Athanasiou S, Alexiou VG, Mitsikostas PK, Peppas G, Falagas ME. Risk factors for mesh-related infections after hernia repair surgery: a meta-analysis of cohort studies. World J Surg. 2011;35(11):2389–98. https://doi.org/10.1007/s00268-011-1266-5. Review
4. Ventral Hernia Working Group, et al. Incisional ventral hernias: review of the literature and recommendations regarding the grading and technique of repair. Surgery. 2010;148(3):544–58.
5. Berger RL, et al. Development and validation of a risk-stratification score for surgical site occurrence and surgical site infection after open ventral hernia repair. J Am Coll Surg. 2013;217(6):974–82.
6. Bueno-Lledó J, Torregrosa-Gallud A, Sala-Hernandez A, Carbonell-Tatay F, Pastor PG, Diana SB, Hernández JI. Predictors of mesh infection and explantation after abdominal wall hernia repair. Am J Surg. 2017;213(1):50–7. https://doi.org/10.1016/j.amjsurg.2016.03.007. Epub 2016 Jun 1
7. Augenstein V, Colavita PD, Wormer BA, et al. CeDAR: Carolinas equation for determining associated risks. J Am Coll Surg. 2015;221:S65–6. https://doi.org/10.1016/j.jamcollsurg.2015.07.145.
8. Gillion JF, Palot JP. Abdominal wall incisional hernias: infected prosthesis: treatment and prevention. J Visc Surg. 2012;149(5 Suppl):e20–31. https://doi.org/10.1016/j.jviscsurg.2012.04.003. Epub 2012 Nov 4
9. Narkhede R, Shah NM, Dalal PR, Mangukia C, Dholaria S. Postoperative mesh infection-still a concern in laparoscopic era. Indian J Surg. 2015;77(4):322–6. https://doi.org/10.1007/s12262-015-1304-x. Epub 2015 Jun 27. Review. PubMed PMID: 26702240; PubMed Central PMCID: PMC4688277
10. Kathju S, Nistico L, Melton-Kreft R, Lasko LA, Stoodley P. Direct demonstration of bacterial biofilms on prosthetic mesh after ventral herniorrhaphy. Surg Infect. 2015;16(1):45–53. https://doi.org/10.1089/sur.2014.026.
11. Blatnik JA, Krpata DM, Jacobs MR, Gao Y, Novitsky YW, Rosen MJ. In vivo analysis of the morphologic characteristics of synthetic mesh to resist MRSA adherence. J Gastrointest Surg. 2012;16:2139–44.

12. Baylón K, Rodríguez-Camarillo P, Elías-Zúñiga A, et al. Past, present and future of surgical meshes: a review. Membranes (Basel). 2017;7(3):pii: E47. https://doi.org/10.3390/membranes7030047. Review

13. Amid PK. Classification of biomaterials and their related complications in abdominal wall hernia surgery. Hernia. 1997;1:15–27.

14. Stremitzer S, Bachleitner-Hofmann T, Gradl B, Gruenbeck M, Bachleitner-Hofmann B, Mittlboeck M, Bergmann M. Mesh graft infection following abdominal hernia repair: risk factor evaluation and strategies of mesh graft preservation. A retrospective analysis of 476 operations. World J Surg. 2010;34(7):1702–9. https://doi.org/10.1007/s00268-010-0543-z.

15. Augenstein VA, Cox TA, Hlavacek C, Bradley T, Colavita PD, Blair LJ, et al. Treatment of 161 consecutive synthetic mesh infections: can mesh be salvaged? American Hernia Society Annual Meeting, Washington, DC; 2015.

16. Tolino MJ, Tripoloni DE, Ratto R, Garcia MI. Infections associated with prosthetic repairs of abdominal wall hernias: pathology, management and results. Hernia. 2009;13:631–7.

17. Birolini C, de Miranda JS, Utiyama EM, Rasslan S. A retrospective review and observations over a 16-year clinical experience on the surgical treatment of chronic mesh infection. What about replacing a synthetic mesh on the infected surgical field? Hernia. 2015;19(2):239–46. https://doi.org/10.1007/s10029-014-1225-9. Epub 2014 Feb 9

18. Montgomery A, Kallinowski F, Köckerling F. Evidence for replacement of an infected synthetic by a biological mesh in Abdominal Wall hernia repair. Front Surg. 2016;2:67. https://doi.org/10.3389/fsurg.2015.00067. eCollection 2015. Review. PubMed PMID: 26779487; PubMed Central PMCID: PMC4705815

19. Atema JJ, de Vries FE, Boermeester MA. Systematic review and meta-analysis of the repair of potentially contaminated and contaminated abdominal wall defects. Am J Surg. 2016;212(5):982–995.e1. https://doi.org/10.1016/j.amjsurg.2016.05.003. Epub 2016 Jun 12. Review

20. Boullenois H, Moszkowicz D, Poghosyan T, Bouillot JL. Surgical management of chronic mesh infection following incisional hernia repair. J Visc Surg. 2016;153(6):461–4. https://doi.org/10.1016/j.jviscsurg.2016.09.007. Epub 2016 Nov 15

21. Shubinets V, Carney MJ, Colen DL, Mirzabeigi MN, Weissler JM, Lanni MA, Braslow BM, Fischer JP, Kovach SJ. Management of infected mesh after abdominal hernia repair: systematic review and single-institution experience. Ann Plast Surg. 2018;80(2):145–53. https://doi.org/10.1097/SAP.0000000000001189.

22. Greenberg JJ. Can infected composite mesh be salvaged? Hernia. 2010;14(6):589–92. https://doi.org/10.1007/s10029-010-0694-8. Epub 2010 Jun 20

23. Paton BL, Novitsky YW, Zerey M, Sing RF, Kercher KW, Heniford BT. Management of infections of polytetrafluoroethylene-based mesh. Surg Infect. 2007;8(3):337–41.

24. Berrevoet F, Vanlander A, Sainz-Barriga M, Rogiers X, Troisi R. Infected large pore meshes may be salvaged by topical negative pressure therapy. Hernia. 2013;17:67–73.

25. Baharestani MM, Gabriel A. Use of negative pressure wound therapy in the management of infected abdominal wounds containing mesh: an analysis of outcomes. Int Wound J. 2011;8(2):118–25. https://doi.org/10.1111/j.1742-481X.2010.00756.x. Epub 2010 Dec 23

26. Hodgkinson JD, Maeda Y, Leo CA, Warusavitarne J, Vaizey CJ. Complex abdominal wall reconstruction in the setting of active infection and contamination: a systematic review of hernia and fistula recurrence rates. Color Dis. 2017;19(4):319–30. https://doi.org/10.1111/codi.13609. Review

27. Sartelli M, Guirao X, Hardcastle TC, Kluger Y, Boermeester MA, Raşa K, et al. 2018 WSES/SIS-E consensus conference: recommendations for the management of skin and soft-tissue infections. World J Emerg Surg. 2018;13:58. https://doi.org/10.1186/s13017-018-0219-9. eCollection 2018. Review. PubMed PMID: 30564282; PubMed Central PMCID: PMC6295010

第7章　医院获得性肺炎和呼吸机相关肺炎

Massimo Sartelli[1]

1. Department of Surgery, Macerata Hospital, Macerata, Italy

7.1　介绍

院内获得性肺炎是危重患者院内感染的第二大常见原因,也是院内感染导致死亡的主要原因。其发病率从5‰到20‰以上不等[1]。大约1/3的院内获得性肺炎患者是重症监护病房内的呼吸机相关性肺炎。美国流行病学研究报告呼吸机相关性肺炎发生率为2~16例/(1 000台呼吸机·d)[2]。

近年来,学术界陆续发表了医院获得性肺炎(hospital-acquired pneumonia, HAP)和呼吸机相关肺炎(ventilator-associated pneumonia, VAP)两套不同的管理指南:美国传染病学会(Infectious Diseases Society of America, IDSA)和美国胸科学会(American Thoracic Society, ATS)[3]的2016年临床实践指南,以及欧洲呼吸学会(European Respiratory Society, ERS)、欧洲重症监护医学学会(European Society of Intensive Care Medicine, ESICM)、欧洲临床微生物学及传染病学会(European Society of Clinical Microbiology and Infectious Diseases, ESCMID)和拉丁美洲胸科协会(Asociación Latinoamericana del Tórax, ALAT)[4]共同发表的2017年指南。

院内获得性肺炎一般分为医院获得性肺炎和呼吸机相关性肺炎。

医院获得性肺炎的定义是在入院后至少48小时后发生的肺炎,不包括入院时潜伏的任何感染。

呼吸机相关性肺炎是指机械通气时间超过48小时的患者发生的肺炎。VAP是重症监护病房的常见问题,对患者的发病率、死亡率和治疗费用都有很大影响。治疗VAP是一项艰巨的任务,因为最初的抗生素选择必须适当且及时。

医疗保健机构相关性肺炎(healthcare-associated pneumonia, HCAP)一词在以前的指南中被提及,方便识别来自社区环境的多重耐药(multidrug-resistant, MDR)细菌感染风险的患者。HCAP指在疗养院、血液透析中心和门诊等医疗机构获得的肺炎,或过去90天内曾经住院的患者获得的肺炎。然而,医疗保健机构相关性肺炎没有被纳入最近的指南中,因为越来越多的证据表明医疗保健机构相关性肺炎患者的病因与社区获得性肺炎相似,并且许多 HCAP 患者不存在感染多重耐药菌的高风险,只有免疫功能低下、经历外科手术后和高龄患者中耐药菌感染的概率增高[3,4]。

7.2　风险因素

院内获得性肺炎的发病机制是多因素的。住院患者的基础疾病可能是院内感染的风险来源。在住院患者中,相比健康个体,免疫功能的低下使患者更容易发生侵袭性感染。许多住院患者营养不良,增加了感染的风险。重症和血流动力学不稳定也与院内肺炎发生率增加相关。口咽分泌物的误吸可能在院内获得性肺炎的发生中起到了重要作用。在住院患者中,免疫功能低下、呼吸道黏液纤毛清除能力受损以及肠道来源的革兰氏阴性菌在口咽部定植等高危因素使误吸成为院内获得性肺炎发生的重要因素。此外,体位因素(仰卧位)对误吸也有着重要影响。

院内获得性肺炎发生的危险因素还包括住院时间延长、吸烟、高龄、尿毒症、酗酒史、昏迷、外科大手术、营养不良、多器官功能衰竭和中性粒细胞减少。重要的是,危重患者预防应激性溃疡药物的使用,如质子泵抑制剂,也常与院内获得性肺炎相关。最后,异物,如气管插管和鼻胃管,可能为病原体进一步定植提供来源,使其更容易迁移到下呼吸道。具体来说,气管插管是一种异物,它形成了一条从病原体大量定植的口咽部到正常无菌环境的下气道的直接通路。气管插管的存在使其上形成生物膜,促进细菌在其上的滞留和黏附,并使抗生素无法发挥作用。

7.3　诊断

HAP 的诊断方法仍有争议,没有一种方法成为金标准。

美国疾病控制与预防中心和美国国家医疗保健安全网制定了院内获得性肺炎的诊断标准,考虑了临床因素(如发热和白细胞增多),以及放射学标准(包括胸部 X 线片上持续出现的新异常[5,6])。

7.3.1　放射学

两张或以上连续胸部 X 线片,至少包含以下一项:
新出现或渐进出现的持续的渗出影。
肺实变。

肺内空洞。

7.3.2　症状 / 体征 / 实验室检查

至少有下列一项：

- 发热(>38℃或 >100.4℉)，无其它原因。
- 白细胞减少或增高(<4 000WBC/ml 或 >12 000WBC/ml)。
- 对于 70 岁或 70 岁以上的成年人，无原因的精神状态变化。
  以及以下至少两种：
- 新出现的脓性痰液，或痰液性质改变，或呼吸频率增加。
- 气道分泌物增多，或增加吸痰需求。
- 新出现或逐渐加重的咳嗽，或呼吸困难，或心动过速。
- 啰音或支气管呼吸音。
- 换气功能恶化($PaO_2/FiO_2<240$)，氧气需求增加。
- 通气需求增加。

在临床实践中，临床医师有时很难确定患有肺炎的可能性，并且经常在没有明确肺炎表现的情况下经验性使用抗生素。这些结果对医生仅根据临床表现诊断肺炎的能力提出了质疑。Pugin 等人开发了临床肺部感染评分(Clinical Pulmonary Infection Score，CPIS)[7,8]，以帮助量化临床结果，最优化抗生素治疗的启动时机并影响其用药时长。

CPIS 评分基于 6 个临床参数的测量：温度、白细胞总数、气管抽吸物性状、氧合、影像学表现和气管抽吸物的半定量培养。为每个标准分配点值并计算 6 项参数的点值总和。传统上，超过 6 分的阈值可确诊肺炎。

推荐对所有疑似 HAP 或 VAP 患者进行呼吸道分泌物培养和血液培养，以指导抗生素应用。与有创取样相比，气管内抽吸等无创技术可以更快地完成标本留取，同时并发症和资源消耗也更少，但可能会导致对样本进行初始直接检查时过度识别病原菌。有创支气管镜技术，如支气管肺泡灌洗(bronchoalveolar lavage，BAL)或保护性毛刷(protected specimen brush，PSB)，需要培训合格的临床医生参与，操作过程中可能会影响肺泡内外气体交换，最终可能导致更高的直接成本消耗。

微生物学可以通过半定量培养结果[4](微生物的生长被描述为轻 / 少、中等或丰富 / 多)和定量培养结果[5][对于 PSB 来说是 10^3 菌落形成单位(CFU)/ml，对于 BAL 来说是 10^4CFU/ml]来证实。然而，临床微生物学界对于这些标本是否应该进行定量培养，是使用上述指定的细菌细胞计数来表示感染，还是采用半定量的方法，依然没有达成共识。

7.4　抗生素治疗

影响 HAP 死亡率的最重要因素是是否及时和充分的经验性抗生素治疗。多项研究表明,延误合适的抗生素治疗会增加死亡率。

一旦临床怀疑 HAP 或 VAP,应开始抗生素治疗。脓毒症或脓毒性休克患者应尽早(1 小时内)开始使用抗生素。延迟经验性抗生素治疗和未给予适当的抗感染方案均会导致较高的死亡率。

经验性治疗的具体方案的选择应基于:
- 患者的客观临床条件。
- 对卫生保健环境中流行病原体的了解。
- 患者个体耐药的危险因素。

对主要病原菌的了解,特别是它们的药敏特征,极大地影响经验性治疗的选择。了解当地主要病原菌耐药模式对于决定 HAP 和 VAP 的经验性抗生素治疗是至关重要的。

建议在低危患者和早发 HAP/VAP 患者中使用具有抗非耐药革兰氏阴性菌和甲氧西林敏感金黄色葡萄球菌(MSSA)活性的窄谱经验性抗生素治疗。低风险患者是那些出现 HAP/VAP 而没有脓毒症休克,没有感染 MDR 细菌,以及那些不在耐药病原体高发的医院中的患者。

相反,建议在高危患者中采用覆盖耐药革兰氏阴性菌的更广泛的初始经验性治疗,包括对 MRSA 的抗生素治疗。高危患者是那些发生脓毒症休克和 / 或具有以下潜在耐药细菌的感染危险因素的患者,包括多重耐药细菌高发率的医院环境、以前使用过抗生素、近期住院和以前发生过多重耐药细菌的定植。

为了优化 PK/PD,可以用某些 β- 内酰胺抗生素的延长输注的方式取代传统的间歇给药方式。尤其是革兰氏阴性杆菌感染的危重症患者,以及总体上对所选药物的 MIC 升高但仍敏感的革兰氏阴性杆菌感染的患者。

较长的疗程增加了艰难梭菌感染和抗生素耐药性发生的风险。对于无免疫缺陷、囊性纤维化、脓胸、肺脓肿、空洞化或坏死性肺炎且对治疗有良好临床反应的 HAP/VAP 患者,一般建议采用 7~8 天疗程的抗生素治疗。在这些患者中,延长治疗方案并不能改善患者的预后。

7.5　结论

医院获得性肺炎是一种存在于医院设施内的病原体引起的肺部实质的感

染。它发生在入院后 48 小时以后的患者。呼吸机相关性肺炎发生在机械通气至少 48 小时的重症监护病房患者。

HAP 和 VAP 均显著增加了住院时间和医疗费用。

为了最好地预防和治疗 HAP 和 VAP，了解导致它们的危险因素和病理生理学，以及了解导致患者护理和预后改善的不同诊断和治疗方案是很重要的。

（肖诗柔 译，居阳 校）

参考文献

1. American Thoracic Society Infectious Diseases Society of America. Guidelines for the management of adults with hospital-acquired, ventilator-associated, and healthcare-associated pneumonia. Am J Respir Crit Care Med. 2005;171:388–416.
2. Rosenthal VD, Bijie H, Maki DG, et al. International Nosocomial Infection Control Consortium (INICC) report, data summary of 36 countries, for 2004–2009. Am J Infect Control. 2012;40:396–407.
3. Kalil AC, Metersky ML, Klompas M, Muscedere J, Sweeney DA, Palmer LB, Napolitano LM, O'Grady NP, Bartlett JG, Carratalà J, El Solh AA, Ewig S, Fey PD, File TM Jr, Restrepo MI, Roberts JA, Waterer GW, Cruse P, Knight SL, Brozek JL. Management of adults with hospital-acquired and ventilator-associated pneumonia: 2016 clinical practice guidelines by the Infectious Diseases Society of America and the American Thoracic Society. Clin Infect Dis. 2016;63(5):e61–e111.
4. Torres A, Niederman MS, Chastre J, Ewig S, Fernandez-Vandellos P, Hanberger H, Kollef M, Li Bassi G, Luna CM, Martin-Loeches I, Paiva JA, Read RC, Rigau D, Timsit JF, Welte T, Wunderink R. International ERS/ESICM/ESCMID/ALAT guidelines for the management of hospital-acquired pneumonia and ventilator-associated pneumonia: guidelines for the management of hospital-acquired pneumonia (HAP)/ventilator-associated pneumonia (VAP) of the European Respiratory Society (ERS), European Society of Intensive Care Medicine (ESICM), European Society of Clinical Microbiology and Infectious Diseases (ESCMID) and Asociación Latinoamericana del Tórax (ALAT). Eur Respir J. 2017;50(3):1700582.
5. Kieninger AN, Lipsett PA. Hospital-acquired pneumonia: pathophysiology, diagnosis, and treatment. Surg Clin North Am. 2009;89(2):439–61.
6. Andrews CP, Coalson JJ, Smith JD, et al. Diagnosis of nosocomial bacterial pneumonia in acute, diffuse lung injury. Chest. 1981;80:248–54.
7. Pugin J, Auckenthaler R, Mill N, et al. Diagnosis of ventilator-associated pneumonia by bacteriologic analysis of bronchoscopic and non-bronchoscopic "blind" bronchoalveolar lavage. Am Rev Respir Dis. 1991;143:1121–9.
8. Luyt CE, Chastre J, Fagon JY, et al. Value of the clinical pulmonary infection score for the identification and management of ventilator-associated pneumonia. Intensive Care Med. 2004;30:844–52.

第8章 如何预防和治疗导管相关性尿路感染

Belinda De Simone[1], Massimo Sartelli[2], Luca Ansaloni[3], Fausto Catena[4]

1. Department of Emergency and General Surgery, Azienda USL Reggio Emilia IRCSS, Reggio Emilia, Italy
2. Department of Surgery, Macerata Hospital, Macerata, Italy
3. Department of Emergency and Trauma Surgery, University of Pavia, Pavia, Italy
4. Department of Emergency and Trauma Surgery, University Hospital of Parma, Parma, Italy

关键词 尿路感染 导管相关性尿路感染 抗生素耐药性 尿病原体 治疗 预防

缩写词：

CA-ASB	导管相关性无症状菌尿
CAUTI	导管相关性尿路感染
CFU	菌落形成单位（s）
HAI	医院获得性感染
ICU	重症监护病房
IDSA	美国感染病学会
RCT	随机对照试验
TMP	甲氧苄啶
TMP-SMX	甲氧苄啶 - 磺胺甲噁唑
UTI	尿路感染

8.1 背景资料

尿路感染（urinary tract infection, UTI）是最常见的医院获得性感染（hos-

pitalacquired infections，HAI）之一，最高占所有 HAIs 的 40%。其中 70%~80%
的感染是由于留置导尿管导致的，在重症监护病房（ICU）中多达 95% 的 UTI
与导尿管相关[1-3]。2011 年，美国急症医院大概有 93 000 例导管相关性尿路
感染（CAUTI）的病例[3]。CAUTIs 可能会导致更严重的并发症，如脓毒症和
心内膜炎，据估计，每年超过 13 000 人的死亡与医疗相关的 UTI 有关[4]。

美国疾病控制和预防中心将 CAUTI 定义为在感染开始时或感染前 48 小
时内有留置导管的患者发生的 UTI[5]。留置导管特别定义为通过尿道插入膀
胱的引流管，固定在原位，并连接到封闭的收集系统。因此，它不包括直头管
导管、耻骨上导管、肾造口管和避孕套导管。除了感染外，导管的使用还与非
细菌性尿道炎症、尿道狭窄、机械损伤和活动性障碍有关。据报道，发生泌尿
生殖系统损伤事件为 1.5 例 /100 导管日[6]。

CAUTI 的发病率因使用情况差异而不同：在对杜克大学感染控制外联网
络 15 家医院的分析中，重症监护患者发病率为 1.83 例 /1 000 导管日，而其他
患者为 1.55 例 /1 000 导管日[7]。

特别是在外科患者中，根据手术类型的不同，UTI 感染率为 1.8%~4.1%，
UTI 的发生与住院时间的延长、手术部位感染发生率的增加、假体感染发生率
的增加和死亡率的增加有关[8]。

置管后 UTI 的风险因导管类型的不同而略有差异，但没有研究显示有统
计学差异[9]。

CAUTI 与并发症、死亡率和医疗费用增加相关。尿路来源的医院获得性
血流感染的病死率为 32.8%。医院获得性尿路相关性血液感染的危险因素包
括中性粒细胞减少症、肾病和男性患者[10]。

每一次 CAUTI 的治疗大致要花费 600 美元，如果与血流感染有关，那么，
成本就会增加到 2 800 美元。全美范围内，CAUTIs 导致美国每年额外医疗费
用支出约 1.31 亿美元[11]。

通过推荐的感染控制措施，估计有 17%~69% 的 CAUTI 是可预防的，
这意味着每年可以预防多达 380 000 例与 CAUTI 相关的感染和 9 000 例与
CAUTI 相关的死亡，预防已成为当务之急[11]。

CAUTI 最重要的危险因素是长期留置尿导管，总结见表 8.1。减少不必
要的导管留置和减少导管留置时间是预防 CAUTI 的主要策略（表 8.2）。其他
的危险因素包括女性、老年和未保持集尿系统封闭。

8.1.1　解决此问题的要点

● 大约 20% 的患者在住院期间，特别是在 ICU、长期护理机构和越来越多
的家庭护理场所中，都放置了导尿管[1]。

表 8.1　预防导管相关性尿路感染的简要声明

预防导管相关性尿路感染的简要声明
导尿管的插入需遵循无菌原则
避免使用不必要的尿路导管
根据推荐的指南维护尿路导管
尽量缩短导管留置时间

表 8.2　导管相关性尿路感染的危险因素（CAUTI）

CAUTI 可改变的风险因素	CAUTI 不可改变的风险因素
导尿管留置时间	女性
非无菌导管护理	年龄 >50 岁
导尿操作缺乏专业培训	糖尿病
在手术室外插导尿管	血清肌酐 >2mg/dl
	严重的基础疾病

- 当留置尿道导管仍未拔除时,菌尿的每日风险增加 3%~10%,30 天后接近 100%,这也是短期置管和长期置管定义的标志。
- 大约 10%~25% 的菌尿患者进展为有症状的 UTI,1%~4% 的进展为尿源性脓毒血症[12]。
- 住院患者的每一次导尿都意味着 CAUTI 的风险和高昂的医疗成本。
- 在急症护理机构中,不适当治疗导管相关无症状性菌尿可促进抗生素耐药性和艰难梭菌感染。

8.1.2　定义

UTIs 分类:
- 下 UTI:即 UTI 局限于膀胱。
- 上 UTI:为肾盂肾炎。
- 非复杂 UTI:当 UTI 发生在无结构或功能异常、未妊娠或未安装器械(例如,导管)的正常宿主中。
- 复杂 UTI:是 UTI 发生在有易感因素的宿主中,如留置导管,无论其临床特征或疾病的严重程度如何。复杂性 UTI 患者中存在多种代表性疾病,包括 CAUTI 患者,例如单纯性膀胱炎、肾盂肾炎、肾盂肾炎伴脓肿、前列腺炎和菌血症[13]。

8.2 CAUTIs 的病因、微生物学和发病机制

UTI 由细菌尿发展而来。在留置尿管或近期有导尿史的患者中,导管是病原体进入膀胱最常见的途径[13]。

发热性尿道炎和菌血症的发生率相对较低,因为尿道导管的定植主要是由毒性较弱的病原微生物引起的,而通畅的导管能有效地引流感染[14]。

细菌谱反映了当地的优势菌群(例如,社区、医院)。引起 CAUTI 的大多数微生物来自会阴的内源性微生物群,它们沿着导管的外表面逆上行尿道。较小比例的微生物(34%)来自外源性收集系统的腔内污染,通常来源于医护人员的手污染[15]。

生物膜形成(这个快速形成过程从污染开始需要 1~3 天)是出现菌尿的第一步。由于疏水性和亲水性表面区域的良好混合允许微生物附着,标准乳胶导尿管显示出较高的生物膜形成倾向。生物膜是一种持续更新的微生物的动态集合,在导管管腔外或管腔内表面组织形成多糖基质。患者每天以约 3%~7% 的速度持续获得新的微生物;高达 66% 的管腔外生物膜来自周围组织(尤其是胃肠道)上的细菌。导管腔内表面的生物膜形成主要是由于封闭系统的集尿袋的污染,事实上,在管腔内表面鉴定的病原体通常与医护人员手上鉴定病原体相同[16]。随着时间的推移,导尿管上定植了生物膜内固着状态的微生物,使其对抗菌剂和宿主防御产生耐药性,如果不移除导尿管,几乎不可能根除[17]。

2006—2007 年间,向国家医疗保健安全网(National Healthcare Safety Network,NHSN)报告的医院中,与 CAUTI 相关的最常见病原体为大肠埃希氏菌(21.4%)和念珠菌(21.0%),其次为肠球菌(14.9%)、铜绿假单胞菌(10.0%)、肺炎克雷伯菌(7.7%)、肠杆菌(4.1%)、鲍曼不动杆菌(1.2%)。其他革兰氏阴性菌和葡萄球菌引起的比例较小。此外,在美国某三级医疗学术中心,肠球菌(28.4%)和念珠菌(19.7%)是最常见的病原体[18-20]。

大肠埃希菌在泌尿道中的持续存在与其具有 1 型菌毛(尿路上皮的黏附素)以及 Tamm-Horsfall 蛋白有关[21]。粪肠球菌和屎肠球菌是医院获得性 UTI 的主要原因。许多肠球菌分离株可产生生物膜。导管放置导致膀胱炎症,以及纤维蛋白原释放和积聚在导管上。粪肠球菌利用纤维蛋白原的存在,通过产生蛋白酶将其作为资源利用[22]。

奇异变形杆菌是一种对 CAUTI 具有独特重要性的微生物。这在接受短期导管插入术的患者中并不常见,但是导管放置时间越长,越有可能存在奇异变形杆菌。大约 40% 的慢性留置导尿患者的尿液样本中存在该种细菌。与

其他尿路病原体相比,奇异变形杆菌具有很强的生物膜形成活性,它也是一种非常强效生产脲酶的细菌。它水解尿素的速度比其他具有脲酶活性的病原体快数倍。生产脲酶的微生物可能引起结晶生物膜,类似于鸟粪石的结石,并与导管结壳和阻塞有关。其他产脲酶菌种包括铜绿假单胞菌、肺炎克雷伯菌、摩氏摩根菌、其他变形杆菌菌种、一些普鲁威登菌和部分金黄色葡萄球菌和凝固酶阴性葡萄球菌菌株[22-26]。

留置导尿管患者因假单胞菌属导致 UTI 的风险也增加。这是一种人类条件致病菌,通过留置导管表面的生物膜形成引起感染。它利用独特的机制形成生物膜,在 CAUTIs 期间不依赖于胞外多糖[27]。

CAUTI 涉及的另一种微生物革兰氏阴性杆菌是斯氏普鲁威登菌[25]和鲍曼不动杆菌。不动杆菌尿路感染暴发通常发生在治疗重症患者的医疗保健环境中,很少发生在非医疗环境中[22,23]。

短期留置导尿患者中有 3%~32% 出现念珠菌尿。在长期留置导尿的情况下,报道的念珠菌尿的发生率为 17%[20]。

光滑念珠菌和热带念珠菌发病率增长的白念珠菌容易通过血行途径引起临床 UTI,但如果存在留置导管或长期使用抗生素的情况下,也可引起逆行感染。

8.3　导管相关性尿路感染(CAUTI)的临床特点及诊断

CAUTI 可以表现为症状性或者无症状性菌尿。

症状性尿路感染的诊断需同时满足临床症状以及留置导管时或导管拔除48 小时内的尿培养阳性[10,15]。

CAUTI 的诊断标准为导尿患者出现 UTI 相应的症状、体征,且无其他原因可以解释,同时单次经导尿管留取标本培养出一种细菌菌落计数≥10^3CFU/ml 或拔除导尿管、耻骨上方导尿管或安全套导尿管后 48 小时内留取的清洁中段尿标本细菌培养菌落计数≥10^3CFU/ml 或尿培养细菌菌落数为 10^3~10^5CFU/ml,尿检结果为阳性(尿检阳性包括硝酸盐、白细胞酯酶、脓尿或革兰氏染色的微生物)[28]。

UIT 的症状包括:发热、耻骨上方压痛、肋脊角叩痛和全身症状,如意识改变、低血压或全身炎症反应综合征,而且这些症状不能用其他原因解释。拔除导尿管 48 小时内出现排尿困难、尿急、尿频等症状都考虑为 UTI 表现[12-18]。

无症状导管相关性菌尿和念珠菌尿的诊断标准为:患者无任何尿路感染的症状或体征,尿培养的单种菌株菌落计数分别为≥10^8CFU/ml 和≥10^6CFU/L,以及至少有一种致病菌与尿培养一致的阳性血培养结果[12-18]。

肾盂肾炎的患者的主诉可能是一些非特异性症状,例如不适、发热、腰痛、厌食、精神状态改变和脓毒血症的症状[12-18]。

生化试验，如尿中亚硝酸盐和白细胞酯酶的试纸试验可以在床旁快速进行且成本低。然而，有几个因素会影响这些检测的可靠性和有效性，包括患者摄入的某些食物、尿液颜色、使用的导管材料的类型，以及尿液中存在的微生物菌株[12-18]。

微生物检测如定量尿液培养，被认为是确诊有临床意义菌尿的"金标准"。然而，有临床意义的菌尿诊断临界值尚不清楚，不同人群可能有所不同[12-18]。避免从尿袋中获取尿培养标本。建议使用无菌技术通过导管采样端口获取尿液标本，如果没有尿管采样端口，对于短期留置导尿的患者，建议使用针或注射器穿刺导管采集。对长期留置导管的患者，理想的获取尿液进行培养的方法是更换导尿管并从刚放置的导尿管中采集标本，对于有症状的患者，应在开始抗生素治疗之前留取样本。尿液样本也可以从耻骨上方穿刺采集。也可以通过拭子直接从导管中留取细菌生物膜进行培养[12-18]。

8.4　导尿管相关性尿路感染的管理

在 CAUTI 患者中使用抗生素的目的有：

- 消除症状。
- 清除细菌。
- 预防微生物复发或再感染。

泌尿系统病原体对不同抗菌药物的抗菌耐药性不断增加是一个令人担忧的问题。长期留置的导尿管是多重耐药革兰氏阴性菌的重要宿主，如产广谱β- 内酰胺酶（ESBL）或耐碳青霉烯的肠杆菌（CRE）。因此，微生物可能变得几乎不可能根除，而移除导管是治疗的第一步。当仍保留导管时，生物膜中浮游的微生物和细菌会持续动态变化[29]。

短期留置导尿（<1 个月）后出现的早期感染通常是无症状的，并以最常见的细菌如大肠埃希氏菌、铜绿假单胞菌、肺炎克雷伯菌、奇异变形杆菌、表皮葡萄球菌、肠球菌和念珠菌的单一感染为特征。

在长期留置导尿患者中，多种微生物细菌尿占比高达 95%，通常分离出 3~5 种微生物：最常见分离的细菌是大肠埃希氏菌，合并有斯氏普鲁威登菌、假单胞菌、变形杆菌、摩根杆菌、不动杆菌、肠球菌和念珠菌[30-33]。

在美国疾病控制和预防中心国家医疗保健安全网络（2006—2007 年）的年度数据报告中，导管相关的尿路感染中 24.8% 的大肠埃希氏菌和 33.8% 的铜绿假单胞菌对氟喹诺酮（fluoroquinolone）是耐药的。大肠埃希氏菌和肺炎克雷伯菌对头孢曲松（ceftriaxone）的耐药率分别为 5.5% 和 21.2%。大肠埃希氏菌、肺炎克雷伯菌、铜绿假单胞菌和鲍曼不动杆菌对碳青霉烯（Carbapenems）的耐药率分别为 4%、10%、25%、25.6%。肠球菌对万古霉素（vancomycin）（6.1%）和氨苄西林（ampicillin）（3.1%）也有显著的耐药性[17,31]。

多重耐药（对 4 类所有药物均不敏感）的比例在铜绿假单胞菌中为 4%，在肺炎克雷伯菌中为 9%，在鲍曼不动杆菌中为 21%[31]。

耐药微生物发病率的增加与抗生素暴露量的增加有关。此外，输尿管和膀胱生物膜是一个不断进化和动态变化的环境，新的微生物会不断地融入生物膜中[12]。

仅有脓尿不能诊断导管相关性尿路感染[33]。脓尿和菌尿在导尿患者中很常见，除非患者有症状，否则不是抗生素治疗的指针。在没有症状的情况下，菌尿的治疗可能导致抗菌药物滥用和增加泌尿系统病原体选择性耐药。在无症状的情况下，不建议对有菌尿的导尿管患者进行常规筛查和治疗[33]。

只有对有症状的 CAUTI 才需要治疗，孕妇除外。关于非导尿的孕妇出现无症状性菌尿的一些 RCT 研究表明，根除无症状细菌尿可以降低患肾盂肾炎的风险和低出生体重的风险[34]。

另一个例外是与导管相关的无症状菌尿（CA-ASB）患者，他们接受了与黏膜出血相关的创伤性泌尿生殖系统手术，研究表明术后菌血症和败血症的发生率很高[30]。

在临床实践中，如果导管已经放置超过 7 天，需在治疗感染前考虑尽可能拔除或更换导管。导尿管应在可能的情况下拔除而不是更换。应使用无菌技术从导管取样口获取尿样，并送检培养和进行药敏试验[35]。

在一项关于拔除尿导管时预防性地使用抗生素预防是否能降低随后发生的症状性尿道炎风险的荟萃分析中，包括 7 项对照研究（6 项 RCT 和 1 项非RCT 研究）将有症状的 UTI 作为研究终点纳入分析，作者研究结果显示抗生素预防性使用对患者有益，干预组较对照组患 UTI 的风险降低 5.8%，风险比为 0.45（95% 的置信区间为 0.28~0.72）。尽管如此，由于副作用和抗生素成本的潜在缺点，作者不建议对短期导尿的住院患者在拔除导尿管时进行抗生素预防，最重要的是，会导致抗生素耐药性的增加。另外，他们声称需要识别出可能从抗生素预防性使用中受益的 UTI 风险患者[31]。

短期留置导尿的拔除导尿管 48 小时后发生 CA-ASB 的妇女需接受甲氧苄啶（trimethoprim）/ 磺胺甲噁唑（sulfamethoxazole）的预防性治疗。妇科术后留置导尿管不超过 1 周，可应用乌洛托品（methenamine）预防治疗[28]。

8.4.1　CAUTI 的抗菌药物选择

导管相关尿路感染抗菌药物的选择取决于对病原微生物的革兰氏染色

和培养结果,通常 60%~80% 导管相关尿路感染是革兰氏阴性菌,其中主要有大肠埃希氏菌、克雷伯菌、假单胞菌、变形杆菌和肠杆菌属的菌种。另外有20%~40% 主要是肠球菌和葡萄球菌等革兰氏阳性菌感染。

通常经验性抗菌治疗应考虑到会增加耐药性的一些因素,主要包括住院时间、既往抗菌治疗史、长期使用的护理设施和当地耐药情况。

对于急性非复杂性膀胱炎,IDSA 指南建议使用甲氧苄啶 - 磺胺甲噁唑(TMP-SMX)或甲氧苄啶(TMP)3 天治疗周期作为标准治疗方案,其他推荐的治疗方法一般是较短的疗程,如 65 岁以下的年轻女性患者的 3 天的氟喹诺酮(fluoroquinolones)方案[如氟丙沙星(ciprofloxacin)、诺氟沙星(norfloxacin)和奥氟沙星(ofloxacin)][28,36] 或 7 天的呋喃妥因(nitrofurantoin)方案,再或者是磷霉素(fosfomycin tromethamine)单药治疗。呋喃妥因很少对大肠埃希氏菌产生耐药,但相较于其他一线药物(90%~95%),它的临床治愈率只有85%,而且往往伴随更多的副作用,特别是急、慢性肺部并发症[30-36]。在一个关于泌尿系感染的 27 组随机对照研究(磷霉素对照其他抗生素治疗)进行的Meta 分析后得出,磷霉素可能是治疗非孕产妇、孕妇和儿童患者膀胱炎的一种有意义的次选方案,磷霉素是一种古老的广谱抗生素,其药代动力学和药效学方面对治疗尿道炎有优势。具体来说,口服 3g 福霉素即可在 4 小时内在尿液中达到最高浓度(高于普通泌尿系统病原体的最低抑制浓度),并可持续48 小时[37];除非当地大肠埃希氏菌菌株中的 TMP-SMX 或 TMP 耐药率超过10%~20%,否则不建议将氟喹诺酮类药物作为初始经验治疗[30-36]。

对于疑似肾盂肾炎的患者,我们应进行尿液培养和相关药敏试验,并根据最终泌尿系病原体的培养结果适当调整初步拟定的治疗方案。

在尿路病原体对氟喹诺酮耐药率不超过 10% 的地区,无需住院治疗的肾盂肾炎患者,可每日一次口服氟喹诺酮类药物,包括环丙沙星(1 000mg 缓释片或每日 500mg 一天 2 次)环丙沙星首剂增加或不增加 400mg 静脉注射均可。[30-36]。

如果氟喹诺酮耐药率超过 10%,建议首次静脉注射长效的抗菌药物,如 1g 头孢曲松(ceftriaxone)或 24 小时剂量的氨基糖苷类(aminoglycoside)药物[30-36]。

如果对已知的泌尿道病原体敏感,口服甲氧苄啶 - 磺胺甲噁唑(trimethoprim-sulfamethoxazole)(甲氧苄啶 160mg+ 磺胺甲噁唑 800mg,首剂量加倍、一天 2次,连续 14 天)是合适的治疗选择。如果在不知道敏感性的情况下使用甲氧苄啶 - 磺胺甲噁唑(trimethoprim-sulfamethoxazole),建议首次静脉注射长效抗菌药物,如 1g 头孢曲松或 24 小时剂量的氨基糖苷类药物。

口服 β- 内酰胺药物(β-lactam agents)比其他治疗肾盂肾炎的药物有效。

如果使用口服 β- 内酰胺药物,建议首次静脉注射长效的静脉抗菌药物,如 1g
头孢曲松或 24 小时剂量的氨基糖苷类药物。

使用 β- 内酰胺药物治疗肾盂肾炎的建议治疗时间为 10~14 天。

患有肾盂肾炎需住院治疗的女性,最初应采用静脉抗菌药物治疗,如氟喹
诺酮方案;包含或不包含氨苄西林的氨基糖苷类方案;广谱头孢菌素或广谱
青霉素联合或不联合氨基糖苷类方案;或者直接使用碳青霉烯(carbapenem)。
这些抗菌药物的选择应根据当地耐药情况而定,并且抗菌方案应根据药敏结
果进行调整。

拔除导尿管是念珠菌 CA-ASB 的有效治疗方法。如果确诊症状性念珠菌
尿,应进行血液培养,以评估全身感染。相较于由肾脏逆行入血流,念珠菌通
常来自全身性的血流感染。膀胱炎建议口服氟康唑(fluconazole)200mg/d 全
身治疗 2 周。对于肾盂肾炎,对敏感菌株可口服氟康唑 200~400mg/d 共 2 周。
对于耐药的念珠菌可另外选择包括氟胞嘧啶(flucytosine)25mg/kg 每天 4 次,
或两性霉素 B(amphotericin B)0.3~0.7mg/(kg·d)治疗。

对于病情改善的患者最好可以缩短治疗时间,以限制目前日益增加的耐
药率。

8.4.2　治疗的注意事项

- 呋喃妥因(nitrofurantoin)是治疗多重耐药革兰氏阴性杆菌引起的非复杂
性急性膀胱炎治疗的关键选择,但不推荐用于 eGFR <45ml/min 的患者。
- 甲氧苄啶(trimethoprim)推荐在耐药风险较低的情况下使用,在近期有使
用甲氧苄啶和耐药地区的老年人,有更高的耐药性。
- 阿莫西林(amoxicillin)仅在有培养结果和药敏的情况下才推荐使用,因
为耐药率较高。
- 在呋喃妥因、甲氧苄啶或阿莫西林不适合的情况下,没有上尿路感染症状
的患者推荐匹美西林(pivmecillinam)或磷霉素。
- 对于有上尿路感染症状的患者,若呋喃妥因、甲氧苄啶、阿莫西林、匹美西
林和磷霉素均不适宜,建议选用阿莫西林克拉维酸(coamoxiclav)、环丙沙
星或左氧氟沙星。
- 对于不能口服抗生素而存在严重感染或败血症的患者,可静脉给予阿莫
西林克拉维酸或环丙沙星、头孢曲松(ceftriaxone)、庆大霉素(gentamicin)
或阿米卡星(amikacin)。
- 对于有导管相关尿路感染的孕妇,推荐头孢氨苄(cefalexin)作为首选口
服抗生素,头孢呋辛(cefuroxime)作为首选静脉使用抗生素。
- 应根据尿培养和药敏结果及临床病程适当调整抗菌治疗方案。

- 如果患者对治疗的反应延迟,治疗可能需要延长至 10~14 天;如果患者在 72 小时内没有快速退热并出现休克迹象(异常解剖结构? 梗阻性尿路病变? 其他原因所致腹腔脓毒症?),则可能需要进行腹部 CT 和泌尿系统评估。

8.4.3　与抗菌药物治疗相关的不良事件

- 肾功能不全者应慎用呋喃妥因,同时妊娠期也应避免使用,因为它可能会导致新生儿溶血。长期治疗的成人(尤其是老年人)和儿童应监测肝功能和肺部症状。
- 甲氧苄啶在孕期的前 3 个月有致畸风险(叶酸拮抗剂),建议在怀孕期间避免使用。
- 喹诺酮类(quinolones)药物通常不推荐用于仍在生长发育的儿童或年轻人。
- 氨基糖苷类药物的剂量取决于体重和肾功能,如果没必要的话,治疗时间不应超过 7 天[28,35]。

8.5　预防导管相关尿路感染

减少导管相关尿路感染的临床要素主要包括 3 个部分[35,38-40]:

1. 避免不必要的导尿管。
2. 使用无菌技术插入导尿管。
3. 根据推荐的指南维护导尿管。
4. 每天检查导尿管是否有必要并及时拔除:导尿的持续时间是发生感染的最重要的危险因素。
   留置导尿管的恰当适应证[35,38-40]:

- 急性尿潴留或梗阻。
- 危重患者的尿量监测。
- 在特定手术的围术期使用,例如泌尿外科手术或泌尿生殖道相邻结构的手术;长时间的手术;手术期间大量输液或利尿;术中需监测尿量。
- 兼顾治疗Ⅲ~Ⅳ度会阴和骶骨损伤的尿失禁患者。
- 临终关怀 / 舒适 / 姑息治疗这类患者,要求提高舒适度,可例外。
- 因创伤或手术需要制动的患者。
  替代留置导尿管的方法包括[38-40]:

- 对于无尿潴留或膀胱出口梗阻的男性患者,使用外置安全套导尿管可降低菌尿或有症状性尿路感染的风险。

- 每天几次的间歇性留置导尿可能具有相同或更低的感染风险,但可以为患者提供更大的灵活性,并确保留置导管不会留得太久。

使用无菌技术插入导尿管需要经过专业训练的人员[38-40]。美国的疾控中心和美国卫生保健流行病学协会 - 美国感染病学会都指出了插入导尿管的以下几个基本要求:

1. 在插入导管前立即采取正确的手卫生措施。
2. 使用无菌技术和无菌设备插入导尿管,特别使用:

- 手套、洞巾和棉球;标准的预防措施,包括在操作导管或器械时也要使用手套。
- 用无菌液或消毒液清洗尿道口。
- 插入时需要用一次性无菌润滑剂。

3. 尽可能使用小尺寸且能充分引流的导尿管,以减少尿道损伤。

导管的维护[38-40]:

- 为了保持无菌,采用持续封闭的集尿系统。
- 确保导尿管正确固定,防止滑脱和尿道牵拉。
- 保持收集袋始终低于膀胱水平。
- 维持尿液引流通畅。
- 定期清空收集袋,每名患者使用单独的收集容器,避免让引流管阀门出口接触收集容器。

导管维护过程中应避免的做法包括:

- 冲洗导管,但导管阻塞者除外。
- 从引流管上断开导管。
- 常规更换导管(无阻塞或感染)。
- 如果必须更换收集系统,请保持无菌。

有些方法不应该被认为是导尿管相关的尿路感染常规预防的一部分,因此[38-41]:

1. 不要常规使用抗菌 / 抗菌涂层的导管。
2. 不要对导尿患者进行无症状菌尿筛查,孕妇和预计有明显黏膜出血的行泌尿外科手术的患者除外。
3. 不治疗无症状菌尿的导尿患者,侵入性泌尿外科手术前除外。
4. 避免导管冲洗 不要用抗菌药物持续冲洗膀胱作为一种常规的感染预防措施,如果使用持续冲洗以防止梗阻,需保持一个封闭的系统。
5. 不常规使用全身性抗菌药物作为预防治疗。
6. 不要常规更换导管。

没有明确的临床证据表明是否需要在导管插入前使用抗菌溶液或无菌

生理盐水清洗金属导丝,或是否需要使用尿液消毒剂防止泌尿道感染[如甲胺(methenamine):甲胺的抗菌机制是在体内水解形成氨和甲醛,其是广谱杀菌剂。蔓越莓制品(cranberry products):原花青素是蔓越莓的活性成分,在尿道中具有抗细菌黏附的作用,此作用归功于原花青素中的单宁分子包含不规则 A 型连接键来阻止细菌黏附在膀胱内壁],或是否需要使用带阀门的导管(表 8.3)。

表 8.3　导管相关性尿路感染的推荐处理原则

如果导管已经放置超过 7 天,在治疗感染之前,最好拔除或更换导管。

使用无菌技术从导管取样口采集尿液样本。

考虑症状的严重程度:如果患者血流动力学稳定,考虑等到尿液培养和药敏结果出来后再使用抗生素。

如果患者出现休克症状,根据易感性结果进行经验性抗生素治疗,尽可能使用窄谱抗生素。

如果患者可以服用口服药物且病情的严重程度不需要静脉注射抗生素的,就给予口服抗生素作为一线用药。

静脉使用抗生素达 48 小时后需重新评估病情,并考虑在可能的情况下逐步过渡到使用口服抗生素。

如果抗生素治疗 48~72 小时后患者病情仍未好转,应要求泌尿科重新评估病情和完善CT 扫描。

最佳的治疗时间疗程尚未确定,但对于临床效果满意(包括全身症状的缓解)的患者,7~14 天是合理的。

8.6　总结(见以下流程图)

导管相关性尿路感染是一种常见的医院获得性的感染性疾病,具有潜在造成灾难性的临床和经济后果。导尿管只应用于有适应证的患者,当不再需要时应立即撤除。

泌尿系统致病菌产生抗生素耐药性是一个日益严重的问题。在急症医疗机构中,对导管相关无症状菌尿的不适当治疗,会促进抗生素耐药性的产生和艰难梭菌感染。

只有对症状性导管相关性尿路感染的患者才需要抗菌治疗。孕妇和导管相关无症状性菌尿患者在接受创伤性泌尿生殖系统手术并伴有黏膜出血的这两类患者除外。

　　在选择抗菌药物时,应考虑当地抗菌药物耐药性的流行病学和尿培养结果。

　　如果患者没有产生有效的临床反应或出现休克症状,需要进行腹部 CT 扫描和泌尿外科重新评估。

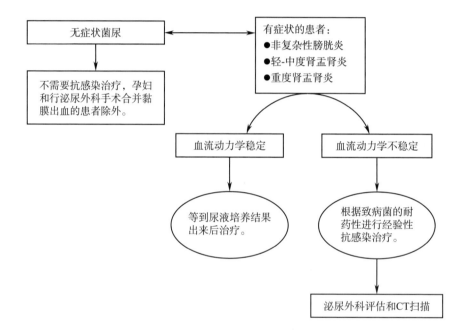

（陈存荣 译,常志刚 校）

参考文献

1. Burton D, Edwards J, Srinivasan A, et al. Trends in catheter-associated urinary tract infection in adult intensive care units-United States, 1990–2007. Infect Control Hosp Epidemiol. 2011;32:748–56.
2. Cairns S, Reilly J, Stewart S, Tolson D, Godwin J, Knight P. The prevalence of health care-associated infection in older people in acute care hospitals. Infect Control Hosp Epidemiol. 2011;32(8):763–7. https://doi.org/10.1086/660871.
3. Magill SS, Edwards JR, Bamberg W, et al. Multistate point-prevalence survey of health care–associated infections. N Engl J Med. 2014;370:1198–208. https://doi.org/10.1056/

NEJMoa1306801.

4. Klevens RM, Edwards JR, Richards CL, et al. Estimating health care-associated infections and deaths in U.S. hospitals, 2002. Public Health Rep. 2007;122:160–6. https://doi.org/10.1177/003335490712200205.

5. Gould CV, Umscheid CA, Agarwal RK, et al. Guideline for prevention of catheter-associated urinary tract infections. 2009. https://www.cdc.gov/infectioncontrol/guidelines/cauti/

6. Lo E, Nicolle LE, Coffin SE, et al. Strategies to prevent catheter-associated urinary tract infections in acute care hospitals: 2014 update. Infect Control Hosp Epidemiol. 2014;35:S32–47. https://doi.org/10.1017/S0899823X00193845.

7. Lewis SS, Knelson LP, Moehring RW, Chen LF, Sexton DJ, Anderson DJ. Comparison of non-intensive care unit (ICU) versus ICU rates of catheter-associated urinary tract infection in community hospitals. Infect Control Hosp Epidemiol. 2013;34(7):744–7. https://doi.org/10.1086/671000.

8. Weber DJ, Sickbert-Bennett EE, Gould CV, Brown VM, Huslage K, Rutala WA. Incidence of catheter-associated and non-catheter-associated urinary tract infections in a healthcare system. Infect Control Hosp Epidemiol. 2011;32(8):822–3. https://doi.org/10.1086/661107.

9. Trickey AW, Crosby ME, Vasaly F, et al. Using NSQIP to investigate SCIP deficiencies in surgical patients with a high risk of developing hospital-associated urinary tract infections. Am J Med Qual. 2014;29:381–7.

10. Pickard R, Lam T, Maclennan G, et al. Types of urethral catheter for reducing symptomatic urinary tract infections in hospitalised adults requiring short-term catheterisation: multicentre randomised controlled trial and economic evaluation of antimicrobial- and antiseptic-impregnated urethral catheters (the CATHETER trial). Health Technol Assess. 2012;16:1–197.

11. Foxman B. Urinary tract infection syndromes: occurrence, recurrence, bacteriology, risk factors, and disease burden. Infect Dis Clin N Am. 2014;28(1):1–13. https://doi.org/10.1016/j.idc.2013.09.003. Epub 2013 Dec 8

12. Zimlichman E, Henderson D, Tamir O, Franz C, Song P, Yamin CK, Bates DW. Health care-associated infections: a meta-analysis of costs and financial impact on the US health care system. JAMA Intern Med. 2013; https://doi.org/10.1001/jamainternmed.2013.9763.

13. Ramanathan R, Duane TM. Urinary tract infections in surgical patients. Surg Clin North Am. 2014;94(6):1351–68. https://doi.org/10.1016/j.suc.2014.08.007. Epub 2014 Oct 3

14. Johnson JR. Definitions of complicated urinary tract infection and pyelonephritis. Clin Infect Dis. 64(3):390. https://doi.org/10.1093/cid/ciw712.

15. Blodgett TJ, Gardner SE, Blodgett NP, Peterson LV, Pietraszak M. A tool to assess the signs and symptoms of catheter-associated urinary tract infection: development and reliability. Clin Nurs Res. 2015;24(4):341–56. https://doi.org/10.1177/1054773814550506.

16. Chenoweth CE, Saint S. Urinary tract infections. Infect Dis Clin N Am. 2011;25(1):103–15. https://doi.org/10.1016/j.idc.2010.11.005. Epub 2010 Dec 18

17. Tambyah PA, Halvorson KT, Maki DG. A prospective study of pathogenesis of catheter-associated urinary tract infections. Mayo Clin Proc. 1999;74:131–6.

18. Köves B, Magyar A, Tenke P. Spectrum and antibiotic resistance of catheter-associated urinary tract infections. GMS Infect Dis. 2017;5:Doc06. Published 2017 Nov 22. https://doi.org/10.3205/id000032.

19. [https://www.intechopen.com/books/microbiology-of-urinary-tract-infections-microbial-agents-and-predisposing-factors/microbiology-of-catheter-associated-urinary-tract-infection].

20. Hidron AI, Edwards JR, Patel J, Horan TC, Sievert DM, Pollock DA, Fridkin SK. National Healthcare Safety Network team; participating National Healthcare Safety Network facilities. NHSN annual update: antimicrobial-resistant pathogens associated with healthcare-associated infections: annual summary of data reported to the National Healthcare Safety Network at the Centers for Disease Control and Prevention, 2006–2007. Infect Control Hosp Epidemiol. 2008;29(11):996–1011. https://doi.org/10.1086/591861.

21. Chang R, Greene MT, Chenoweth CE, Kuhn L, Shuman E, Rogers MA, Saint S. Epidemiology

of hospital-acquired urinary tract-related bloodstream infection at a university hospital. Infect Control Hosp Epidemiol. 2011;32(11):1127–9. https://doi.org/10.1086/662378.

22. Ikäheimo R, Siitonen A, Kärkkäinen U, Mäkelä PH. Virulence characteristics of Escherichia coli in nosocomial urinary tract infection. Clin Infect Dis. 1993;16(6):785–91. https://doi.org/10.1093/clind/16.6.785.

23. Guiton PS, Hannan TJ, Ford B, Caparon MG, Hultgren SJ. Enterococcus faecalis overcomes foreign body-mediated inflammation to establish urinary tract infections. Infect Immun. 2013;81(1):329–39. https://doi.org/10.1128/IAI.00856-12.

24. Matsukawa M, Kunishima Y, Takahashi S, Takeyama K, Tsukamoto T. Bacterial colonization on intraluminal surface of urethral catheter. Urology. 2005;65(3):440–4. https://doi.org/10.1016/j.urology.2004.10.065.

25. Warren JW, Tenney JH, Hoopes JM, Muncie HL, Anthony WC. A prospective microbiologic study of bacteriuria in patients with chronic indwelling urethral catheters. J Infect Dis. 1982;146(6):719–23. https://doi.org/10.1093/infdis/146.6.719.

26. Jones BD, Mobley HL. Genetic and biochemical diversity of ureases of Proteus, Providencia, and Morganella species isolated from urinary tract infection. Infect Immun. 1987;55(9):2198–203.

27. Cole SJ, Records AR, Orr MW, Linden SB, Lee VT. Catheter-associated urinary tract infection by Pseudomonas aeruginosa is mediated by exopolysaccharide-independent biofilms. Infect Immun. 2014;82(5):2048–58. https://doi.org/10.1128/IAI.01652-14.

28. Hooton TM, Bradley SF, Cardenas DD, Colgan R, Geerlings SE, Rice JC, Saint S, Schaeffer AJ, Tambayh PA, Tenke P, Nicolle LE. Diagnosis, prevention, and treatment of catheter-associated urinary tract infection in adults: 2009 international clinical practice guidelines from the Infectious Diseases Society of America. Clin Infect Dis. 2010;50(5):625–63. https://doi.org/10.1086/650482.

29. Brennan BM, Coyle JR, Marchaim D, Pogue JM, Boehme M, Finks J, Malani AN, VerLee KE, Buckley BO, Mollon N, Sundin DR, Washer LL, Kaye KS. Statewide surveillance of carbapenem-resistant enterobacteriaceae in Michigan. Infect Control Hosp Epidemiol. 2014;35(4):342–9. https://doi.org/10.1086/675611.

30. Nicolle LE, Gupta K, Bradley SF, Colgan R, DeMuri GP, Drekonja D, Eckert LO, Geerlings SE, Köves B, Hooton TM, Juthani-Mehta M, Knight SL, Saint S, Schaeffer AJ, Trautner B, Wullt B, Siemieniuk R. Clinical practice guideline for the Management of Asymptomatic Bacteriuria: 2019 update by the Infectious Diseases Society of America. Clin Infect Dis. 2019;68(10):e83–e110. https://doi.org/10.1093/cid/ciy1121.

31. Marschall J, Carpenter CR, Fowler S, Trautner BW. CDC prevention epicenters program. Antibiotic prophylaxis for urinary tract infections after removal of urinary catheter: meta-analysis [published correction appears in BMJ. 2013;347:f5325]. BMJ. 2013;346:f3147. Published 2013 June 11. https://doi.org/10.1136/bmj.f3147.

32. Gupta K, Hooton TM, Naber KG, Wullt B, Colgan R, Miller LG, Moran GJ, Nicolle LE, Raz R, Schaeffer AJ, Soper DE. International clinical practice guidelines for the treatment of acute uncomplicated cystitis and pyelonephritis in women: a 2010 update by the Infectious Diseases Society of America and the European Society for Microbiology and Infectious Diseases. Clin Infect Dis. 2011;52(5):e103–20. https://doi.org/10.1093/cid/ciq257.

33. Trautner BW. Management of catheter-associated urinary tract infection. Curr Opin Infect Dis. 2010;23(1):76–82. https://doi.org/10.1097/QCO.0b013e328334dda8.

34. Smaill FM, Vazquez JC. Antibiotics for asymptomatic bacteriuria in pregnancy. Cochrane Database Syst Rev. 2015;(8):CD000490. https://doi.org/10.1002/14651858.CD000490.pub3.

35. https://www.nice.org.uk/guidance/ng109/chapter/Recommendations#choice-of-antibiotic; https://www.nice.org.uk/guidance/ng111/chapter/Recommendations

36. Wagenlehner FME, Pilatz A, Naber KG, et al. Anti-infective treatment of bacterial urinary tract infections. Curr Med Chem. 2008;15:1412–27.

37. Falagas ME, Vouloumanou EK, Togias AG, Karadima M, Kapaskelis AM, Rafailidis PI, Athanasiou S. Fosfomycin versus other antibiotics for the treatment of cystitis: a meta-analysis

of randomized controlled trials. J Antimicrob Chemother. 2010;65(9):1862–77. https://doi.org/10.1093/jac/dkq237.
38. http://www.icpsne.org/SHEA%202014%20Updated%20CAUTI%20Prevention%20Guidelines%20(1).pdf
39. https://www.ahrq.gov/sites/default/files/publications/files/implementation-guide_0.pdf
40. https://www.urotoday.com/images/catheters/pdf/IHIHowtoGuidePreventCAUTI.pdf
41. Cortese YJ, Wagner VE, Tierney M, Devine D, Fogarty A. Review of catheter-associated urinary tract infections and in vitro urinary tract models. J Healthc Eng. 2018;2018:2986742. Published 2018 Oct 14. https://doi.org/10.1155/2018/2986742.

第 9 章　如何预防和治疗导管相关血流感染

Cristian Tranà

Department of Oncologic and General Surgery, Macerata Hospital, Macerata, Italy

关键词　中心静脉导管　血流感染　中心静脉导管相关血流感染　锁治疗

9.1　简介

中心静脉导管（central venous catheter, CVC）是现代临床实践中不可或缺的装置，可用于输注液体、血液制品、药物、营养液，或进行血液透析和血流动力学监测等[1]。但中心静脉导管也是住院患者菌血症的主要来源，因此应在必要时使用。

大约 1/2 的院内血流感染发生在重症监护病房，其中大多数与血管导管有关。中心静脉导管相关血流感染（central-venous-catheter-related bloodstream infections, CRBSI）是医疗相关感染的重要原因[1]。

2010 年美国国家卫生保健安全网络（National Health-care Safety Network, NHSN）纳入了 2 473 家医院近 11 000 例实验室确诊的 CRBSI 病例，报道 CRBSI 的发生率高达 3.5%[2]。一项涉及欧洲 4 个国家（法国、德国、意大利和英国）的研究指出，这些国家每年发生 8 400~14 400 次 CRBSI，年度相关花费为 35.9~1.639 亿欧元[3]。

针对 CRBSI，预防是基石，临床医生必须充分了解发生 CRBSI 的危险因素。

9.2　危险因素

CRBSI 的危险因素包括患者、导管和操作者相关的多种因素[4-9]：

- 导管置入前长期住院。
- 导管留置时间过长。
- 穿刺部位有大量微生物定植。
- 导管接口有大量微生物定植。

- 颈内导管置入术。
- 成人股静脉导管置入术。
- 中性粒细胞减少症。
- 早产(即早期孕龄)。
- ICU 中护士相对患者的比例下降[10,11]。
- 全胃肠外营养。
- 不合格的导管护理(例如,过度操作导管)。
- 输注血液制品(儿童)。
  导管本身可参与 4 种不同的致病途径[1]:
- 来自患者皮肤的微生物在导管中定植,偶尔也可源自医护人员双手。
- 管腔内或接口部位污染。
- 来自血流感染的二次接种。
- 极少数情况下,通过输注污染的液体或其他成分。

9.3　预防 CRBSI 的策略

Shea/IDSA 建议将预防 CRBSI 的策略分为以下几类[12,13]。

置管前

根据明确且有循证依据的指征进行 CVC 导管的置入,以尽量减少不必要的 CVC 置入。需要对参与 CVC 置入、护理和维护的医疗保健人员进行培训,并使用模拟课程进行定期再培训及认证。术前用含氯己定(chlorhexidine)的洗剂擦浴似乎可以减少 ICU 内 2 个月以上患儿的 CRBSI。对于 2 个月以内的婴儿,由于基于葡萄糖酸氯己定(chlorhexidine gluconate)的局部消毒产品可能会引起刺激或化学灼伤,同时也有被身体吸收的风险,因此需要谨慎使用。一些替代消毒剂如聚维酮碘(povidone-iodine)或酒精,亦可用于该年龄组。无需在置管前或在使用血管内导管期间常规进行全身性抗菌预防,以防止导管定植或 CRBSI。

置管过程中

医院须有一份书面的指南清单,包含在 ICU 和非 ICU 环境置入 CVC 两种情形,并应特别注意无菌技术。所有人都必须严格遵守。使用含酒精的无水产品或消毒肥皂和水进行手卫生非常重要。同时需谨记,佩戴手套并不能完全避免手部污染。

另一个重要的步骤是选择正确的置管部位。当置管是在计划和可控制的条件下进行时,应尽量避免选择股静脉作为中心静脉通路,尤其是对于肥胖的成年患者。只有在紧急情况下才可选择股静脉进行置管。但在儿童中,选择股静脉进行置管并不增加感染风险。无须为降低 CRBSI 风险而选择使用经外周静脉置入 CVC（PICC），PICC 与颈内或锁骨下 CVC 的感染风险相同。

使用超声引导置入颈内静脉导管，并在置管过程中应用最大范围无菌屏障预防（如口罩、帽子、无菌衣和患者无菌单覆盖），并使用酒精氯己定（alcoholic chlorhexidine antiseptic）进行皮肤消毒准备，可以将 CRBSI 风险降至最低。

置管后

保持适当的护患比（至少 1 ∶ 2）非常重要，因为这可以减少 ICU 中 CRBSI 的发生率。导管接口部位、无针连接器和导管前段的注射口必须用酒精氯己定制剂（alcoholic chlorhexidine preparation）、70% 酒精或聚维酮碘机械擦拭不少于 5 秒进行消毒。为此，与酒精相比，含酒精的氯己定可能具有额外的残余活性。

非必要的导管，即便没有感染的迹象也应及时拔除。覆盖 CVC 置入部位的敷料必须透明。置入部位必须每 5~7 天使用一次氯己定消毒剂进行护理更换纱布敷料，如果敷料脏污、松散或受潮，则必须随时进行护理；如果出现过敷料脏污、松散或受潮的情况，应将护理更换纱布敷料时间缩短至每 2 天或更短时间。

抗菌软膏可用于血液透析导管置入部位。如果与导管材料兼容，应在血液透析导管置入部位使用多孢子素 "triple" 药膏（如果有）或聚维酮碘软膏。避免应用莫匹罗星软膏 mupirocin ointment，因其可能会导致莫匹罗星耐药性增加，同时药物本身对聚氨酯导管也可造成损坏。

最后，要定期进行 CRBSI 监测：监测特定的 CRBSI 发生率（每 1 000 个导管 /d 发生 CRBSI 的次数），并定期向单位有关部门、医师、护理负责人以及医院管理人员报告 CRBSI 的相关数据；同时，应将这些数据与各个单位的历史数据和国家数据情况进行比较，并在多学科的参与下进行审计。

特殊问题的处理：用于减少成人中心静脉导管相关感染的封管、涂层或连接方式[14]。

目前，使用抗生素封管、涂层或连接等形式对 CVC 本身进行改进，已经应用于预防 CRBSI。目前，消毒剂和抗生素是两种主要用作 CVC 涂层的抗菌剂。"消毒剂"是指破坏或抑制存在于活性组织内部或表面的一系列微生物的生长的药剂（例如洗手液或手术擦洗剂），而"抗生素"是指以类似方式发挥作用的一种杀菌剂，针对特定的微生物，尤其是细菌，通常可在低浓度下起作用[15]。自 20 世纪 80 年代后期以来，已经引入了各种形式的消毒剂和抗生素导管，包括目前最为常用和最多研究所涉及的氯己定 - 磺胺嘧啶银（C-SS）和

米诺环素 - 利福平（MR）封管导管[16,17]。第一种 C-SS 导管药物仅覆盖于外表面，而在 MR 导管的外表面和管腔均有药物覆盖。最近，又引入了第二代 C-SS 浸渍导管，这种导管的外表面和内腔表面均已涂药[18]。其他几种在体外实验中表现出抗菌活性的化合物，如银、铂、碳和肝素，作为 CVC 的可选涂层物质，在临床研究中也进行了评估[19-21]。银和铂可以抑制细菌细胞的生长和分裂[22,23]，而肝素可通过防止导管中的纤维蛋白沉积和血栓形成减少细菌生长[19]。碳纳米管可直接与细胞壁接触，造成细胞壁损伤[24]，而将碳纳米管材料与铂和银结合可增强其整体抗菌性能[25]。

关于这一主题，Cochrane 系统评价[14] 结果表明，仅在重症监护病房（ICU）进行的试验中，药物涂层的 CVC 对导管相关结局（例如导管定植）具有明显获益。但一项高质量但规模较小的证据表明，此类导管在降低死亡率方面没有显著获益，中等质量的证据表明在临床诊断的脓毒血症方面没有差异。因此，改良导管在改善患者的总体死亡率和并发症发病率方面的价值仍存在不确定性。

9.4　CRBSI 诊断

当置入 CVC 的患者出现发热或寒战、不明原因的低血压且没有其他局部体征时，临床上常常考虑 CRBSI 的诊断[1]。CRBSI 的诊断需要确定是否存在血流感染并证明感染与导管有关。不应仅从导管端口抽取血培养，因为导管端口经常被皮肤污染物定植，从而增加了血培养假阳性的可能性。

根据 IDSA 指南[26]，CRBSI 的确诊需要从导管尖端和至少一次经皮血培养中培养出相同的微生物。或者，从至少两份血液样本（一份来自导管端口，另一份来自外周静脉或第二腔）培养出相同的微生物，以满足定量血培养或不同报阳时间的标准。大多数实验室不进行定量血培养，但许多实验室能够确定报阳的时间。当定量血培养证明导管端口采集的样本集落计数比外周静脉样本（或第二个管腔）的集落计数增高超过 3 倍时，则支持 CRBSI 的诊断。报阳时间差（differential time to positivity，DTP）阳性，是指在从外周静脉样品检测到微生物生长之前至少 2 小时，从导管样品检测到了相同的微生物生长。

启动抗菌治疗前应进行定量血培养和 / 或 DTP 方法检测，同时应注意每瓶样本的采血量应相同。在停止抗生素治疗后对 CRBSI（图 9.1）进行常规血培养复查的支持证据不足。

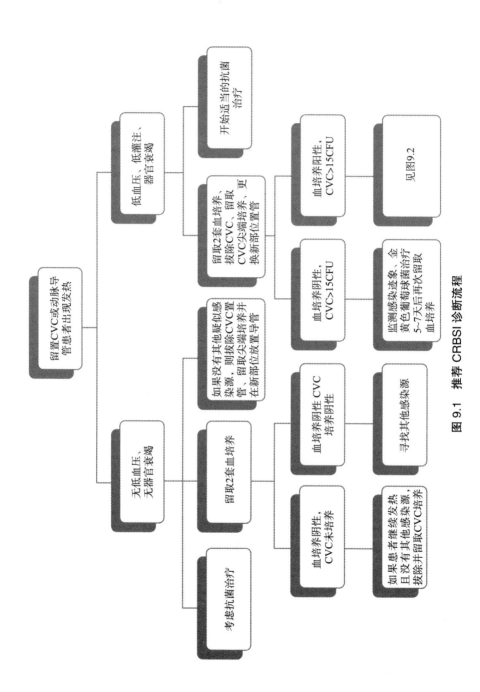

图 9.1 推荐 CRBSI 诊断流程

9.5　CRBSI 的治疗

当患者出现不明原因的脓毒血症,或在置入部位出现红肿或有脓液流出,则应移除 CVC 和动脉导管(如果存在)并留取培养。

导管相关感染的抗生素治疗通常是起于经验性治疗。初始抗生素的选择取决于患者临床疾病的严重程度、感染的危险因素以及与特定血管内装置相关的可能病原体。生物膜形成而导致的抗生素耐药在菌血症的管理中也具有重要作用。事实上,生物膜结构的性质使得微生物难以根除,同时生物膜又使对抗生素产生了天然的抗性。

必须尽快根据致病微生物进行目标治疗。目前,数小时内即可从血液样本中得知患者是否出现了革兰氏阳性菌或阴性菌感染,并能精确识别病原体。此外,还可明确抗生素耐药性的主要机制。因此,我们已经可以在正确的时间为相应的患者提供正确的抗生素方案以治疗 CRBSI。

以下情况应考虑预防性使用抗生素锁或消毒液:长期使用血液透析导管的患者、静脉通路受限且有复发性 CLABSI 病史的患者以及长期使用导管的小儿癌症患者[27](图 9.2)。

9.6　锁治疗

抗生素锁疗法是一种对导管腔进行消毒的方法,指将高浓度的抗生素长时间注入导管腔中。体外研究结果证明了抗生素的稳定性,长时间使用亦可保持较高浓度。体内研究表明,抗生素锁疗法是预防和治疗 CRBSI 有效且安全的选择[28]。

然而,移除受感染的导管与抗菌治疗相结合仍然是根除感染最可靠的方法。保留 CVC 可能导致无法从导管中清除全部微生物而使感染复发。但某些情况下仍然需要考虑挽救感染导管,例如:

- 更换导管有高风险,例如凝血障碍。
- 其他血管通路部位有限或不可用。

虽然决定挽救导管需要仔细考虑风险和获益,但一般而言,在以下情况下不应尝试挽救导管[29]:

- 已知的难以根除的微生物感染,例如金黄色葡萄球菌、真菌包括念珠菌属、铜绿假单胞菌、分枝杆菌、环境非发酵革兰氏阴性杆菌例如嗜麦芽窄食单胞菌。

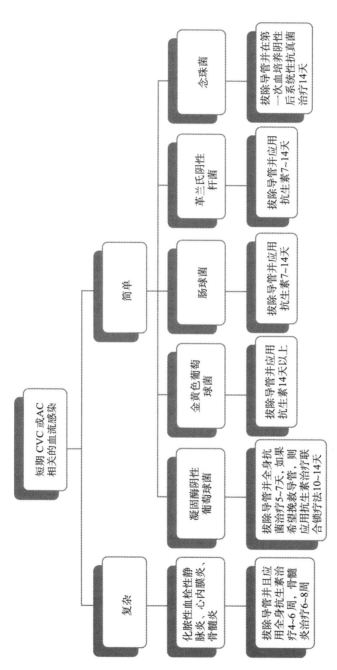

图 9.2 短期 CVC 相关感染或动脉导管（AC）相关感染的治疗流程

- 由 CVC 相关感染引起的严重败血症和血流动力学不稳定。
- 72 小时抗感染治疗后菌血症仍然存在。
- 转移性并发症,例如感染性心内膜炎、骨髓炎。
- 接受抗生素疗程后感染复发。
  锁疗法的适应证[28]:
- 抗生素锁适用于长期置管出现导管相关血流感染,但导管出口或隧道内无感染征象的情况,其目标是挽救导管。
- 对于治疗 CRBSI,不应将抗生素锁疗法作为单一疗法,应与全身抗菌治疗联合使用。
- 在重新注入锁溶液之前,抗生素锁溶液的停留时间不应超过 48 小时;最好每 12~24 小时重新注入一次。
- 如果出现金黄色葡萄球菌和念珠菌属感染,建议拔除导管以治疗 CRBSI,而并非使用抗生素锁或保留导管。

支持使用抗生素锁的证据基础有限[29]。大多数试验是开放标签或观察性病历研究,对照组和干预组的分配不明确。且这些试验缺乏统计功效,置信区间太大,无法得出可靠的结论。

在大多数随机对照试验中,盲法设置不清楚,且没有一项试验是针对意向性治疗分析而进行的,这也增加了"偶然"结果的可能性。CRBSI 的定义因试验而异,一部分试验并没有进行外周血培养确认 CRBSI 的诊断。一部分试验的主要结局是血流感染而不是 CRBSI,这也导致经常"高估"了抗生素锁的反应率。大多数随机对照试验都着眼于预防而不是治疗 CRBSI。此外,一部分试验使用的是抗生素冲洗溶液而不是抗生素锁。

两项对照试验显示,与对照组相比,抗生素锁治疗是成功的,但缺乏统计功效。如果保留导管,则更可能出现复发性菌血症。

所有试验都使用了不同浓度、不同类型的抗生素。然而,大多数试验使用万古霉素抗生素锁。一项试验报告环丙沙星与肝素混合会立即发生沉淀,肝素和头孢他啶或庆大霉素混合会导致吸光度发生显著变化。

抗生素锁短期和长期的不良反应尚未可知。此外,使用锁疗法后导致的抗生素耐药性增加也值得注意。但目前使用万古霉素作为抗生素锁的试验均未显示会导致耐万古霉素肠球菌感染增加。

美国传染病学会(IDSA)建议,如对于患者来说挽救导管是最佳选择,应使用抗生素锁联合全身抗生素治疗无并发症的 CRBSI(图 9.3)。

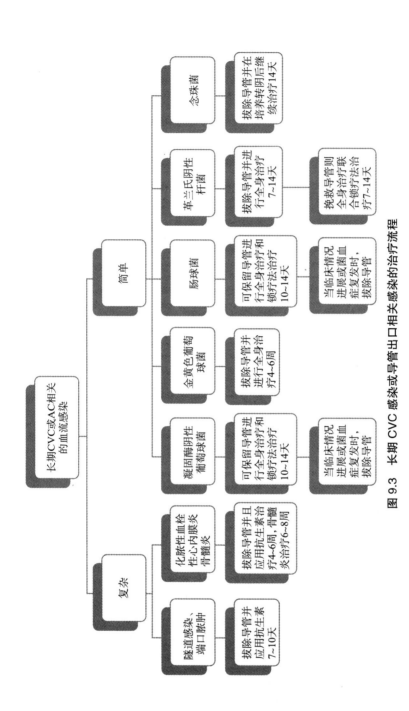

图 9.3　长期 CVC 感染或导管出口相关感染的治疗流程

（史展　译，常志刚　校）

参考文献

1. Sartelli M. Central-venous-catheter-related bloodstream infections. In: Global Alliance for Infections in Surgery. http://www.infectionsinsurgery.org
2. Dudeck M, Horan T, Peterson K, Allen-Bridson K, Morrell G, Pollock D, et al. National Healthcare Safety Network (NHSN) report, Data Summary for 2010, Device-associated Module. National Healthcare Safety Network (NHSN) annual reports 7 July 2011.
3. Tacconelli E, Smith G, Hieke K, Lafuma A, Bastide P. Epidemiology, medical outcomes and costs of catheter-related bloodstream infections in intensive care units of four European countries: literature- and registry-based estimates. J Hosp Infect. 2009;72(2):97–103.
4. Mermel LA. Infections caused by intravascular devices. In: Pfeiffer JA, editor. APIC text of infection control and epidemiology. 2nd ed. St. Louis: Mosby; 2000. p. 30–8.
5. Almuneef MA, Memish ZA, Balkhy HH, Hijazi O, Cunningham G, Francis C. Rate, risk factors and outcomes of catheter-related bloodstream infection in a paediatric intensive care unit in Saudi Arabia. J Hosp Infect. 2006;62(2):207–13.
6. Alonso-Echanove J, Edwards JR, Richards MJ, et al. Effect of nurse staffing and antimicrobial-impregnated central venous catheters on the risk for bloodstream infections in intensive care units. Infect Control Hosp Epidemiol. 2003;24(12):916–25.
7. Lorente L, Henry C, Martin MM, Jimenez A, Mora ML. Central venous catheter–related infection in a prospective and observational study of 2,595 catheters. Crit Care. 2005;9(6):R631–5.
8. Rey C, Alvarez F, De-La-Rua V, et al. Intervention to reduce catheter-related bloodstream infections in a pediatric intensive care unit. Intensive Care Med. 2011;37(4):678–85.
9. Lorente L, Jimenez A, Naranjo C, et al. Higher incidence of catheter-related bacteremia in jugular site with tracheostomy than in femoral site. Infect Control Hosp Epidemiol. 2010;31(3):311–3.
10. Fridkin SK, Pear SM, Williamson TH, Galgiani JN, Jarvis WR. The role of understaffing in central venous catheter–associated bloodstream infections. Infect Control Hosp Epidemiol. 1996;17(3):150–8.
11. Cimiotti JP, Haas J, Saiman L, Larson EL. Impact of staffing on bloodstream infections in the neonatal intensive care unit. Arch Pediatr Adolesc Med. 2006;160:832–6.
12. Marschall J, Mermel LA, Fakih M, et al. Strategies to prevent central line–associated bloodstream infections in acute care hospitals: 2014 update. Infect Control Hosp Epidemiol. 2014;35(7):753–71. Cambridge University Press on behalf of The Society for Healthcare Epidemiology of America
13. O'Grady NP, Alexander M, Burns LA, et al. Guidelines for the prevention of intravascular catheter-related infections. Clin Infect Dis. 2011;52(9):e162–93.
14. Lai NM, Chaiyakunapruk N, Lai NA, O'Riordan E, Pau WSC, Saint S. Catheter impregnation, coating or bonding for reducing central venous catheter-related infections in adults. Cochrane Database Syst Rev. 2016;(3):CD007878. https://doi.org/10.1002/14651858.CD007878.pub3.
15. McDonnell G, Russell AD. Antiseptics and disinfectants: activity, action, and resistance. Clin Microbiol Rev. 1999;12(1):147–79. [PUBMED: 9880479]
16. Falagas ME, Fragoulis K, Bliziotis IA, Chatzinikolaou I. Rifampicin-impregnated central venous catheters: a meta-analysis of randomized controlled trials. J Antimicrob Chemother. 2007;59:359–69. [PUBMED: 17255143]
17. Mermel LA. New technologies to prevent intravascular catheter-related bloodstream infections. Emerg Infect Dis. 2001;7:197–9. [PUBMED: 11294705]
18. Ramritu P, Halton K, Collignon P, Cook D, Fraenkel D, Battistutta D, et al. A systematic review comparing the relative effectiveness of antimicrobial-coated catheters in intensive care units. Am J Infect Control. 2008;36:104–17. [PUBMED: 18313512]

19. Abdelkefi A, Achour W, Ben Othman T, Ladeb S, Torjman L, Lakhal A, et al. Use of heparin-coated central venous lines to prevent catheter-related bloodstream infection. J Support Oncol. 2007;5(6):273–8. [PUBMED: 17624052]

20. Hanna H, Bahna P, Reitzel R, Dvorak T, Chaiban G, Hachem R, et al. Comparative in vitro efficacies and antimicrobial durabilities of novel antimicrobial central venous catheters. Antimicrob Agents Chemother. 2006;50(10):3283–8. [PUBMED: 17005806]

21. Khare MD, Bukhari SS, Swann A, Spiers P, McLaren I, Myers J. Reduction of catheter-related colonization by the use of a silver zeolite-impregnated central vascular catheter in adult critical care. J Infect. 2007;54(2):146–50. [PUBMED: 16678904]

22. Jung WK, Koo HC, Kim KW, Shin S, Kim SH, Park YH. Antibacterial activity and mechanism of action of the silver ion in Staphylococcus aureus and Escherichia coli. Appl Environ Microbiol. 2008;74(7):2171–8. [PUBMED: 18245232]

23. Rosenberg B, Van Camp L, Grimley EB, Thomson AJ. The inhibition of growth or cell division in Escherichia coli by different ionic species of platinum (IV) complexes. J Biol Chem. 1967;242(6):1347–52. [PUBMED: 5337590]

24. Kang S, Pinault M, Pfefferle LD, Elimelech M. Single-walled carbon nanotubes exhibit strong antimicrobial activity. Langmuir. 2007;23(17):8670–3. [PUBMED: 17658863]

25. Narayan R, Abernathy H, Riester L, Berry C, Brigmon R. Antimicrobial properties of diamond-like carbon-silver-platinum nanocomposite thin films. J Mater Eng Perform. 2005;14:435–40. https://doi.org/10.1361/105994905X56197.

26. Mermel LA, Allon M, Bouza E, et al. Clinical practice guidelines for the diagnosis and management of intravascular catheter-related infection: 2009 update by the Infectious Diseases Society of America. Clin Infect Dis. Jul 1 2009;49(1):1–45.

27. Ling, et al. APSIC guide for prevention of Central Line Associated Bloodstream Infections (CLABSI). Antimicrob Resist Infect Control. 2016;5:16. https://doi.org/10.1186/s13756-016-0116-5.

28. Mui E. Antibiotic lock therapy guideline. Stanford Hospital and Clinics Pharmacy Department Policies and Procedures. Issue Date: 06/2011.

29. Nottingham Antimicrobial Guidelines Committee. Antibiotic line lock guideline. Nottingham University Hospital. October 2017.

第 10 章　外科患者梭状芽胞杆菌感染

John Woods[1,2], Nikita Bhatt[2], Raul Coimbra[2,3]

1. University of California Riverside, Riverside, CA, USA
2. Riverside University Health System Medical Center, Moreno Valley, CA, USA
3. Loma Linda University, Loma Linda, CA, USA Raul Coimbra
电子邮箱:r.coimbra@ruhealth.org

10.1　引言

　　近 30 年来,梭状芽胞杆菌感染(clostridium difficile infection,CDI)的发病率及严重程度均有显著升高。CDI 是导致住院患者腹泻的最常见原因。目前已知的危险因素包括:年龄,合并症,药物导致的免疫抑制,免疫抑制性疾病,低蛋白血症,炎性肠病以及既往住院期间使用抗生素[1-3]。外科手术可能导致 CDI 的发生,但是也是治疗严重 CDI(中毒性巨结肠)的手段。

　　在本章节中,我们阐述 CDI 的病因、病理生理、临床表现以及不同发展阶段 CDI 的治疗最新进展。

10.2　病因

　　梭状芽胞杆菌,曾被称为艰难梭菌,是一种革兰氏阳性专性厌氧菌,能产生孢子使其在有氧条件下存活,从而在医疗环境中传播[4]。尽管目前尚未证明梭状芽胞杆菌是人体胃肠道内正常菌群,但在 4%~15% 的成年人中存在定植现象[5]。其通过粪 - 口途径传播后,因使用抗生素导致肠道微生物系统紊乱而致病。梭状芽胞杆菌是院内获得性感染最常见的致病菌之一,在美国每年超过 50 万例感染,其中超过 29 000 例死亡,所以充分认知其危险因素并做好预防至关重要[6]。

　　梭状芽胞杆菌通过粪 - 口途径在人类中进行传播,一旦转化为孢子状态时,很难通过酒精或其他传统的表面清洁剂清除。孢子可以由有症状的患者及无症状的携带者排出,在被污染的物体表面存活长达 5 个月[7]。这使得患者可能通过接触医疗环境或医护人员的手而受到感染。实施严格的感染控制措施,例如:使用个人防护设备,用肥皂及流动水洗手,使用对孢子有杀灭作用的清洁剂进行医疗环境清洁,做好患者隔离等是预防的重要手段。

10.3　病理生理

近 40 年来,梭状芽胞杆菌感染的严重程度从轻度腹泻到假膜性结肠炎不等[8]。宿主因素(例如年龄 >65 岁,既往有 CDI,免疫抑制状态)和环境因素(使用抗生素或质子泵抑制剂)在梭状芽胞杆菌相关性腹泻(C.difficile-associated diarrhea,CDAD)中起到重要作用。

在通过粪 - 口传播途径时,滋养细胞在胃部酸性环境中被杀灭,而抗酸的孢子能够通过小肠,最终在有利的条件中转化为滋养体产生毒素。值得注意的是,只有产毒的菌株才会引起临床疾病。接触毒素引起肠道上皮改变,肠道菌群失调,均会诱导免疫反应是 CDI 导致 CDAD 的重要致病原因[9]。

毒素 A(TcdA)和毒素 B(TcdB)是导致疾病发展的两种重要毒素。两种毒素协同作用促进巨噬细胞和单核细胞聚集和炎症因子释放,最终导致中性粒细胞聚集。当巨噬细胞和中性粒细胞浸润导致结肠内膜发炎就会引起频繁的水样腹泻[10]。由于年龄、免疫反应以及菌株毒力的不同,临床表现从轻微腹泻到严重的假膜性结肠炎轻重不一。一些特殊的菌株,特别是 BI/NAP1/027 可能会产生一种叫作梭状芽胞杆菌转移酶(C.difficile transferase,CDT)的二元毒素。这类高致病性的菌株是广泛使用氟喹诺酮类药物(fluoroquinolones)导致耐药的结果,相比其他菌株,具有更强的毒素,更高的复发率和死亡率。使用某些抗生素能够诱导梭状芽胞杆菌耐药,所以我们应该重视抗生素的管理从而控制梭状芽胞杆菌的流行。

10.4　临床特点

梭状芽胞杆菌感染可表现为无症状感染,轻度腹泻,严重腹泻甚至中年毒性巨结肠,多器官功能衰竭甚至死亡。高达 30% 的患者可出现复发性CDI[6,11-13]。CDI 的症状可在抗生素使用的第一天到疗程结束 6 周后出现。最常见的是在使用抗生素 5~10 天内出现。CDI 导致的腹泻症状继发于既往潜在的基础病理状态和疾病本身进展导致肠道运动障碍,虽然是 CDI 的标志性症状,但是可能并不会在疾病的最初出现。因为外科患者可能伴随有肠梗阻,所以在外科患者中对于 CDI 的诊断必须高度怀疑。

轻度感染定义为腹泻但不伴有全身症状:例如发热,肾衰竭,血流动力学不稳定。腹泻可能会伴有轻度的腹痛和绞痛,但如果症状持续,可能会导致电解质紊乱和容量不足。如果这种情况发生在存在多种或严重合并症的患者中,特别是外科术后,非重症 CDI 也会导致死亡率的增加。

中度感染会导致严重腹泻、腹胀、腹痛、发热,经过液体复苏后能够纠正的心动过速和 / 或少尿。但是需要充分重视,梭状芽胞杆菌性结肠炎可以没有腹泻症状,而只是表现为明显的白细胞升高和腹胀症状。

重症或暴发性感染可导致隐血阳性,少尿甚至肾衰竭,血流动力学不稳定需要使用血管活性药物,和 / 或心肺功能衰竭需要机械通气支持。重症感染相对少见,只有 1%~3% 的病例为重症病例[14-18]。重症 CDI 可导致肠梗阻,中毒性巨结肠,肠穿孔,多器官功能衰竭甚至死亡。第一位危险信号就是由于结肠肌肉张力下降引起的腹泻减少。其他有提示意义的征象包括无明显原因的发热,白细胞显著升高,腹胀伴或不伴压痛,近期或正在使用抗生素,反应淡漠。临床医生必须对高危患者保持足够的警惕。重症 CDI 的重要预测因素包括:白细胞 $>15 \times 10^3$/ml,肌酐水平升高大于基线水平 1.5 倍,体温 >38.5℃,白蛋白 <2.5g/dl。

重症患者可能会出现中毒性巨结肠伴结肠穿孔,腹膜炎,感染性休克及多器官功能衰竭,死亡率很高。结肠局部的炎症因子释放及毒素入血会导致全身中毒症状。近年来,CDI 合并多器官功能衰竭及高死亡率的重症病例明显增加,与高致病性的 027 菌株相关[14,20,21]。重症病例的早期识别及治疗对降低 CDI 死亡率至关重要。出现器官功能衰竭,乳酸水平升高或需要使用血管活性药物的患者,应该立即评估是否需要早期外科干预。

CDI 初次治疗后复发率约 10%~30%,既往有 1~2 次 CDI 发作的患者,复发风险高达 40%~65%[6,12-15]。复发性 CDI(RCDI)与梭状芽胞杆菌毒素导致的免疫应答受损和 / 或结肠菌群失调有关。RCDI 可能是由于使用抗生素后局部定植的孢子出芽或由于来源于周围环境的病原体再感染导致的。只有使用分子技术进行鉴定才能区别复发和再感染。但与首次感染相比,复发发作的严重程度通常较轻。

无论是否为外科患者,出现 CDI 会导致住院时间延长,医疗费用增加,再入院率、发病率及死亡率的增加[6,22,23]。

10.5　诊断

CDI 的诊断应该结合临床表现和实验室检查。有高危风险的患者(如近期使用抗生素、住院及高龄)24 小时内稀便 3 次以上,并且除外其他原因:例如使用润肠通便剂或肠内营养液,需要进行大便检查。对于不能排便的肠梗阻患者,可以对直肠拭子进行聚合酶链反应监测[14]。

在过去的 10 年间,高致病性菌株(尤其是 027)与高复发率和死亡率密切相关[20-26]。

及时准确的诊断 CDI 并开始治疗对 CDI 的管理很重要。尽早识别早期治疗能够改善预后,早期隔离感染患者是控制 CDI 在院内传播的关键。

现在已经证实,梭状芽胞杆菌能够在健康人群的肠道中定植。因此,对 CDI 的诊断性的监测只应在有 CDI 相关症状的患者中进行。对成形的大便进行监测可能会获得错误的阳性结果,导致不必要的抗生素使用。

腹部 X 线片可能正常,但也可能表现为肠梗阻、结肠扩张、拇指印征或结肠增厚。对于重症患者,建议进行 CT 检查,但由于 CT 的灵敏度较低,不建议作为筛查性检查手段。CT 检查有助于早期诊断并确定 CDI 的严重程度。CDI 的 CT 表现包括:结肠壁增厚(结肠炎),结肠扩张,结肠周围狭窄,"手风琴征"(口服造影剂后,结肠腔内高衰减的造影剂与低衰减的发炎黏膜交替出现),"靶征"(静脉造影显示黏膜下炎症反应导致不同程度的衰减)及腹水。CT 最常见的表现是结肠壁增厚,但是是非特异性的,可以在其他导致结肠炎的疾病中出现。CT 诊断 CDI 的灵敏度为 52%,特异性 93%,阳性和阴性预测值分别为 88% 和 67%[14,27,28]。

CDI 在内镜下可见溃疡、斑块及假膜的形成,这些变化在暴发性结肠炎病例中占 90%,轻症病例中占 23%。病理下表现为黄色隆起的假膜形成,与正常黏膜交替出现。由于暴发性结肠炎患者肠穿孔的风险增加,进行内镜检查存在风险,并且通过实验室检查就可以明确诊断,所以应尽量避免进行内镜检查。

10.6　药物治疗

在过去 30 年间,甲硝唑(metronidazole)和口服万古霉素(oral vancomycin)是 CDI 的主要治疗方案,万古霉素主要用于重症感染。但最近的研究发现和进展为 CDI 的治疗带来了新的变化。一些随机对照试验表明[29,30],在轻度和中度的病例中,口服万古霉素的疗效优于甲硝唑。鉴于最新的研究证据,在 2017 年美国传染病学会(Infectious Diseases Society of America,IDSA)/ 美国卫生流行病学会(Society of Healthcare Epidemiology of America,SHEA)指南中,甲硝唑已经不再被推荐作为一线药物。

应该根据是否为初次发作或复发以及感染的严重程度来制订治疗方案(表 10.1)。

表 10.1　梭状芽胞杆菌感染的成年患者的管理

疾病类型及严重程度	临床指标	治疗	注意事项
初发非重症病例	白细胞≤15 000/ml 肌酐 <1.5mg/dl	万古霉素 125mg 口服 q.i.d.×10 天或非达霉素（FDX）200mg 口服 b.i.d.×10 天 但若上述药物不可用,甲硝唑 500mg 口服 t.i.d.×10 天	对于症状缓解延迟或使用甲硝唑的患者,疗程可延长到 14 天
初发重症病例	白细胞 >15 000/ml 或肌酐 >1.5mg/dl	万古霉素 125mg 口服 q.i.d.×10 天或非达霉素 200mg 口服 b.i.d.×10 天	对于症状缓解延迟,疗程可延长到 14 天
初发暴发性病例	低血压或休克,肠梗阻,巨结肠	万古霉素 500mg 口服或管饲 q.i.d.肠梗阻患者可考虑经直肠灌注万古霉素 可在口服或直肠灌注万古霉素的基础上联合甲硝唑 500mg 静脉滴注 q.8h.	考虑早期手术干预 密切关注感染及胃肠道情况
初次复发		若初次发病使用甲硝唑治疗,则万古霉素 125mg 口服 q.i.d.×10 天若初次使用标准的万古霉素治疗,则按照冲击后递减方案给予万古霉素 125mg 口服 q.i.d.×10~14 天 125mg 口服 b.i.d.×1 周 125mg 口服 q.d.×1 周 125mg 口服每 2 或 3 天 ×2~8 周或 非达霉素 200mg b.i.d.×10 天	密切关注感染及胃肠道情况
2 次及以上的复发		冲击后递减方案给予万古霉素万古霉素 125mg 口服 q.i.d.×10 天后利福昔明（rifaximin）400mg 口服 t.i.d.×20 天或非达霉素 200mg 口服 b.i.d.×10 天或 粪便移植（复发 >2 次,即 >3 次 CDI 发作）	密切关注感染及胃肠道情况

治疗的第一步首先是停用不必要使用的抗生素,因为使用这些抗生素会

增加 CDI 复发的风险。支持治疗的措施包括纠正电解质紊乱,停用不必要的质子泵抑制剂,这些因素都有可能与 CDI 的疾病进展有关,以及使用抗肠道动力药。益生菌已被用于调整肠道菌群,但可靠性受到了研究规模以及证据质量的限制,并且研究中使用的配方存在不一致,目前共识并没有推荐使用益生菌。

10.7 初发 CDI 的治疗

对于初发的患者,无论其严重程度,均建议使用口服万古霉素 125mg 一天 4 次或者非达霉素 200mg 一天 2 次,而不推荐使用甲硝唑(表 10.1)。但是用药成本及可用性可能限制了非达霉素的使用。只有在不能使用万古霉素或非达霉素及存在使用禁忌证的情况下才建议口服甲硝唑。

经典的疗程为 10 天,但如果治疗 10 天后症状没有消失,疗程可延长到 14 天[31]。

虽然很多因素都会用于判断的严重程度,但 IDSA/SHEA 的指南建议将白细胞计数 >15 000/ml 或血肌酐 >1.5mg/dl 作为评价指标。无论疾病严重程度如何,万古霉素的推荐使用剂量均为 125mg 一天 4 次,因为该剂量在肠道中能够达到足够的杀菌浓度,且继续增加剂量并不会带来额外的益处。与万古霉素相比,非达霉素的临床治愈率并不低于万古霉素,且使用非达霉素治疗后复发率更低,所以非达霉素在对于存在复发风险的 CDI 患者中保留使用。

10.8 暴发性 CDI

暴发性 CDI 表现为低血压或休克,肠梗阻或梗阻性巨结肠,治疗方案为使用大剂量万古霉素 500mg 口服一天 4 次持续 10 天。如果存在肠梗阻,可予以万古霉素 500mg q.6h. 直肠滴注或使用 100ml 生理盐水保留灌肠(表 10.1)。由于肠梗阻可能会影响口服万古霉素在肠道中的分布,一旦怀疑合并有肠梗阻,在口服或直肠给予万古霉素的基础上,每 8 小时静脉滴注 500mg 甲硝唑作用补充用药。对于使用万古霉素和甲硝唑治疗效果不理想的患者,可使用替加环素或静脉注射免疫球蛋白,但研究提供的证据有限[31]。研究表明,白细胞计数升高(>25 000/ml)或乳酸水平升高(>5mmol/L)与高死亡率相关,早期手术是改善生存率的关键,因此在伴有肠梗阻的暴发性 CDI 过程中需要尽早请外科医生评估外科干预[21]。

10.9　复发 CDI 的治疗

有 >25% 的患者成为复发病例。复发性 CDI 的危险因素包括在前次 CDI 治疗期间或治疗后使用抗生素、潜在严重的基础疾病、高龄及免疫功能抑制。复发性 CDI 可以是由相同菌株（复燃）或不同菌株（新发感染）引起，但无论原因如何，处理方案都是一致的。

首次复发的治疗方案取决于初次治疗方案（表 10.1）。对于初次感染接受甲硝唑治疗的患者给予标准剂量的万古霉素治疗方案，125mg 口服一天 4 次，疗程 10 天。初次感染接受万古霉素的患者，治疗必须采用万古霉素冲击后递减方案或使用疗程 10 天的非达霉素治疗。不建议使用甲硝唑治疗复发性 CDI。多次复发的 CDI 病例，可予以冲击后递减剂量方案的口服万古霉素治疗，或在口服万古霉素后予以利福昔明或非达霉素序贯。没有研究证明延长疗程能有更多获益。

粪便微生物移植（fecal microbiota transplantation，FMT）已成功应用于临床纠正抗生素相关的肠道微生物菌群失调，有利于 CDI 的治疗。关于 FMT 的报道中，非随机试验的成功率高于随机对照试验。无论选取哪种移植方式，成功率都较高，其中以结肠灌注的成功率最高，能够达到 77%~94%[32-37]，但针对难治性 CDI 中的研究有限。对复发性 CDI 病例，在开始进行 FMT 之前的抗生素疗程尚无共识，但 IDSA/SHEA 建议在开始 FMT 之前对至少 2 次复发或总共 3 次 CDI 发作的病例进行适当的抗生素治疗。FMT 的并发症可能与感染相关并发症或者输注过程中导致的身体不适相关，但长期治疗效果尚不明确。

贝佐单抗（bezlotoxumab）是一种毒素 B 结合的单克隆抗体，在 2016 年获得批准用于降低接受抗生素治疗的 CDI 成人患者的复发风险，并显示出巨大的前景。

10.10　联合会诊

对于治疗效果不理想或反复感染的患者，必须请消化内科或传染病科会诊。对于白细胞计数升高和乳酸升高或有肠梗阻可能的暴发性 CDI 病例需评估是否需要手术干预。

10.11　外科治疗

有全身中毒表现的暴发性结肠炎（fulminant colitis，FC）的患者需要手术治疗。具有预测价值的指标包括:年龄 >70 岁,既往有 CDI 发作,白细胞升高 >18 000/ml,血流动力学不稳定,使用抗肠道动力药物以及腹痛、腹胀及腹泻症状进行性加重,意识状态改变[6,12-14]。严重的 CDI 导致出现全身中毒症状的患者可能出现多种并发症,对此类患者延迟手术可能会导致不良预后的风险增加。有证据表明,短期医疗优化处理能够在行结肠切除前改善预后[38]。

目前还没有可靠的临床或实验室研究结果能够预测哪类患者能够在内科治疗中获益,而哪类患者则需要外科手术治疗。在严重的 CDI 的情况下,相比使用抗生素紧急手术治疗能够改善预后[16-18]。合并有器官功能衰竭(急性肾衰竭、心肺功能损伤或精神状态改变)的患者早期的手术干预对预后至关重要。65 岁以下的患者在出现心肺功能损伤或使用血管活性药物之前早期手术能够降低死亡率。一旦患者出现呼吸衰竭或需要使用血管活性药物时进行手术,死亡率会明显上升。目前最佳手术时机仍然存在争议,但是大多数研究表明在病情恶化或经过治疗 3~5 天后病情未见改善时需要手术治疗。研究结果强烈推荐对于严重 CDI 的患者在发生休克和使用血管活性药物前需要早期手术[1,14,19,39-43]。

全结肠切除 + 回肠末端造瘘术是治疗暴发性结肠炎的有效方法。顺行结肠灌洗分流回肠造口术是可替代全结肠切除的一种方案。治疗暴发性结肠炎最常见的手术方式为全结肠切除 + 末端回肠造瘘。当决定行结肠切除术,如果不进行全结肠切除,通常需要再次手术切除更多的肠道。所以一旦决定手术治疗暴发性结肠炎,则应该行全结肠切除。几乎所有手术患者结肠都会出现严重水肿和肿胀,并可能容纳有数升肠液。结肠周围炎症和无菌性炎性腹水也很常见,有时,尤其是手术时机延迟,会发现结肠壁坏死伴有 / 不伴有穿孔。考虑到这类患者病情的严重性,手术应该尽快进行,在结肠系膜血管分支前结扎系膜血管以便快速切除。应该切除结肠的腹膜内部分,并在腹膜翻折处或者附近将直肠分离。

顺行结肠灌洗分流回肠造口术是可以保留结肠的替代全结肠切除术。暴发性结肠炎的患者采用回肠造瘘术,术中经过回肠造瘘口用温聚乙二醇 3350/电解质溶液进行结肠灌洗,术后经回肠造瘘顺行万古霉素冲洗。血流动力学稳定的患者可在腹腔镜下手术。该类手术患者死亡预测风险包括:年龄,血乳酸水平升高,手术时间,使用血管活性药物以及是否存在急性肾衰竭[44,45]。

10.12　预后

梭状芽胞杆菌引起的暴发性结肠炎的患者预后取决于患者因素及手术干预时机。年龄 >65 岁,心肺功能衰竭,使用血管活性药物,肾衰竭和严重白细胞升高的患者死亡率超过 50%。而没有上诉危险因素的患者大多预后良好。

　　暴发性结肠炎患者需要在重症医学科进行侵入性监测和积极的液体复苏等支持治疗。需要纠正由于 CDI 引起的腹泻导致的容量不足及电解质紊乱。早期识别休克并积极治疗潜在的器官功能障碍是改善暴发性结肠炎患者预后的关键。所有的重症 CDI 患者均应给予积极的液体复苏，补充白蛋白和电解质等支持措施。

（何蔼婷　译，蒋正英　校）

参考文献

1. Lessa FC, Gould CV, McDonald LC. Current status of *Clostridium difficile* infection epidemiology. Clin Infect Dis. 2012;55:65–70.
2. Gourarzi M, Seyedjacadi SS, Goudarzi H, Mehdizadeh Aghdam E, Nazeri S. *Clostridium difficile* infection: epidemiology, pathogenesis risk factors and therapeutic options. Scientifica. 2014;2014:916826.
3. To KB, Napolitano LM. *Clostridium difficile* infection: update on diagnosis, epidemiology, and treatment strategies. Surg Infect (Larchmt). 2014;15:490–502.
4. Abt MC, McKenney PT, Pamer EG. *Clostridium difficile* colitis: pathogenesis and host defence. Nat Rev Microbiol. 2016;14(10):609–20. https://doi.org/10.1038/nrmicro.2016.108.
5. Furuya-Kanamori L, Marquess J, Yakob L, et al. Asymptomatic *Clostridium difficile* colonization: epidemiology and clinical implications. BMC Infect Dis. 2015;15:516. https://doi.org/10.1186/s12879-015-1258-4.
6. Lessa FC, Mu Y, Bamberg WM, et al. Burden of *Clostridium difficile* infection in the United States. N Engl J Med. 2015;372:825–34.
7. Fekety R, Kim KH, Brown D, Batts DH, Cudmore M, Silva J Jr. Epidemiology of antibiotic-associated colitis; isolation of *Clostridium difficile* from the hospital environment. Am J Med. 1981;70(4):906–8.
8. George RH, Symonds JM, Dimock F, et al. Identification of *Clostridium difficile* as a cause of pseudomembranous colitis. Br Med J. 1978;1(6114):695. https://doi.org/10.1136/bmj.1.6114.695.
9. Yacyshyn B. Pathophysiology of *Clostridium difficile*-associated diarrhea. Gastroenterol Hepatol (N Y). 2016;12(9):558–60.
10. Poxton IR, McCoubrey J, Blair G. The pathogenicity of *Clostridium difficile*. Clin Microbiol Infect. 2001;7(8):421–4.
11. Kent KC, Rubin MS, Wroblewski L, Hanff PA, Silen W. The impact of *Clostridium difficile* on a surgical service: a prospective study of 374 patients. Ann Surg. 1998;227:296–301.
12. Rodrigues MA, Brady RR, Rodrigues J, Graham C, Gibb AP. *Clostridium difficile* infection in general surgery patients; identification of high-risk populations. Int J Surg. 2010;8:368–72.
13. Kim MJ, Kim BS, Kwon JW, Ahn SE, Lee SS, Park HC, Lee BH. Risk factors for the development of *Clostridium difficile* colitis in a surgical ward. J Korean Surg Soc. 2012;83:14–20.
14. Sartelli M, Di Bella S, McFarland LV, et al. 2019 update of the WSES guidelines for management of *Clostridium difficile* infection in surgical patients. World J Emerg Surg. 2019;14:8. https://doi.org/10.1186/s13017-019-0228-3.
15. Bagdasarian N, Rao K, Malani PN. Diagnosis and treatment of *Clostridium difficile* in adults: a systematic review. JAMA. 2015;313:398–408.

16. Kim PK, Zhao P, Teperman S. Evolving treatment strategies for severe *Clostridium difficile* colitis: defining the therapeutic window. In: Sartelli M, Bassetti M, Martin-Loeches I, editors. Abdominal sepsis. Hot topics in acute care surgery and trauma. Springer; 2018.

17. Girotra M, Kumar V, Khan JM, Damisse P, Abraham RR, Aggarwal V, Dutta SK. Clinical predictors of fulminant colitis in patients with *Clostridium difficile* infection. Saudi J Gastroenterol. 2012;18:133–9.

18. Kaiser AM, Hogen R, Bordeianou L, Alavi K, Wise PE, Sudan R. CME committee of the SSAT. *Clostridium difficile* infection from a surgical perspective. J Gastrointest Surg. 2015;19:1363–77.

19. Carchman EH, Peitzman AB, Simmons RL, Zuckerbraun BS. The role of acute care surgery in the treatment of severe, complicated *Clostridium difficile*-associated disease. J Trauma Acute Care Surg. 2012;73:789–800.

20. Warny M, Pepin J, Fang A, Killgore G, Thompson A, Brazier J, Frost E, McDonald LC. Toxin production by an emerging strain of *Clostridium difficile* associated with outbreaks of severe disease in North America and Europe. Lancet. 2005;366:1079–84.

21. Lamontagne F, Labb AC, Haeck O, et al. Impact of emergency colectomy on survival of patients with fulminant *Clostridium difficile* colitis during an epidemic caused by a hypervirulent strain. Ann Surg. 2007;245:267–72.

22. Miller AT, Tabrizian P, Greenstein AJ, et al. Long-term follow-up of patients with fulminant *Clostridium difficile* colitis. J Gastrointest Surg. 2009;13(5):956–9.

23. Halabi WJ, Nguyen VQ, Carmichael JC, Pigazzi A, Stamos MJ, Mills S. *Clostridium difficile* colitis in the United States: a decade of trends, outcomes, risk factors for colectomy, and mortality after colectomy. J Am Coll Surg. 2013;217:802–12.

24. Sailhamer EA, Carson K, Chang Y, et al. Fulminant *Clostridium difficile* colitis; patterns of care and predictors of mortality. Arch Surg. 2009;144(5):433–9.

25. Surawicz CM, Brandt LJ, Binion DG, Ananthakrishnan AN, Curry SR, Gilligan PH, McFarland LV, Mellow M, Zuckerbraun BS. Guidelines for diagnosis, treatment, and prevention of *Clostridium difficile* infections. Am J Gastroenterol. 2013;108:478–98.

26. Guyatt G, Gutterman D, Baumann MH, Addrizzo-Harris D, Hylek EM, Phillips B, Raskob G, Lewis SZ, Schunemann H. Grading strength of recommendations and quality of evidence in clinical guidelines: report from an American College of Chest Physicians task force. Chest. 2006;129:174–81.

27. Lee DY, Chung EL, Guend H, Whelan RL, Wedderburn RV, Rose KM. Predictors of mortality after emergency colectomy for *Clostridium difficile* colitis: an analysis of ACS-NSQIP. Ann Surg. 2014;259:148–56.

28. Boland GW, Lee MJ, Cats AM, Gaa JA, Saini S, Mueller PR. Antibiotic-induced diarrhea: specificity of abdominal CT for the diagnosis of *Clostridium difficile* disease. Radiology. 1994;191:103–6.

29. Johnson S, Louie TJ, Gerding DN, et al. Polymer alternative for CDI treatment (PACT) investigators. vancomycin, metronidazole, or tolevamer for *Clostridium difficile* infection: results from two multinational, randomized, controlled trials. Clin Infect Dis. 2014;59:345–54.

30. Zar FA, Bakkanagari SR, Moorthi KM, Davis MB. A comparison of vancomycin and metronidazole for the treatment of *Clostridium difficile*-associated diarrhea, stratified by disease severity. Clin Infect Dis. 2007;45:302–7.

31. McDonald LC, Gerding DN, Johnson S, Bakken JS, Carroll KC, Coffin SE, et al. Clinical practice guidelines for *Clostridium difficile* infection in adults and children: 2017 update by the Infectious Diseases Society of America (IDSA) and Society for Healthcare Epidemiology of America (SHEA). Clin Infect Dis. 2018;66:e1–e48.

32. Gough E, Shaikh H, Manges AR. Systematic review of intestinal microbiota transplantation (fecal bacteriotherapy) for recurrent *Clostridium difficile* infection. Clin Infect Dis. 2011;53:994–1002.

33. MacConnachie AA, Fox R, Kennedy DR, Seaton RA. Faecal transplant for recurrent

Clostridium difficile-associated diarrhoea: a UK case series. QJM. 2009;102:781–4.

34. Brandt LJ, Aroniadis OC, Mellow M, et al. Long-term follow-up of colonoscopic fecal microbiota transplant for recurrent *Clostridium difficile* infection. Am J Gastroenterol. 2012;107:1079–87.

35. Hamilton MJ, Weingarden AR, Sadowsky MJ, Khoruts A. Standardized frozen preparation for transplantation of fecal microbiota for recurrent *Clostridium difficile* infection. Am J Gastroenterol. 2012;107:761–7.

36. Jorup-Rönström C, Håkanson A, Sandell S, et al. Fecal transplant against relapsing *Clostridium difficile*-associated diarrhea in 32 patients. Scand J Gastroenterol. 2012;47:548–52.

37. Mattila E, Uusitalo-Seppälä R, Wuorela M, et al. Fecal transplantation, through colonoscopy, is effective therapy for recurrent *Clostridium difficile* infection. Gastroenterology. 2012;142:490–6.

38. Clanton J, Fawley R, Haller N, Daley T, Porter J, Paranjape C, Bonilla H. Patience is a virtue: an argument for delayed surgical intervention in fulminant *Clostridium difficile* colitis. Am Surg. 2014;80:614–9.

39. Stewart DB, Hollenbeak CS, Wilson MZ. Is colectomy for fulminant *Clostridium difficile* colitis life saving? A systematic review. Colorectal Dis. 2013;15:798–804.

40. Chan S, Kelly M, Helme S, Gossage J, Modarai B, Forshaw M. Outcomes following colectomy for *Clostridium difficile* colitis. Int J Surg. 2009;7:78–81.

41. Seder CW, Villalba MR Jr, Robbins J, Ivascu FA, Carpenter CF, Dietrich M, Villalba MR Sr. Early colectomy may be associated with improved survival in fulminant *Clostridium difficile* colitis: an 8-year experience. Am J Surg. 2009;197:302–7.

42. Ferrada P, Velopulos CG, Sultan S, Haut ER, Johnson E, Praba-Egge A, Enniss T, Dorion H, Martin ND, Bosarge P, Rushing A, Duane TM. Timing and type of surgical treatment of *Clostridium difficile*-associated disease: a practice management guideline from the Eastern Association for the Surgery of Trauma. J Trauma Acute Care Surg. 2014;76:1484–93.

43. Lee DY, Chung EL, Guend H, Whelan RL, Wedderburn RV, Rose KM. Predictors of mortality after emergency colectomy for *Clostridium difficile* colitis: an analysis of ACS-NSQIP. Ann Surg. 2014;259:148–56.

44. Neal MD, Alverdy JC, Hall DE, Simmons RL, Zuckerbraun BS. Diverting loop ileostomy and colonic lavage: an alternative to total abdominal colectomy for the treatment of severe, complicated *Clostridium difficile* associated disease. Ann Surg. 2011;254:423–37.

45. Ferrada P, Callcut R, Zielinski MD, Bruns B, Yeh DD, Zakrison TL, et al. EAST Multi-Institutional Trials Committee. Loop ileostomy versus total colectomy as surgical treatment for *Clostridium difficile*-associated disease: an Eastern Association for the Surgery of Trauma multicenter trial. J Trauma Acute Care Surg. 2017;83:36–40.

第 11 章　腹腔感染的感染源控制

Joshua D.Jaramillo, Joseph D.Forrester, David A.Spain

Division of General Surgery, School of Medicine, Stanford University, Stanford, CA, USA

Joshua D.Jaramillo

电子邮箱：joshjara@stanford.edu

Joseph D.Forrester

电子邮箱：jdf1@stanford.edu

David A.Spain（Corresponding author）

电子邮箱：dspain@stanford.edu

关键词　腹腔感染　腹腔脓毒症　腹膜炎　抗生素　普外科

11.1　定义

　　手术中的感染源控制是指消除或减少导致人体宿主生理紊乱的感染灶，使宿主防御系统能控制残余的感染。感染源控制和恰当而有针对性的抗生素治疗是管理腹腔感染的两大支柱。腹腔感染（intra-abdominal infection, IAI）包括阑尾炎、胆囊炎、憩室炎、胃十二指肠穿孔、坏死性胰腺炎、沙门氏菌、结核、外伤、尿道感染、妇科感染、医源性损伤等[1]。腹腔感染、腹膜炎和腹部脓毒症等术语在文献中经常互换使用，应用于定义相似但不同的临床状态。

　　非复杂和复杂 IAI 之间的区别随着时间的推移而变化。从历史上看，感染局限于或包含在空腔脏器被认为是非复杂 IAI。当感染突破其固有的解剖界限并进入腹部正常无菌区域时，称为复杂 IAI[2-4]。从功能上讲，为了满足FDA 等监管机构的要求，复杂 IAI 被定义为需要控制感染源的 IAI[2]。包含在空腔脏器内、需要控制感染源的 IAI 也属于复杂 IAI，暴发性梭状芽胞杆菌（梭状芽胞杆菌）感染是其中之一。2017 年美国外科感染学会 / 感染性疾病学会修订的腹腔感染管理指南更新了复杂 IAI 的定义，被定义为继发性或第三型腹膜炎，单发或多发腹内脓肿，或腹腔内蜂窝织炎[2]。

　　局限性腹膜炎是由胃肠道完整性丧失或受感染内脏在感染部位引起的腹

膜炎症。当患者发生局限性腹膜炎时,有三种可能的结果(图 11.1)。第一种结果是,患者的宿主反应可以清除感染。在这些情况下,患者可能永远都不会寻求治疗。第二种结果是,身体能够抑制但不能清除感染。限制感染蔓延的机制包括炎症细胞(包括中性粒细胞和巨噬细胞)的迁移、成纤维细胞产生的局部纤维蛋白、补体激活以及用大网膜或小肠[5]封闭炎症部位。第三种结果是,快速或持续的污染,不断扩大的局部感染,或空洞脏器的自发破裂,在这种情况下广泛的细菌污染导致广泛性腹膜炎。

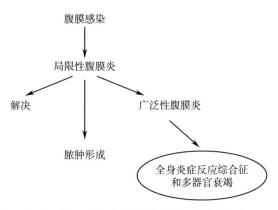

图 11.1　腹内感染可能发生的三种临床结局的自然过程(改编自 Cheadle 等人的图。来源:Cheadle WG,Spain DA.The continuing challenge of intra-abdominal infection.Am J Surg.2003;186(5A):15S-22S;16S;Figure 2)

　　传统上,腹膜炎分为原发性、继发性和第三型腹膜炎[5,6]。原发性腹膜炎包括腹膜腔感染,但未破坏正常的抗感染解剖屏障,如肝硬化患者发生自发性细菌性腹膜炎,或接受腹膜透析的患者[6]。有害的病原体往往局限于单一种类,成人主要的病原体是大肠菌群[5]。继发性腹膜炎的发生是由于消化道微生物污染了无菌的腹腔而引起的感染[6,7]。这个定义显然与复杂 IAI 的历史定义有重叠。这些感染通常由多种病原体导致,包括大肠菌群[5]。第三型腹膜炎指的是因 IAI 需要多次手术的患者,或是初始感染源控制失败的患者[6,7]。然而,继发性和第三型腹膜炎缺乏特异性或一致性,不包含慢性情况[2]。在这些限制条件下,本章使用了更实用的局部或广泛、急性或慢性、复杂或非复杂的术语。

11.2　流行病学

　　急性腹痛是急诊科和医院外科会诊最常见的主诉之一,腹腔感染是急性腹痛的常见原因。在美国,急性腹痛每年占急诊科就诊人数的 10%,其中约 10% 的病例有腹部病变需要手术干预[8-10]。脓毒症常伴有腹腔感染。在全世界范围内,15%~43% 的脓毒症患者的感染来源于腹腔,而在住院脓毒症患者中,超过 60% 的脓毒症患者继发于侵入性手术[11,12]。

在 20 世纪早期,腹腔感染的死亡率接近 90%[5]。到 20 世纪 50 年代死亡率下降到 50%,70 年代死亡率低于 30%~40%[5]。对生理学的深入理解、抗生素的广泛使用、重症监护和诊断能力的改进已经将腹腔感染的死亡率降低到 30%[5]。最近一项针对高、中、低收入国家的国际多中心观察研究,在 132 个中心进行了 4 个月,纳入了 4 553 例复杂腹腔感染患者,观察到总死亡率为 9.2%(416/4 533)[13]。该死亡率与美国、英国和澳大利亚因腹部疾病接受紧急普通外科手术的患者的 30 天死亡率(8%)和手术死亡率(6%)相似[14]。

腹腔感染导致败血症的患者,出现不良预后的风险可能特别高。败血症中过度的免疫反应可导致休克、多器官系统衰竭和死亡。继发于复杂腹腔感染的严重脓毒症患者的死亡率为 20%~60%[15-18]。在美国,对于择期和急诊普外科患者,术后诊断感染性休克分别与 30% 和 40% 的死亡率相关[19]。解决潜在的腹腔感染和随后的败血症是改善预后的关键。

11.3　初始复苏

一旦怀疑 IAI,手术前的目标应该是使用抗生素、适当的容量复苏并恢复正常生理功能。复苏优先级在拯救脓毒症运动指南[20]中得到了有力的描述。脓毒症和脓毒症休克患者应进行血培养,给予广谱抗生素,测量乳酸水平,低血压或乳酸浓度为 4mmol/L 以上的患者应给予 30ml/kg 晶体液,如果患者在输液期间或输液后出现低血压,未达到维持平均动脉压 65mmHg 的目标[20],则应开始使用血管加压药。最初的经验性抗生素治疗应该广泛,但要考虑可能的感染源和宿主危险因素[2]。理想情况下,应在开始抗生素治疗之前进行血液培养,因为在恰当的抗生素治疗后几分钟内,抗生素就可能干扰血培养[21,22]。但血液培养不应延误抗生素治疗;延迟抗生素治疗会导致死亡率增加[23,24]。

如果患者对这些最初的复苏干预没有反应,手术就不应该推迟。临床恶化可能是腹腔内脓毒症进展的信号。在这些情况下,应尽可能迅速和积极地进行外科干预。延迟控制感染源会导致更糟糕的结果[25-27]。

11.4　诊断

定位感染源有助于指导手术方式和路径。然而,自从 Zachary Cope 爵士首次发表《急腹症的早期诊断》以来,情况几乎没有改变[28]。"对每一个急腹症患者都要进行全面多体检,这一点毋庸置疑。尽管放射学或超声检查、CT和大量的实验室检查当今已十分普遍,它们并不能弥补不仔细或不完整的病史和查体"[29]。体格检查可帮助早期识别腹腔感染,甚至无须额外影像学检查,特别是对于病危或弥漫性腹膜炎患者(图 11.2)。

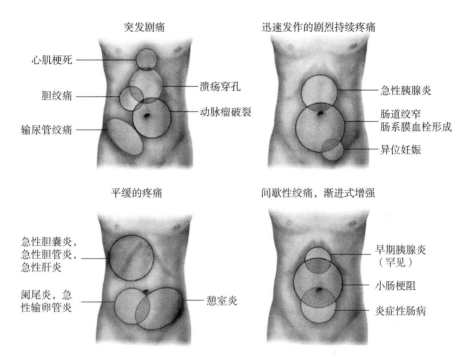

图 11.2　查体中出现症状和体征的急腹症的鉴别诊断(改编自 Britt,LD,ed Acute Care Surgery.In:Britt LD,Peitzman AB,Barie PS,Jurkovich GJ.Acute Care Surgery.2nd Edition. Philadelphia:Lippincott Williams & Wilkins;2019:534;Figure 41.1)(见文末彩插)

在诊断不确定的情况下,额外的影像学检查可以提供有意义的信息。立位 X 线片可能有助于识别膈下游离气体或胆道或肠道的积气,X 线检查虽然便携快速,但既不敏感,也没有特异性。然而,对于有游离气体和相关体征的患者,可能不需要进一步影像学检查。超声是重要的诊断工具;它可以在急诊科或重症监护室进行,成本低,可重复,且没有辐射暴露。在急诊科接受过超声检查的急性腹痛患者,从急诊科直接进入手术室的可能性要比没有行超声检查的高出 1.6 倍($P<0.001$)[30]。

在最初对复苏措施有反应的患者中,计算机断层扫描(CT)可以提供关于腹腔内特定器官、血管系统、肌肉、其他软组织和骨骼的更详细的信息。CT

扫描可以快速进行,易于理解。腹部 CT 扫描结合口服和静脉造影剂是首选的成像方式[7,31]。静脉注射造影剂可能不适用于造影剂过敏或肾脏受损的患者,口服造影剂可能不适用于有误吸风险的患者。磁共振成像(MRI)是横断面腹部成像的一种选择。然而,MRI 耗时且昂贵,不适合病危的患者。然而,对于那些能够耐受的患者,MRI 仍是一个重要的诊断辅助工具。磁共振胰胆管造影尤其有助于评估胆管和胰管的完整性和通畅性。

影像学检查不应延误手术干预,特别是在体格检查能明确诊断或初始复苏后仍存在血流动力学异常的患者[25-27]。在这些病例中,剖腹探查是确诊潜在病变最安全的方法。

11.5　治疗

感染源控制的方式因感染部位、感染的剧烈程度和宿主的生理状态而有很大差异(表 11.1)。在感染控制的内科治疗成功的 IAI 病例中,延迟手术治疗和经皮引流可能是合适的[32]。这种治疗方法适用于感染性胰腺坏死、肝脓肿、阑尾炎穿孔伴脓肿、无结石性胆囊炎和憩室脓肿等。在这些情况下,经皮引流可暂时进行源头控制。如感染性胰腺坏死或肝脓肿等病变可以通过单纯经皮引流得到充分解决[33-35]。对于阑尾或憩室脓肿或无结石性胆囊炎的患者,当患者恢复到较好的生理状态时,可以进行确定的感染源控制。在某些情况下,可能不再需要对患者进行手术切除责任器官。

表 11.1　常见腹腔感染和感染源控制方案

腹部病变	感染源控制方法	指南推荐
消化性溃疡穿孔(PPU)(<2cm)[71]	简单闭合 +/– 网膜修补	● 任何有气腹和腹膜炎迹象的 PPU 的手术治疗 ● 对于病情稳定、无腹膜炎、无严重脓毒症且无明显气腹的患者,非手术治疗可能是合适的 ● 在具备适当腹腔镜技术的稳定患者中,腹腔镜修复提供了术后恢复的优势和优越的腹腔视野 ● PPU>5mm 和 <2cm 的病例用大网膜覆盖保护进行一期修复 ● 消化性溃疡出血时推荐开放性手术
消化性溃疡穿孔(PPU)(>2cm)[71]	对于胃与十二指肠的手术	● PPU 缺损 >2cm,存在恶性溃疡,明显出血或梗阻性溃疡的病例需手术切除 ● 改道技术,包括 Roux en-Y 或幽门旷置术,以保护大的十二指肠修复 ● 如果十二指肠溃疡较大,可考虑经胆囊管胆汁外引流 ● 存在严重组织感染的大溃疡时进行十二指肠造口术

续表

腹部病变	感染源控制方法	指南推荐
急性非穿孔阑尾炎[72,73]	阑尾切除术或回结肠切除术	● 相较于非手术的抗生素治疗,及时的阑尾切除术是首选的感染源控制方法 ● 开放和腹腔镜阑尾切除术均可行,取决于医生的偏好和设备的可用性 ● 对于非复杂阑尾炎的患者,在门诊可用抗生素和随访的情况下,非手术的抗生素治疗是一种可行的选择,了解治疗失败率、复发率并排除罕见恶性肿瘤的可能性[74-78]
阑尾炎穿孔[72,73]	阑尾切除术或回结肠切除术	● 阑尾炎穿孔弥漫性腹膜炎伴有脓毒症和血流动力学不稳定的患者,需要紧急阑尾切除术 ● 在非手术治疗失败的情况下,可能需要进行抢救性阑尾切除术,包括或不包括经皮引流 ● 手术方式与无穿孔阑尾炎相似,但是如果是严重的穿孔感染或广泛性腹膜炎,需要回结肠切除术而不是阑尾切除术进行感染源控制,在这些病例中,较低的中线切口为佳 ● 大量冲洗未能显示出效益[46,47] ● 阑尾炎穿孔后不需要腹腔引流[79] ● 阑尾炎穿孔[50]术后推荐短期抗生素治疗(4 天)
阑尾周围脓肿[72,73,80-82]	阑尾切除术或经皮引流 +/– 间隔性阑尾切除术	● 阑尾炎穿孔伴脓肿,如无禁忌证可考虑立即行阑尾切除术 ● 经皮脓肿引流术可以控制脓肿来源,减少并发症,特别是对于有蜂窝织炎和严重感染而需要扩大肠切除术的情况 ● 阑尾炎穿孔非手术治疗后,再进行间隔性阑尾切除术,建议排除阑尾肿瘤
小肠缺血	切除术	● 当诊断为急性肠缺血时,应立即采取以下措施:复苏、鼻胃减压、广谱抗生素 ● 及时开腹肠切除术以进行感染源控制 ● 对计划再次开腹的休克患者进行损伤控制手术 ● 需要了解潜在的病因,因为患者可能需要抗凝治疗静脉血栓形成,或者决策血管内修复还是开放修复血栓损伤以改善肠道灌注 ● 大量肠坏死需要了解和判断患者的并发症,并积极进行相应的治疗

续表

腹部病变	感染源控制方法	指南推荐
小肠穿孔	一期修复或切除	● 诊断小肠穿孔应及时采取复苏措施,鼻胃减压,广谱抗生素和紧急手术干预 ● 手术修复技术取决于损伤的严重程度 ● 一期修复适用于 <50% 的包含黏膜边缘的壁周损伤 ● 需要切除较大的缺损或周围组织无法闭合
结肠憩室炎 (<4cm 脓肿)[84,85]	单纯抗生素治疗	● 非手术治疗包括根据感染的严重程度口服或静脉使用抗生素 ● 急性发作解除后,结肠应进行内镜评估以确定诊断 ● 根据患者的偏好和合并症,为无并发症后的择期结肠切除术制订个体化手术计划
结肠憩室炎 (>4cm 脓肿)[84,85]	经皮引流术后择期行结肠切除术	● 血流动力学稳定的可引流憩室脓肿患者,可采用影像引导下经皮引流 ● 复杂憩室炎(自发穿孔、脓肿、瘘、肠梗阻或狭窄),推荐选择开放式结肠切除术或腹腔镜结肠切除术 ● 择期切除范围应包括整个受累结肠及健康结肠和直肠的边缘,所有憩室炎行左半结肠切除术都应切除至上段直肠
结肠憩室炎 合并腹膜炎 或保守治疗 失败[84,85]	结肠切除术	● 弥漫性腹膜炎,血流动力学不稳定,或急性憩室炎非手术治疗失败的患者需要行紧急结肠切除术 ● 不切除的手术治疗不是结肠切除术的合适选择 ● 感染源控制包括 Hartmann 手术切除受累结肠 ● 术后恢复肠连续性必须考虑合并症和术者偏好
大肠缺血[86]	切除 +/- 改道	● 当诊断急性结肠缺血时,应立即采取以下措施:复苏、肠休息和广谱抗生素 ● 如果出现严重的结肠缺血症状(低血压、心动过速、腹膜炎或影像学显示坏疽),患者应立即进行剖腹探查和节段性切除术 ● 对脓毒症休克患者进行损伤控制手术,并计划再次开腹 ● 需要了解潜在的原因,静脉血栓形成可能需要抗凝治疗,血栓损伤可能需要血管内修复 vs. 开放修复以改善结肠灌注 ● 显著的结肠坏死需要了解和判断患者的合并症,并提前制订适当的治疗方案

续表

腹部病变	感染源控制方法	指南推荐
大肠穿孔	切除 +/– 改道	● 诊断大肠穿孔后应立即采取复苏措施、鼻胃减压、广谱抗生素和紧急手术干预 ● 手术修复方式取决于损伤的严重程度 ● 一期修复适用于 <50% 的包含黏膜边缘的壁周损伤 ● 需要切除较大的缺损或周围组织无法闭合
直肠穿孔[87,88]	一期修复 / 切除 + 改道	● 如上文所述,手术修复方式取决于与一期修复与切除相关损伤的严重程度 ● 对于血流动力学稳定的患者,首选一期吻合而非改道结肠造口 ● 对于血流动力学不稳定并计划再次开腹的患者,应采用损伤控制手术方法
急性胆囊炎[89,90]	胆囊切除术	● 急性胆囊炎患者感染源控制建议早期胆囊切除术(<7 天) ● 对于疼痛 >7~10 天的患者,首选立即使用抗生素和延迟胆囊切除术,除非有腹膜炎或败血症,需要紧急手术 ● 在可行的情况下,腹腔镜胆囊切除术是首选,但对于"困难胆囊",开放式手术是有效的选择。 ● 当临床怀疑有胆总管结石时,应行术中胆道造影
坏疽性胆囊炎[89-91]	胆囊切除术或胆囊造口术	● 除感染性休克外,应尝试腹腔镜入路 ● 胆囊次全切除术是晚期炎症、坏疽或解剖结构难以识别胆囊的有效选择 ● 对于因严重合并症而不适合急诊手术的患者,经皮胆囊造瘘引流应被视为可选的手术替代方案
急性胆管炎[89-91]	ERCP、PTBD 或手术减压	● 诊断后复苏,并开始抗菌治疗。如果是脓毒症,应遵循脓毒症生存指南并考虑进入 ICU ● 通过 ERCP(首选)或 PTBD 进行早期胆道引流。外科胆总管探查可能是必要的第三线选择。如果缺乏设施或人员,考虑转移患者 ● 急性胆管炎消退后,胆石症应行胆囊切除术
胰腺坏死[33,34,92-94]	胰腺清创升阶梯策略	● 胰腺清创适用于重症胰腺炎继发胰腺坏死和脓毒症的患者 ● 首选晚期清创,最好在急性胰腺炎发病 4 周后进行 ● 需要胰腺清创的患者应在配备外科、内镜和放射专业医师的三级转诊中心进行治疗 ● 微创清创方法包括 CT 引导穿刺引流和内镜清创,手术方法包括开放性清创术,内引流、外引流,开放填塞术,腹腔镜清创术

续表

腹部病变	感染源控制方法	指南推荐
肝脓肿[95-97]	引流和抗生素治疗	● 如可行,应尝试引流 ● 引流技术包括:影像学引导经皮引流、ERCP 引流、腹腔镜引流、开腹引流 ● 多发性脓肿可能需要手术引流
棘球绦虫囊肿[98]	除虫治疗 ± 引流	● 根据世卫组织的分级严重程度选择治疗方案,包括各种抗蠕虫治疗组合、PAIR(穿刺、抽吸、注射、呼吸)和手术
脾脓肿[99-100]	引流、切除或脾切除术	● 标准的处置是脾切除术
暴发的艰难梭菌结肠炎[101-103]	结肠次全切除术	● 艰难梭菌结肠炎应在以下情况考虑手术治疗:药物治疗失败、有腹膜炎或结肠穿孔的严重结肠炎患者 ● 结肠次全切除术和回肠造口术是首选的方式 ● 结肠灌洗、回肠造口术可能是严重艰难梭菌结肠炎患者结肠切除术的一种替代措施
术后脓肿[32,104]	经皮穿刺引流术	● 对于病情稳定且脓肿 <3cm 的患者,抗菌治疗可能就足够 ● 对于稳定的 >3cm 脓肿患者,经皮引流是理想的选择 ● 脓肿、腹膜炎或感染性休克患者应进行手术探查 ● 对于蜂窝织炎且病情不稳定、引流不安全的患者,应考虑近端引流
术后吻合口瘘[104]	再次手术	● 游离腹腔内吻合口瘘,如距离第一次手术 <7 天,应采取手术治疗
食管穿孔[105,106]	胃食管连接处手术,支架植入	● 诊断后,复苏,禁食禁水,并启动广谱抗生素 ● 全面了解食管解剖和周围结构,对手术计划和入路至关重要(颈、胸、腹穿孔) ● 穿孔部位的失活组织应进行清创 ● 一期修复,首先显露黏膜损伤范围,然后分层缝合 ● 食管内镜覆盖支架可用于特定患者的穿孔处理
肠系膜缺血[83]	手术	● 当诊断急性肠系膜缺血时,应立即采取以下措施:复苏、鼻胃减压、广谱抗生素 ● 及时开腹并进行肠切除术以获得感染源控制 ● 对脓毒症休克患者进行损伤控制手术,并计划再次开腹 ● 需了解潜在原因,静脉血栓形成可能需要抗凝治疗,血栓性损伤需要血管内修复 vs. 开放修复,以改善肠系膜灌注 ● 大范围肠坏死,需要了解和判断患者的合并症,以进行恰当的治疗

无法控制的脓毒症可能是由于受感染的器官特殊,导致感染的液体积聚无法经皮引流,如脾脓肿;或由于邻近周围结构组织无法进入,如肠系膜间脓肿。在这些情况下,应通过手术敢于重点去除失活或感染的组织,冲洗腹腔,并恢复生理功能。

对于那些术前生理状况良好,并且在术中保持平稳的患者,可恢复胃肠道的连续性。对于出现严重生理紊乱的脓毒症患者,有必要行损伤控制手术。进行损伤控制手术,并没有明确的阈值,低体温(温度 <35℃),pH<7.2,碱缺失 8 或以上,凝血功能障碍,这些因素无论单独出现或联合出现,都可作为合理阈值[36,37]。应切除失活或感染的组织,并结合广泛的引流,迅速获得感染源控制。考虑到预期需要持续复苏、可能的肠壁水肿、组织活性可疑和生理状态不稳定[36],肠连续性的恢复往往无法保证。这些患者需要实施腹腔开放,应接受暂时性腹壁覆盖,而不是确定性的关腹。在手术和创伤人群中,负压治疗(negative pressure therapy,NPT)系统与较高的原发性筋膜闭合率相关,推荐使用[36,38,39]。然而,目前几乎没有高质量的前瞻性随机试验证实这一点,且如果没有 NPT,也可选择其他措施[36,39]。关键并不在于覆盖腹部的设备类型,而是根据患者生理功能情况而作出腹腔开放的决定[36,37]。

患者应该进入重症监护室进行复温和复苏。一旦患者的生理功能恢复,他们就可以返回手术室进行彻底的修复和腹部闭合。理想状态计划或二次开腹手术应在 24 小时内完成,等待患者生理状况改善。在患者情况允许下,尽快进行腹部闭合是提高初始筋膜闭合机会的关键[36]。虽然缺乏腹腔感染的相关数据,但来自创伤患者的研究显示,每延迟一小时返回手术室(开腹 24 小时后),初始筋膜闭合率下降 1.1%[40]。早期闭合可避免腹腔开放潜在的严重副作用,并提高资源利用率。只有在确保感染源控制后才应关闭筋膜。

腹腔灌洗在复杂腹腔感染的感染源控制过程中受到广泛应用,但其益处尚不清楚[41,42]。支持腹膜灌洗者认为,冲洗腹部可稀释细菌负荷,降低术后感染性并发症的风险。因而外科有"稀释可解决污染"的格言。然而,随机对照试验和 Meta 分析均未显示灌洗对腹膜炎患者有益[43-48]。灌洗的频率和灌洗液差异很大,包括盐水、碘伏、水和抗生素液。灌洗液可通过稀释、溶解抗菌药物的直接抗菌作用、或渗透梯度致病原体溶解作用来减少抗菌负担。大多数外科医生使用 500~1 000ml 温生理盐水灌洗直至液体澄清[49]。没有可靠的数据表明,含抗生素的灌洗液,或含碘或氯己定的灌洗液可降低感染风险[45,49]。考虑到抗生素耐药性和医疗成本的风险,不应鼓励这些策略。使用水或其他低渗冲洗溶液可能会增加微生物病原体的溶解,但也可能对宿主细胞产生负面影响。考虑到这些因素,温的无菌等渗晶体溶液是最合适的灌洗溶液。当感染局限于局部时,应仔细权衡是否积极冲洗,因为冲洗可能会使细菌和其他病原体在原本无菌的腹部进一步扩散。

感染源控制是治疗腹腔感染的两大支柱之一。对于复杂的腹腔感染患者也需要有针对性的抗菌治疗。对于急性胆囊炎或无穿孔阑尾炎等无并发症的感染,仅围术期使用抗生素即可。但对于复杂的腹腔感染患者,如 STOP-IT 试验所示[50],感染源控制后 4~5 天的抗生素治疗就足够了。读者可参照抗生素治疗的相关章节,对抗生素选择和推荐的治疗时间进行深入的研究。

为了进行针对性治疗,应及时获得腹腔的培养以允许根据病原体和药敏指导抗菌治疗[2]。在某些情况下,治疗失败可能是由病原体耐药引起的[51,52]。研究表明,具有耐药性微生物的腹腔感染患者有预后不良的风险[52-55]。此外,腹腔感染中多重耐药菌的比例也在增加[51,56,57]。对外科医生来说,及时发现抗生素耐药性感染是至关重要的,并应告知临床管理人员。

腹部手术后预防性引流的效果一直备受争论。在多种手术中,引流反而增加了手术部位感染的风险,包括污染的(Ⅲ类)伤口;对于感染的(Ⅳ类)伤口,这种影响并不明显[58]。进行结直肠手术的患者,不推荐常规引流,除非进行具有技术挑战性的低位盆腔吻合[59,60]。同样,复杂性急性阑尾切除术或胆囊切除术后不推荐引流,这可能增加住院费用和住院时间[61-63]。即使在肝切除或上消化道切除手术的患者中,常规引流也没有观察到任何益处[64,65]。在某些情况下,短期引流可能在胰腺切除术中有益,但 Meta 分析并不支持常规引流[66]。尽管大量证据表明,引流管没有好处(且可能有害),但在感染源控制后,放置引流管的情况令人不安地普遍。在感染源控制之后,不应常规放置引流管。

在最初尝试感染源控制后,高达 20% 的患者可能出现治疗失败[2,36]。如果患者在最初感染源控制[2]后 12~48 小时内出现进行性的器官功能障碍,则应评估感染源控制情况。这些情况下,应强烈考虑再次剖腹手术。72 小时后,使用 CT 检查诊断可经皮引流的积液可能会更有用。传统的观点认为,腹部 CT 扫描在区分感染源控制失败和术后正常液体方面的敏感性和特异性的时间窗有一定争议[67-69]。然而,我们和其他的研究发现,将 CT 扫描推迟到第 5 天或更晚,以评估感染源控制的成败也是有益的,也许能最大限度地发现可能通过经皮干预能成功解决的病变[2,70]。

11.6　结论

感染源控制在外科手术中是一个古老的概念,但对于腹腔感染患者的管理仍然是必不可少的。继发于腹腔感染的腹膜炎患者需要积极和及时的干预。影像可能是有用的,但不应延误手术干预指征明确的病例。当患者生理功能极不稳定时,损伤控制策略,包括延迟恢复正常解剖,可能是可取的。在复杂感染源控制完成后,靶向抗生素治疗是重要的辅助手段。虽然经过了感染源控制手术,但仍需高度警惕有无漏诊、持续感染或感染源头控制不充分的可能。当发现治疗失败时,尽早返回手术室是具备审慎之心的外科医生的正确选择。

(蒋渊 译,刘志勇 校)

参考文献

1. Sartelli M. A focus on intra-abdominal infections. World J Emerg Surg. 2010;5:9.
2. Mazuski JE, Tessier JM, May AK, et al. The surgical infection society revised guidelines on the management of intra-abdominal infection. Surg Infect (Larchmt). 2017;18(1):1–76.
3. Solomkin JS, Mazuski JE, Bradley JS, et al. Diagnosis and management of complicated intra-abdominal infection in adults and children: guidelines by the Surgical Infection Society and the Infectious Diseases Society of America. Clin Infect Dis Off Publ Infect Dis Soc Am. 2010;50(2):133–64.
4. Blot S, De Waele JJ. Critical issues in the clinical management of complicated intra-abdominal infections. Drugs. 2005;65(12):1611–20.
5. Ordoñez CA, Puyana JC. Management of peritonitis in the critically ill patient. Surg Clin North Am. 2006;86(6):1323–49.
6. Cheadle WG, Spain DA. The continuing challenge of intra-abdominal infection. Am J Surg. 2003;186(5A):15S–22S.
7. Sartelli M, Viale P, Koike K, et al. WSES consensus conference: guidelines for first-line management of intra-abdominal infections. World J Emerg Surg W. 2011;6:2.
8. Cervellin G, Mora R, Ticinesi A, et al. Epidemiology and outcomes of acute abdominal pain in a large urban Emergency Department: retrospective analysis of 5,340 cases. Ann Transl Med. 2016;4(19):362.
9. Hastings RS, Powers RD. Abdominal pain in the ED: a 35 year retrospective. Am J Emerg Med. 2011;29(7):711–6.
10. Mazzei MA, Guerrini S, Cioffi Squitieri N, et al. The role of US examination in the management of acute abdomen. Crit Ultrasound J. 2013;5(Suppl 1):S6.
11. Rhodes A, Phillips G, Beale R, et al. The Surviving Sepsis Campaign bundles and outcome: results from the International Multicentre Prevalence Study on Sepsis (the IMPreSS study). Intensive Care Med. 2015;41(9):1620–8.
12. NCEPOD – Sepsis: Just Say Sepsis! 2015. https://www.ncepod.org.uk/2015sepsis.html. Accessed 21 Aug 2019.
13. Sartelli M, Abu-Zidan FM, Catena F, et al. Global validation of the WSES Sepsis Severity Score for patients with complicated intra-abdominal infections: a prospective multicentre study (WISS Study). World J Emerg Surg. 2015;10(1):61.
14. Chana P, Joy M, Casey N, et al. Cohort analysis of outcomes in 69 490 emergency general surgical admissions across an international benchmarking collaborative. BMJ Open. 2017;7(3):e014484.
15. Angus DC, Linde-Zwirble WT, Lidicker J, Clermont G, Carcillo J, Pinsky MR. Epidemiology of severe sepsis in the United States: analysis of incidence, outcome, and associated costs of care. Crit Care Med. 2001;29(7):1303–10.
16. Pacelli F, Doglietto GB, Alfieri S, et al. Prognosis in intra-abdominal infections. Multivariate

analysis on 604 patients. Arch Surg. 1996;131(6):641–5.

17. Wacha H, Hau T, Dittmer R, Ohmann C. Risk factors associated with intraabdominal infections: a prospective multicenter study. Peritonitis Study Group. Langenbecks Arch Surg. 1999;384(1):24–32.

18. Mulier S, Penninckx F, Verwaest C, et al. Factors affecting mortality in generalized postoperative peritonitis: multivariate analysis in 96 patients. World J Surg. 2003;27(4):379–84.

19. Moore LJ, Moore FA, Todd SR, Jones SL, Turner KL, Bass BL. Sepsis in general surgery: the 2005–2007 national surgical quality improvement program perspective. Arch Surg Chic Ill 1960. 2010;145(7):695–700.

20. Levy MM, Evans LE, Rhodes A. The Surviving Sepsis Campaign bundle: 2018 update. Intensive Care Med. 2018;44(6):925–8.

21. Zadroga R, Williams DN, Gottschall R, et al. Comparison of 2 blood culture media shows significant differences in bacterial recovery for patients on antimicrobial therapy. Clin Infect Dis Off Publ Infect Dis Soc Am. 2013;56(6):790–7.

22. Kanegaye JT, Soliemanzadeh P, Bradley JS. Lumbar puncture in pediatric bacterial meningitis: defining the time interval for recovery of cerebrospinal fluid pathogens after parenteral antibiotic pretreatment. Pediatrics. 2001;108(5):1169–74.

23. Ferrer R, Martin-Loeches I, Phillips G, et al. Empiric antibiotic treatment reduces mortality in severe sepsis and septic shock from the first hour: results from a guideline-based performance improvement program. Crit Care Med. 2014;42(8):1749–55.

24. Kumar A, Roberts D, Wood KE, et al. Duration of hypotension before initiation of effective antimicrobial therapy is the critical determinant of survival in human septic shock. Crit Care Med. 2006;34(6):1589–96.

25. Sartelli M, Catena F, Ansaloni L, et al. Complicated intra-abdominal infections in Europe: a comprehensive review of the CIAO study. World J Emerg Surg. 2012;7(1):36.

26. Soop M, Carlson GL. Recent developments in the surgical management of complex intra-abdominal infection. Br J Surg. 2017;104(2):e65–74.

27. Azuhata T, Kinoshita K, Kawano D, et al. Time from admission to initiation of surgery for source control is a critical determinant of survival in patients with gastrointestinal perforation with associated septic shock. Crit Care. 2014;18(3):R87.

28. Cope SZ. The early diagnosis of the acute abdomen. Oxford: H. Frowde; Hodder & Stoughton; 1921.

29. Silen W, Cope SZ. Cope's early diagnosis of the acute abdomen. 22nd ed. Oxford: Oxford University Press; 2010.

30. Lindelius A, Törngren S, Pettersson H, Adami J. Role of surgeon-performed ultrasound on further management of patients with acute abdominal pain: a randomized controlled clinical trial. Emerg Med J. 2009;26(8):561–6.

31. Foinant M, Lipiecka E, Buc E, et al. Impact of computed tomography on patient's care in nontraumatic acute abdomen: 90 patients. J Radiol. 2007;88(4):559–66.

32. Cinat ME, Wilson SE, Din AM. Determinants for successful percutaneous image-guided drainage of intra-abdominal abscess. Arch Surg. 2002;137(7):845–9.

33. Mowery NT, Bruns BR, MacNew HG, et al. Surgical management of pancreatic necrosis: a practice management guideline from the Eastern Association for the Surgery of Trauma. J Trauma Acute Care Surg. 2017;83(2):316–27.

34. Leppäniemi A, Tolonen M, Tarasconi A, et al. 2019 WSES guidelines for the management of severe acute pancreatitis. World J Emerg Surg. 2019;14:27.

35. Cai Y-L, Xiong X-Z, Lu J, et al. Percutaneous needle aspiration versus catheter drainage in the management of liver abscess: a systematic review and meta-analysis. HPB. 2015;17(3):195–201.

36. Waibel BH, Rotondo MF. Damage control for intra-abdominal sepsis. Surg Clin North Am. 2012;92(2):243–57.

37. Coccolini F, Montori G, Ceresoli M, et al. The role of open abdomen in non-trauma patient:

WSES consensus paper. World J Emerg Surg. 2017;12:39.

38. Cheatham ML, Demetriades D, Fabian TC, et al. Prospective study examining clinical outcomes associated with a negative pressure wound therapy system and Barker's vacuum packing technique. World J Surg. 2013;37(9):2018–30.

39. Cirocchi R, Birindelli A, Biffl WL, et al. What is the effectiveness of the negative pressure wound therapy (NPWT) in patients treated with open abdomen technique? A systematic review and meta-analysis. J Trauma Acute Care Surg. 2016;81(3):575–84.

40. Pommerening MJ, DuBose JJ, Zielinski MD, et al. Time to first take-back operation predicts successful primary fascial closure in patients undergoing damage control laparotomy. Surgery. 2014;156(2):431–8.

41. Parcells JP, Mileski JP, Gnagy FT, Haragan AF, Mileski WJ. Using antimicrobial solution for irrigation in appendicitis to lower surgical site infection rates. Am J Surg. 2009;198(6):875–80.

42. Roth RM, Gleckman RA, Gantz NM, Kelly N. Antibiotic irrigations. A plea for controlled clinical trials. Pharmacotherapy. 1985;5(4):222–7.

43. Gammeri E, Petrinic T, Bond-Smith G, Gordon-Weeks A. Meta-analysis of peritoneal lavage in appendicectomy. BJS Open. 2019;3(1):24–30.

44. Hunt JL. Generalized peritonitis. To irrigate or not to irrigate the abdominal cavity. Arch Surg. 1982;117(2):209–12.

45. Schein M, Gecelter G, Freinkel W, Gerding H, Becker PJ. Peritoneal lavage in abdominal sepsis. A controlled clinical study. Arch Surg. 1990;125(9):1132–5.

46. St Peter SD, Adibe OO, Iqbal CW, et al. Irrigation versus suction alone during laparoscopic appendectomy for perforated appendicitis: a prospective randomized trial. Ann Surg. 2012;256(4):581–5.

47. Moore CB, Smith RS, Herbertson R, Toevs C. Does use of intraoperative irrigation with open or laparoscopic appendectomy reduce post-operative intra-abdominal abscess? Am Surg. 2011;77(1):78–80.

48. Penna M, Markar SR, Mackenzie H, Hompes R, Cunningham C. Laparoscopic lavage versus primary resection for acute perforated diverticulitis: review and meta-analysis. Ann Surg. 2018;267(2):252–8.

49. Whiteside OJH, Tytherleigh MG, Thrush S, Farouk R, Galland RB. Intra-operative peritoneal lavage—who does it and why? Ann R Coll Surg Engl. 2005;87(4):255–8.

50. Sawyer RG, Claridge JA, Nathens AB, et al. Trial of short-course antimicrobial therapy for intraabdominal infection. N Engl J Med. 2015;372(21):1996–2005.

51. Labricciosa FM, Sartelli M, Abbo LM, et al. Epidemiology and risk factors for isolation of multi-drug-resistant organisms in patients with complicated intra-abdominal infections. Surg Infect (Larchmt). 2018;19(3):264–72.

52. Christou NV, Turgeon P, Wassef R, Rotstein O, Bohnen J, Potvin M. Management of intra-abdominal infections. The case for intraoperative cultures and comprehensive broad-spectrum antibiotic coverage. The Canadian Intra-abdominal Infection Study Group. Arch Surg. 1996;131(11):1193–201.

53. Hopkins JA, Lee JC, Wilson SE. Susceptibility of intra-abdominal isolates at operation: a predictor of postoperative infection. Am Surg. 1993;59(12):791–6.

54. Montravers P, Martin-Loeches I. Source control and intra-abdominal infections: still many questions and only limited answers. J Crit Care. 2019;52:265–6.

55. Sotto A, Lefrant JY, Fabbro-Peray P, et al. Evaluation of antimicrobial therapy management of 120 consecutive patients with secondary peritonitis. J Antimicrob Chemother. 2002;50(4):569–76.

56. Seguin P, Laviolle B, Chanavaz C, et al. Factors associated with multidrug-resistant bacteria in secondary peritonitis: impact on antibiotic therapy. Clin Microbiol Infect. 2006;12(10):980–5.

57. Seguin P, Fédun Y, Laviolle B, Nesseler N, Donnio P-Y, Mallédant Y. Risk factors for multidrug-resistant bacteria in patients with post-operative peritonitis requiring intensive care. J Antimicrob Chemother. 2010;65(2):342–6.

58. Mujagic E, Zeindler J, Coslovsky M, et al. The association of surgical drains with surgical site infections – a prospective observational study. Am J Surg. 2019;217(1):17–23.

59. Puleo FJ, Mishra N, Hall JF. Use of intra-abdominal drains. Clin Colon Rectal Surg. 2013;26(3):174–7.

60. Jesus EC, Karliczek A, Matos D, Castro AA, Atallah AN. Prophylactic anastomotic drainage for colorectal surgery. Cochrane Database Syst Rev. 2004;(4):CD002100.

61. Gurusamy KS, Koti R, Davidson BR. Routine abdominal drainage versus no abdominal drainage for uncomplicated laparoscopic cholecystectomy. Cochrane Database Syst Rev. 2013;(9):CD006004.

62. Cheng Y, Zhou S, Zhou R, et al. Abdominal drainage to prevent intra-peritoneal abscess after open appendectomy for complicated appendicitis. Cochrane Database Syst Rev. 2015;(2):CD010168.

63. Chilton CP, Mann CV. Drainage after cholecystectomy. Ann R Coll Surg Engl. 1980;62(1):60–5.

64. Shrikhande SV, Barreto SG, Shetty G, et al. Post-operative abdominal drainage following major upper gastrointestinal surgery: single drain versus two drains. J Cancer Res Ther. 2013;9(2):267–71.

65. Messager M, Sabbagh C, Denost Q, et al. Is there still a need for prophylactic intra-abdominal drainage in elective major gastro-intestinal surgery? J Visc Surg. 2015;152(5):305–13.

66. Zhang W, He S, Cheng Y, et al. Prophylactic abdominal drainage for pancreatic surgery. Cochrane Database Syst Rev. 2018;(6):CD010583.

67. Antevil JL, Egan JC, Woodbury RO, Rivera L, Oreilly EB, Brown CVR. Abdominal computed tomography for postoperative abscess: is it useful during the first week? J Gastrointest Surg. 2006;10(6):901–5.

68. Norwood SH, Civetta JM. Abdominal CT scanning in critically ill surgical patients. Ann Surg. 1985;202(2):166–75.

69. Nielsen JW, Kurtovic KJ, Kenney BD, Diefenbach KA. Postoperative timing of computed tomography scans for abscess in pediatric appendicitis. J Surg Res. 2016;200(1):1–7.

70. Okita Y, Mohri Y, Kobayashi M, et al. Factors influencing the outcome of image-guided percutaneous drainage of intra-abdominal abscess after gastrointestinal surgery. Surg Today. 2013;43(10):1095–102.

71. Di Saverio S, Bassi M, Smerieri N, et al. Diagnosis and treatment of perforated or bleeding peptic ulcers: 2013 WSES position paper. World J Emerg Surg. 2014;9(1):45.

72. Di Saverio S, Birindelli A, Kelly MD, et al. WSES Jerusalem guidelines for diagnosis and treatment of acute appendicitis. World J Emerg Surg. 2016;11:34.

73. Rushing A, Bugaev N, Jones C, et al. Management of acute appendicitis in adults: a practice management guideline from the Eastern Association for the Surgery of Trauma. J Trauma Acute Care Surg. 2019;87(1):214–24.

74. Vons C, Barry C, Maitre S, et al. Amoxicillin plus clavulanic acid versus appendicectomy for treatment of acute uncomplicated appendicitis: an open-label, non-inferiority, randomised controlled trial. Lancet Lond Engl. 2011;377(9777):1573–9.

75. Hansson J, Körner U, Khorram-Manesh A, Solberg A, Lundholm K. Randomized clinical trial of antibiotic therapy versus appendicectomy as primary treatment of acute appendicitis in unselected patients. Br J Surg. 2009;96(5):473–81.

76. Eriksson S, Granström L. Randomized controlled trial of appendicectomy versus antibiotic therapy for acute appendicitis. Br J Surg. 1995;82(2):166–9.

77. Styrud J, Eriksson S, Nilsson I, et al. Appendectomy versus antibiotic treatment in acute appendicitis. A prospective multicenter randomized controlled trial. World J Surg. 2006;30(6):1033–7.

78. Salminen P, Paajanen H, Rautio T, et al. Antibiotic therapy vs appendectomy for treatment of uncomplicated acute appendicitis: the APPAC randomized clinical trial. JAMA. 2015;313(23):2340–8.

79. Petrowsky H, Demartines N, Rousson V, Clavien P-A. Evidence-based value of prophylactic drainage in gastrointestinal surgery: a systematic review and meta-analyses. Ann Surg. 2004;240(6):1074–84.

80. Brown CVR, Abrishami M, Muller M, Velmahos GC. Appendiceal abscess: immediate operation or percutaneous drainage? Am Surg. 2003;69(10):829–32.

81. Oliak D, Yamini D, Udani VM, et al. Initial nonoperative management for periappendiceal abscess. Dis Colon Rectum. 2001;44(7):936–41.

82. Mällinen J, Rautio T, Grönroos J, et al. Risk of appendiceal neoplasm in periappendicular abscess in patients treated with interval appendectomy vs follow-up with magnetic resonance imaging: 1-year outcomes of the peri-appendicitis acuta randomized clinical trial. JAMA Surg. 2019;154(3):200–7.

83. Bala M, Kashuk J, Moore EE, et al. Acute mesenteric ischemia: guidelines of the World Society of Emergency Surgery. World J Emerg Surg. 2017;12:38.

84. Feingold D, Steele SR, Lee S, et al. Practice parameters for the treatment of sigmoid diverticulitis. Dis Colon Rectum. 2014;57(3):284–94.

85. Moore FA, Catena F, Moore EE, Leppaniemi A, Peitzmann AB. Position paper: management of perforated sigmoid diverticulitis. World J Emerg Surg. 2013;8(1):55.

86. Brandt LJ, Feuerstadt P, Longstreth GF, Boley SJ. American College of Gastroenterology. ACG clinical guideline: epidemiology, risk factors, patterns of presentation, diagnosis, and management of colon ischemia (CI). Am J Gastroenterol. 2015;110(1):18–44.

87. Herr MW, Gagliano RA. Historical perspective and current management of colonic and intraperitoneal rectal trauma. Curr Surg. 2005;62(2):187–92.

88. Demetriades D, Murray JA, Chan L, et al. Penetrating colon injuries requiring resection: diversion or primary anastomosis? An AAST prospective multicenter study. J Trauma. 2001;50(5):765–75.

89. Mayumi T, Okamoto K, Takada T, et al. Tokyo guidelines 2018: management bundles for acute cholangitis and cholecystitis. J Hepato-Biliary-Pancreat Sci. 2018;25(1):96–100.

90. Ansaloni L, Pisano M, Coccolini F, et al. 2016 WSES guidelines on acute calculous cholecystitis. World J Emerg Surg. 2016;11:25.

91. Mori Y, Itoi T, Baron TH, et al. Tokyo guidelines 2018: management strategies for gallbladder drainage in patients with acute cholecystitis (with videos). J Hepato-Biliary-Pancreat Sci. 2018;25(1):87–95.

92. Besselink MGH, van Santvoort HC, Nieuwenhuijs VB, et al. Minimally invasive "step-up approach" versus maximal necrosectomy in patients with acute necrotising pancreatitis (PANTER trial): design and rationale of a randomised controlled multicenter trial [ISRCTN13975868]. BMC Surg. 2006;6:6.

93. van Santvoort HC, Besselink MG, Bakker OJ, et al. A step-up approach or open necrosectomy for necrotizing pancreatitis. N Engl J Med. 2010;362(16):1491–502.

94. van Brunschot S, van Grinsven J, van Santvoort HC, et al. Endoscopic or surgical step-up approach for infected necrotising pancreatitis: a multicentre randomised trial. Lancet. 2018;391(10115):51–8.

95. Rajak CL, Gupta S, Jain S, Chawla Y, Gulati M, Suri S. Percutaneous treatment of liver abscesses: needle aspiration versus catheter drainage. AJR Am J Roentgenol. 1998;170(4):1035–9.

96. Yu SCH, Ho SSM, Lau WY, et al. Treatment of pyogenic liver abscess: prospective randomized comparison of catheter drainage and needle aspiration. Hepatology. 2004;39(4):932–8.

97. Mohsen AH, Green ST, Read RC, McKendrick MW. Liver abscess in adults: ten years experience in a UK centre. QJM Mon J Assoc Physicians. 2002;95(12):797–802.

98. Brunetti E, Kern P, Vuitton DA. Writing Panel for the WHO-IWGE. Expert consensus for the diagnosis and treatment of cystic and alveolar echinococcosis in humans. Acta Trop. 2010;114(1):1–16.

99. Robinson SL, Saxe JM, Lucas CE, Arbulu A, Ledgerwood AM, Lucas WF. Splenic abscess

associated with endocarditis. Surgery. 1992;112(4):781–6.
100. Ting W, Silverman NA, Arzouman DA, Levitsky S. Splenic septic emboli in endocarditis. Circulation. 1990;82(5 Suppl):IV105–9.
101. Steele SR, McCormick J, Melton GB, et al. Practice parameters for the management of *Clostridium difficile* infection. Dis Colon Rectum. 2015;58(1):10–24.
102. Sartelli M, Di Bella S, McFarland LV, et al. 2019 update of the WSES guidelines for management of Clostridioides (Clostridium) difficile infection in surgical patients. World J Emerg Surg. 2019;14:8.
103. Neal MD, Alverdy JC, Hall DE, Simmons RL, Zuckerbraun BS. Diverting loop ileostomy and colonic lavage: an alternative to total abdominal colectomy for the treatment of severe, complicated *Clostridium difficile* associated disease. Ann Surg. 2011;254(3):423–7.
104. Phitayakorn R, Delaney CP, Reynolds HL, et al. Standardized algorithms for management of anastomotic leaks and related abdominal and pelvic abscesses after colorectal surgery. World J Surg. 2008;32(6):1147–56.
105. de Schipper JP, Pull ter Gunne AF, HJM O, van Laarhoven CJHM. Spontaneous rupture of the oesophagus: Boerhaave's syndrome in 2008. Literature review and treatment algorithm. Dig Surg. 2009;26(1):1–6.
106. Fischer A, Thomusch O, Benz S, von Dobschuetz E, Baier P, Hopt UT. Nonoperative treatment of 15 benign esophageal perforations with self-expandable covered metal stents. Ann Thorac Surg. 2006;81(2):467–72.

第 12 章 持续性腹膜炎(第三型腹膜炎)

Vittoria Pattonieri, Gennaro Perrone, Antonio Tarasconi, Hariscine K.Abongwa,
Fausto Catena
Department of Emergency Surgery, Maggiore Hospital, Parma, Italy

关键词 第三型腹膜炎 医院感染 预测因素 脓毒症 微生物学监测

12.1 定义

反复的腹腔感染依然是外科医生需要面对的重大挑战。腹膜损伤引起的相关炎症反应导致了很高比例的严重的脓毒症。根据病理学特征,感染性腹膜炎被分为原发性腹膜炎(自发性腹膜炎,在没有明确的解剖学异常基础上发生)、继发性腹膜炎(最常见的类型,由胃肠道完整性缺乏导致的腹腔感染)和第三型腹膜炎。第三型腹膜炎并不常见,指的是手术成功和充分控制继发性腹膜炎后 48~72 小时内出现的严重复发或持续性的腹腔感染[1]。抗生素是原发性腹膜炎的主要治疗措施,继发性腹膜炎需要通过外科手术、经皮引流或除定植设备实现感染源控制。这些治疗手段再结合充分的生理支持可以治愈大部分患者。但是恰当的外科处理和抗感染治疗并不能治愈所有的腹膜炎病例,特别是病情最严重的患者。一种以长时间的系统性炎症和器官功能障碍导致的高度全身炎症反应综合征、脓毒血症和脓毒症休克为特征的临床综合征的发展与内源性低致病力病原引起的反复腹膜感染有关。这种危重患者,由于免疫防御受损和将要接受大量的后续外科干预,感染并发症和死亡率将翻倍,死亡率可高达 30%~63%[2-6]。第三型腹膜炎中遇到的微生物菌群不同于继发性腹膜炎,主要表现为机会性和医院内兼性致病菌和真菌(如肠球菌、肠杆菌和念珠菌)。由于广谱抗生素治疗,相当大一部分微生物对抗生素产生了多重耐药性。

由于继发性腹膜炎和第三型腹膜炎之间是一个连续的临床过程且继发性腹膜炎转变为第三型腹膜炎缺乏准确的时间节点,两者很难区分。虽然直肠切除术中第三型腹膜炎的诊断时机是一个简单的离散时间点,但实际上,它是在几小时或几天内逐渐发展的[3]。

第三型腹膜炎给临床医生带来了一个重要的挑战,不只是因为其耐药性,也因为对诊断缺乏精确指导。几位作者将第三型腹膜炎定义为在充足的治疗后没有明确感染部分情况下多耐药的真菌或低致病力病原引起弥漫性、对治疗耐药的腹膜炎[4,6-8]。其他作者假设第三型腹膜炎是因为外科处理不成功导致初始腹腔感染仍持续[9,10]。感染源控制 48 小时后临床和实验室参数可能仍会保持病理学状态或缓慢下降,因此很难达到对第三型腹膜炎的可靠识别。另一方面,7 天的时间段可能会错过对第三型腹膜炎进行充分的治疗。

最新的 ICU 共识会议指南给出了第三型腹膜炎的准确定义,即在成功和充分的外科感染源控制≥48 小时后腹腔感染持续或复发。该定义包含了两个必须满足的基本条件:时间段(≥48 小时)和成功的外科感染源控制[11]。

不幸的是,当大多数患者出现第三型腹膜炎的临床症状时,可能已经错失了干预时间窗[7]。

12.2 诊断

临床和实验室参数以及评分系统是否有利于充分诊断和检测仍无定论。通常很难区分继发性腹膜炎和第三型腹膜炎,因为这两者在临床情况下是连续存在的,而通常会错过继发性腹膜炎演变成第三型腹膜炎的确切时间点。然而,部分因继发性腹膜炎接受外科感染源控制的患者,尽管感染源控制明显成功,但仍会出现复发或持续腹腔感染的临床迹象,这通常会导致再手术。在随后的剖腹手术中,尽管在初次手术中进行了充分的外科感染源控制,但仍会出现复发性或持续的腹膜炎。这种形式的腹膜炎被称为第三型腹膜炎。只有在没有明显的解剖缺陷或胃肠道空腔脏器破裂的情况下才能诊断第三型腹膜炎。否则,腹膜炎必须归为持续性继发性腹膜炎(外科感染源控制初始失败)。诊断第三型腹膜炎最常见的方法是在初次手术后的间隔内计划或根据需要再手术[12]。然而,ICU 共识会议将第三型腹膜炎的诊断确定性分为了三类:"微生物确诊(microbiologically confirmed)""拟诊(probable)"和"疑诊(possible)"。

最好尽早或至少在继发性腹膜炎外科手术后第一天就能识别有发展为第三型腹膜炎风险的患者。为评估腹腔感染的严重程度,下面描述了 ICU 腹膜炎危重患者的多个量表。Mannheim 腹膜炎指数(MPI)、APACHE Ⅱ评分、SAPS Ⅱ评分、C 反应蛋白(CRP)和降钙素原(PCT)是早期、容易获得的参数,可用于识别可能发生第三型腹膜炎的患者。

Mannheim 腹膜炎指数是一种评分系统,它用于评估继发性腹膜炎发生后的严重程度和预后的情况。它在手术室继发性腹膜炎初次手术的常规条件下使用。1987 年以来,它已在继发性腹膜炎的几个研究中得到了发展和验证[13,14]。MPI 包括的信息有年龄、性别、器官衰竭、肿瘤、腹膜炎的病程、结肠受累、播散范围以及腹水的性质。

急性生理和慢性疾病状态评分（APACHE Ⅱ）评分在记录分娩和 ICU 参数的永久性变化时预测死亡率和器官功能衰竭。它包括生化参数、血压、脉搏和体温（急性生理学评分）、年龄（年龄分）和对肝脏、肾脏、心血管系统、呼吸系统和免疫系统慢性器官功能不全的评估（慢性健康分）。在第三型腹膜炎或严重脓毒症 / 脓毒症休克患者中 APACHE Ⅱ 评分具有局限性。对于这类患者,经常在手术室、急诊室和转移机构等 ICU 之外的地方复发。因此,患者在入 ICU 时可能相对稳定,而 APACHE Ⅱ 评分可能并未反映最初的生理紊乱程度[6]。

简化急性生理学评分（SAPS Ⅱ）最初的目的是预测外科 ICU 危重患者的死亡率和疾病严重程度[15]。

C 反应蛋白是腹部感染患者一个常规参数。CRP 的主要问题是对腹部感染缺乏特异性,术后 CRP 升高可能仅仅是由于手术创伤所致[9,10]。很少评估 CRP 和 PCT 对第三型腹膜炎的诊断价值。CRP 的浓度可用于随访脓毒症患者,但不能预测严重程度和疾病结果。脓毒症和非感染状态难以区分,如术后全身炎症反应综合征（systemic inflammatory response syndrome,SIRS）,与手术创伤有关。重大手术创伤可能导致非脓毒性症状,与术后早期脓毒症并发症十分相似[16]。大手术诱发的非脓毒性 SIRS 与术后早期脓毒症并发症类似。PCT 可有助于大手术术后感染的早期诊断。PCT 是严重脓毒症的早期标志,但它与严重创伤后 SIRS 的严重程度相关[17,18],因此大手术可能导致该指标失真。PCT 识别与感染相关的炎症程度方面优于 CRP。PCT 在识别脓毒症引起的炎症方面比 CRP 更有特异性,但在识别没有脓毒症或器官衰竭的感染方面不优于 CRP。PCT 测定可能有助于脓毒性术后并发症的早期诊断。早期诊断和治疗脓毒症患者可以极大地改善预后[20]。

为应对感染或手术创伤,腹膜环境会产生细胞因子。促炎细胞因子招募炎症细胞来对抗病原体、刺激伤口修复和清除受损组织。为了保护宿主不受炎症反应的损害,同时产生抗炎细胞因子。当感染被免疫反应控制时,内稳态就会恢复。最初,促炎反应占主导地位会引起脓毒症休克和器官功能障碍[19]。如果经过一系列干预后腹膜炎仍持续存在及出现第三型腹膜炎,抗炎级联反应占据上风,导致免疫抑制。因此,腹膜炎症缺乏,伤口难以愈合,器官难以恢复。免疫系统可以看作是多器官衰竭综合征中的一个衰竭器官。免疫瘫痪的诱发因素包括患者相关因素（如遗传性免疫缺陷、营养不良和年龄等）、医源性因素（如手术、免疫抑制药物和输血）和潜在的疾病（如恶性肿瘤和中性粒细胞减少症)[4,21,22]。免疫瘫痪以 HLA-DR 表达 <30% 作为单核细胞失活的临界水平来定义[23]。这种细胞免疫的降低与高感染率和死亡率有关[24]。

除了这些临床和实验室参数，Mokart 等人最近证明 IL-6 是术后脓毒症、严重脓毒症或脓毒症休克的独立早期标志[25]。IL-6 的变化模式与 PCT 相似(术后感染患者水平升高、大手术后感染的早期标志)，但尚不可用于常规诊断。

然而，临床(MPI、SAPS Ⅱ、APACHE Ⅱ)和实验室参数(CRP、PPT)对诊断的确立并不充分，后来出现第三型腹膜炎患者的 MPI 可能明显高于继发性腹膜炎。MPI 是第三型腹膜炎的早期标志[3]。

最好确立诊断标记，以在手术或术后几天内预测腹膜炎的发生及个体患者风险。

12.3 危险因素和微生物菌群

患者年龄、腹膜炎的潜在病因、营养不良、内分泌功能障碍和存在多耐药微生物是第三型腹膜炎的一些重要的流行病学和临床风险因素。

继发性腹膜炎和第三型腹膜炎患者的共病无显著差异。然而，心肺疾病和恶性共病会导致较高的死亡率[8]。与第三型腹膜炎患者相比，继发性腹膜炎患者的死亡人数不到 1/2[10,26]。文献证实，高龄与第三型腹膜炎显著。Barie 等人认为高龄是发生持续性腹膜炎和器官衰竭的预测因素。

内分泌通路在机体对腹膜炎的生理反应中起着重要作用：作为对感染性打击的反应，下丘脑 - 垂体 - 肾上腺轴被激活，血清皮质醇浓度增加。皮质类固醇的作用对恢复内稳态至关重要。在持续的应激下，如复杂或持续性腹膜炎，肾上腺皮质反应可能会紊乱，可能会出现相对肾上腺功能不全的现象。病因尚不完全清楚，但可能由肾上腺皮质和糖皮质激素受体抵抗性消耗引起。相对肾上腺功能不全的患者皮质类固醇替代可以显著逆转脓毒症休克[27]。长期危重疾病导致全身储存的蛋白质分解代谢、肌肉浪费、负氮平衡，增加发病率与死亡率[28]。

许多作者已经表明：第三型腹膜炎术中腹腔培养出的微生物向肠球菌、肠杆菌、假单胞菌、白念珠菌和其他机会性致病菌和真菌转变[6,8]。事实上，经常从第三型腹膜炎中的腹膜腔培养出的病原体包括多耐药革兰氏阴性微生物、内在致病性低的内源性微生物[29]。这种转变可能反映了抗生素的压力，因为这些微生物对外科 ICU 使用的大多数一线抗生素具有耐药性。这些病原体的主要来源是患者的胃肠道。在危重疾病中，肠道灌注不足、肠道饥饿和抗菌药物消除正常的肠道菌群会导致黏膜萎缩，进而使肠道屏障功能丧失、微生物易位[30,31]。再者,手术操作可能会损害肠道,促进病原体的易位。微生物和毒素从肠腔进入血液和腹腔激活宿主的免疫炎症防御机制,因此免疫反应将失控和失衡,导致组织破坏和多器官衰竭。最后,第三型腹膜炎的超感染可能是由于邻近胃肠道易位的结果。第三型腹膜炎特征性菌群包括在危重患者近端消化道中过度生长的微生物,肠道定植与发生同一微生物导致的腹膜感染有很强的相关性[32]。经过适当的手术治疗,结合完整的宿主防御和适当的抗菌治疗可以完全治愈大多数继发性腹膜炎病例;当治疗干预和宿主防御的相互作用失败时,就会发生第三型腹膜炎。文献中表明,充分的灌注和肠内喂养对保存和恢复胃肠道和维持屏障功能很重要。此外,肠内喂养能保持源于GALT（肠道相关淋巴组织）的黏膜免疫。危重和高危手术患者的大量证据表明:肠内喂养减少感染并发症[33,34]。

与继发性腹膜炎患者相比,第三型腹膜炎患者具有显著更高数量的不同感染生物体。第三型腹膜炎免疫抑制患者的微生物谱与继发性腹膜炎患者不同。机会性细菌的数量,主要是位于肠道的细菌和真菌如念珠菌增加,机体由于免疫缺陷和长期的腹腔感染病原菌变得更具攻击性。第三型腹膜炎的菌群通常与院内 ICU 获得性感染的主要菌群相同[29]。此外,虽然我们不能证明菌血症与第三型腹膜炎有关,所有主要生物——念珠菌、肠杆菌、凝固酶阴性葡萄球菌,肠球菌是 ICU 中菌血症的常见病因。这些微生物的耐药谱显示,耐药率比继发性腹膜炎高 2~3 倍,对充分和特异的初始抗生素治疗形成挑战。

12.4　治疗

第三型腹膜炎中的抗生素治疗仍存在争议。早期目标导向治疗能改善严重脓毒症患者结果[6]。腹腔感染的初始抗生素治疗通常是经验性的,因为腹腔脓毒症 /PS 患者需要立即治疗,但经培养和棉签取得的微生物数据可能需要 24~48 小时才能获得。在腹腔脓毒症的背景下,所涉及的主要病原体是社区获得性微生物。相反,第三型腹膜炎通常是由更耐药的微生物菌群引起,复杂的多药方案可能是必要的。由于多耐药感染的高比率和侵袭性念珠菌病,第三型腹膜炎是一种具有高死亡率的危及生命的腹腔感染。这些危重患者应尽快开始抗菌治疗;此外,临床医生应该始终考虑,特别是在这些患者中,患者的生理病理学状况及所使用的抗生素的药代动力学特性,以确保及时、有效地使用抗生素[35]。第三型腹膜炎患者应该选择保守治疗。因为这些患者没有穿孔或渗漏,建议早期肠内营养。早期肠内营养可以防止胃肠道黏膜的萎缩、维持免疫力和正常的肠道菌群。通过对前瞻性随机试验的荟萃分析,减少了主要的脓毒症并发症[36]。

鉴于这些因素，对第三型腹膜炎进行手术似乎并不是关键因素，而对严重腹腔感染者再手术与相当严重的恶化和致命的死亡结果有关[37]。手术治疗后如 IL-6 等促炎介质水平升高，导致腹膜通透性增强，至少导致脓毒症休克和 MOF。再次开腹第三型腹膜炎患者发现局部液体包裹不良，而不是离散脓肿[6]。一旦发生了第三型腹膜炎，手术可能已是最后一招。事实上，重复干预可能反而严重导致局部免疫反应进一步恶化。此外，对内脏的操作可能会损害肠的完整性，从而促进易位。

12.5　结论

第三型腹膜炎是目前手术方法治疗腹腔感染的极限。从腹腔培养出了特定的病原体，尽管这是症状，而不是严重疾病的原因。高预后评分、高龄、内分泌功能障碍和真菌感染与高死亡率和第三型腹膜炎有关。一种以上感染病原患者更容易发生第三型腹膜炎，致死性结果与心血管和恶性肿瘤等共病有关。由于死亡率高和诊断容易延迟，在初次手术和术后第一天尽早确定有第三型腹膜炎风险患者非常重要。缺乏全身能量的腹膜炎症表明免疫麻痹，这种状态可为内源性或外源性。此外，内分泌应激反应对代谢、心血管和免疫稳态至关重要。

器官衰竭是导致死亡的主要原因，且第三型腹膜炎患者器官衰竭风险明显较高。

对高感染风险患者早期发现院内感染和增加初始充分的抗生素治疗率是第三型腹膜炎管理最重要的因素：准确地识别第三型腹膜炎和在第一个关键天给予最佳治疗对改善结果好处最大。

（隆毅 译，蒋正英 校）

参考文献

1. Calandra T, Cohen J. The international sepsis forum consensus conference on definition of infection in the intensive care unit. Crit Care Med. 2005;33:1538–48.
2. Weiss G, Steffanie W, Lippet H. Peritonitis: main reason of severe sepsis in surgical intensive care. Zentralbl Chir. 2007;132:130–7.
3. Chromik AM, Meiser A, Hölling J, Sülberg D, Daigeler A, Meurer K, et al. Identification of patients at risk for development of tertiary peritonitis on a surgical intensive care unit. J Gastrointest Surg. 2009;13:1358–67.
4. Buijk SE, Bruining HA. Future directions in the management of tertiary peritonitis. Intensive

Care Med. 2002;28:1024–9.

5. Marshall JC, Innes M. Intensive care unit management of intraabdominal infection. Crit Care Med. 2003;31:2228–37.

6. Nathens AB, Rotstein O, Marshall JC. Tertiary peritonitis: clinical features of a complex nosocomial infection. World J Surg. 1998;22:158–63.

7. Evans HL, Raymond DP, Pelletier SJ, et al. Tertiary peritonitis (recurrent diffuse or localized disease) is not an independent predictor of mortality in surgical patients with intraabdominal infection. Surg Infect. 2001;2:255–63.

8. Pahnofer P, Iazy B, Riedl M, Ferenc V, Ploder M, Jakesz R, et al. Age microbiology and prognostic scores help to differentiate between secondary and tertiary peritonitis. Langebecks Arch Surg. 2009;394:265–71.

9. Evans HL, Raymond DP, Pelletier SJ, et al. Diagnosis of intra-abdominal infections in the critically ill patient. Curr Opin Crit Care. 2001;7:117–21.

10. Malangoni MA. Evaluation and management of tertiary peritonitis. Am Surg. 2000;66:157–61.

11. Mishra SP, Tiwary SK, Mishra M, Gupta SK. An introduction on tertiary peritonitis. J Emerg Trauma Shock. 2014;7:121–3.

12. Koperna T. Surgical management of severe secondary peritonitis. Br J Surg. 2000;87:378.

13. Billing A, Fröhlich D. Prediction of outcome using the Mannheim peritonitis index in 2003 patients. Br J Surg. 1994;81:209–13.

14. Linder MM, Wacha H, Feldmann U, Wesch G, Streifensand RA, Gundlach E. The Mannheim Peritonitis Index. An instrument for the intraoperative prognosis of peritonitis. Chirurg. 1987;58:84–92.

15. Weiss G, Meyer F, Lippert H. Infectiological diagnostic problems in tertiary peritonitis. Langenbeck's Arch Surg. 2006;391:473–82.

16. Rangel-Fausto MS, Pittet D, et al. The natural history of the systemic inflammatory response syndrome (SIRS). A prospective study. JAMA. 1995;273:117–23.

17. Hensel M, Volk T, Docke WD, et al. Hyperprocalcitoninemia in patients with noninfectious SIRS and pulmonary dysfunction associated with cardiopulmonary bypass. Anesthesiology. 1998;89:93–104.

18. Mimoz O, Benoist JF, et al. Procalcitonin ad C-reactive protein during the early posttraumatic systemic inflammatory response syndrome. Intensive Care Med. 1998;24:185–8.

19. Ugarte H, Silva E, Mercan D, De Mendoca A, Vincent JL. Procalcitonin used as a marker of infection in the intensive care unit. Crit Care Med. 1999;27:498–504.

20. Rivers E, Nguyen B, Havstad S, et al. Early goal-directed therapy in the treatment of severe sepsis and septic shock. N Engl J Med. 2001;345:1368–77.

21. Heiss MM, Fraunberger P, Delanoff C, Stets R, Allgayer H, et al. Modulation of immune response by blood transfusion: evidence for a differential effect of allogeneic and autologous blood in colorectal cancer surgery. Shock. 1997;8:402–8.

22. Lundy J, Ford CM. Surgery, trauma and immune suppression. Evolving the mechanism. Ann Surg. 1983;197:434–8.

23. Asadullah K, Woiciechowsky C, Docke WD, et al. Very low monocytic HLA-DR expression indicates high risk of infection-immunomonitoring for patients after neurosurgery and patients during high dose steroid therapy. Eur J Emerg Med. 1995;2:184–90.

24. Cheadle WG, Mercer-Jones M, Heinzelmann M, Polk HC Jr. Sepsis and septic complications in the surgical patient: who in at risk? Shock. 1996;6:S6–9.

25. Mokart D, Merlin M, et al. Procalcitonin, interleukin 6 and systemic inflammatory response syndrome (SIRS): early markers of postoperative sepsis after major surgery. Br J Anaesth. 2005;94:767–73.

26. Bohen J, Mustard RA, Oxholm SE, Schouten D. APACHE II score and abdominal infection. Arch Surg. 1988;123:225.229.

27. Briegel J, Forst H, Haller M, Schelling G, Kilger E, Kuprat G, Hemmer B, Hummel T, Lenhart A, Heyduck M, Stoll C, Peter K. Stress doses of hydrocortisone reverse hyperdynamic sep-

sis shock: a prospective, randomized, double-blind, single-center study. Crit Care Med. 1999;27:723–32.

28. Douglas RG, Shaw JH. Metabolic response to sepsis and trauma. Br J Surg. 1989;76:115–22.
29. Nathens AB, Chu PT, Marshall JC. Nosocomial infection in the surgical intensive care unit. Infect Dis Clin N Am. 1992;6:657–75.
30. Swank GM, Deitch EA. Role of the gut in multiple organ failure: bacterial translocation and permeability changes. World J Surg. 1996;20:411–7.
31. Carrico CJ, Maekins JL, Marshall JC, Fry D, Maier RV. Multiple-organ-failure syndrome. Arch Surg. 1986;121:196–208.
32. Marshall JC, Christou NV, Meakins JL. The gastrointestinal tract: the "undrained abscess" of multiple organ failure. Ann Surg. 1993;218:111.
33. Minard G, Kudsk KA. Is early feeding beneficial? New Horiz. 1994;2:156–63.
34. Kudsk KA, Li J, Renegar KB. Loss of upper respiratory tract immunity with parenteral feeding. Ann Surg. 1996;223:629–35.
35. Sartelli M, Chichom-Mefire A, Labricciosa FM, Hardcastle T, Abu-Zidan FM, Adesunkanmi AK, et al. The management of intra-abdominal infections from a global perspective: 2017 WSES guidelines for management of intra-abdominal infections. World J Emerg Surg. 2017;12:29.
36. Moore FA, Feliciano DV, Andrassy RJ, McArdle AH, Booth FV, Morgenstein-Wagner TB, Kellum JM, Welling RE, Moore EE. Early enteral feeding, compared with parenteral, reduces postoperative septic complications. The results of a meta-analysis. Ann Surg. 1992;216:172–83.
37. Sautner T, Götzinger P, Redl-Wenzl EM, Dittrich K, Felfernig M, Sporn P, Roth E, Függer R. Does reoperation for abdominal sepsis enhance the inflammatory host response? Arch Surg. 1997;123:250–5.

第13章　吻合口瘘致术后腹膜炎的挑战

J.J.M.Claessen[1],F.F.van den Berg[1] and M.A.Boermeester[1]

1. Department of Surgery,Amsterdam UMC,University of Amsterdam,Amsterdam,
The Netherlands

J.J.M.Claessen
电子邮箱:j.j.claessen@amsterdamumc.nl
F.F.van den Berg
电子邮箱:f.f.vandenberg@amsterdamumc.nl
M.A.Boermeester(Corresponding author)
电子邮箱:m.a.boermeester@amsterdamumc.nl

　　吻合口瘘是术后腹膜炎的常见原因,具有高死亡率和高发病率的特点。其造成的继发性腹膜炎的管理仍具有挑战性,需要多学科参与、ICU 支持和全天候决策。再次剖腹手术前要完成增强 CT 检查。目前的证据表明,按需治疗策略是急诊手术后持续或复发性腹膜炎的首选治疗策略。使用网孔负压治疗装置作为临时封闭技术可帮助关腹,防止瘘的发生。

　　腹腔感染(Intra-abdominal infection,IAI)是肺炎之后引起严重脓毒症最常见的病因[1]。IAI 可分为非复杂 IAI 或复杂 IAI(cIAI)[2]。非复杂 IAI,即仅单一的腹腔内器官受累,感染未延伸到腹膜。cIAI 即从受影响的腹腔器官进入腹膜,引起(局限性或弥漫性)腹膜炎[3]。腹膜炎是指腹腔感染时脏层腹膜的局部反应,以及患者对含游离液体、微生物及毒素的肠道内容物的反应。

　　腹膜炎可分为原发性、继发性或第三型腹膜炎[5]。原发性腹膜炎是指腹膜腔弥漫性自发性的细菌感染,而胃肠道是完整的。这主要发生在有腹水的肝硬化患者、免疫功能低下或有腹膜透析导管的患者中。继发性腹膜炎是最常见的类型,一般指继发于腹腔内病变的急性腹膜感染,如空腔脏器穿孔、吻合口瘘(anastomotic leakage, AL)、肠坏死、非细菌性腹膜炎或渗透感染过程。继发性腹膜炎的发病率尚不完全清楚,但全球每年约有 1 900 万例患者[6]。第三型腹膜炎是一种定义不明,通常发生在(成功和充分的)手术控制治疗继发性腹膜炎以后,其特征是免疫功能低下的患者出现持续 / 反复感染,持续 /

反复感染低固有毒力的微生物[3,7]。在临床实践中第三型腹膜炎不是一个非常实用的术语，本质上它是继发性腹膜炎使用抗生素和手术治疗后微生物筛选和 / 或残余感染的结果。

"社区获得性"的继发性腹膜炎，是指阑尾炎或自发性穿孔例如胃溃疡穿孔等原发性感染引起的腹膜炎；"医院获得性"的继发性腹膜炎，如医源性穿孔，是择期腹部手术的并发症[8]。"医院获得性"腹膜炎是一个相对较新的术语，指在接受医疗过程中获得的感染。不仅包括在医院获得性的感染，还包括在护理机构、近 90 天内住院、积极的医学治疗（静脉治疗，伤口敷料）或 30 天内接受侵入性的门诊治疗（血液透析、化疗和放疗）的患者，它对区分潜在的病原体和相关的抗生素治疗至关重要[9]。由于存在潜在的并发症、非典型表现和泛耐药微生物的危险因素，医院获得性继发性腹膜炎患者的死亡率较高[10-15]。

术后腹膜炎定义为继发性腹膜炎和医院获得性腹膜炎。根据手术类型的不同，1%~20% 的剖腹手术患者会发生术后腹膜炎[16]。术后腹膜炎最常见的原因是 AL[17]，其他原因包括胃肠道意外损伤或肠缺血[12]。

13.1　吻合口瘘

所有的外科医生都会担心胃肠手术后出现 AL。对结肠和直肠切除术后 AL 发生率为 0.5%~21%[18]。AL 的发生率取决于被吻合的组织[19]。低风险吻合包括小肠和右半结肠切除术后的吻合，而高风险吻合见于全胃切除术、胰腺和结直肠手术。表 13.1 显示了不同类型吻合引起（继发性）腹膜炎的发生率[19-30]。但在报告此类结果时，对 AL 定义不清[18]，Bruce 等人在系统综述中发现 97 项研究中存在 57 个定义，并对 AL 制定了如下分类[31]。

表 13.1　根据类型或部位而定的吻合口瘘发生率

位置 / 类型	发生率（%）
胃	1~9
小肠	1~4
回结肠	2~6
结肠	3~5
结直肠	3~13
回肠直肠	5~19
胰腺	9~16
胆道	10~16

- 放射性漏：仅在常规影像学检查中发现的漏，无临床症状或轻微临床症状，无需特殊干预；
- 轻微临床漏：因临床症状发现的漏，如发热，白细胞增多，通过引流管或伤口出现肠/粪内容物、淀粉酶。其中一部分漏除抗生素和观察外，不需要的特定干预；而其他则需介入下引流或其他形式的干预，包括最终的再次手术。
- 大量临床漏：大量漏的临床体征跟轻微临床漏相同，但伴有脓毒症并发症，因此由于吻合口严重破坏，需干预（通常是再手术），及时治疗，否则可能危及生命。

13.2　吻合口瘘的危险因素

吻合口需要三个基本条件才能充分愈合：吻合口必须（i）紧、（ii）无张力、（iii）正常灌注。因此，为避免出现 AL，外科医生要仔细缝合，充分完善术前准备，注意血液供应[4]。AL 术后腹膜炎的风险取决于手术操作及危险因素，部分危险因素是可以改变的，而另一些因素是外科医生无法控制的[4,19]。这些危险因素包括但不限于：吻合口张力、缺氧、术中/术后红细胞输注、缺铁、缺血、营养不良、术前放射治疗、手术时间延长、肾功能衰竭、休克、类固醇治疗、吸烟、缺锌、酗酒、贫血、糖尿病、肥胖、应用血管加压剂、既往腹部手术和男性[14,19,32-35]。

13.3　相关微生物

术后腹膜炎主要与革兰氏阴性菌、革兰氏阳性菌、厌氧菌或念珠菌的多菌感染有关（表 13.2）[36]。相关微生物取决于 AL 的位置。最常见的病原体通常为大肠杆菌属和肠球菌属[37,38]。当渗漏发生在上消化道（即胃或十二指肠），细菌主要为链球菌属、大肠杆菌属和念珠菌属。当渗漏发生在小肠，细菌主要为非大肠杆菌肠杆菌科。在结肠和直肠，最常见的是大肠杆菌和厌氧菌[37-39]。

表 13.2　手术区域的微生物

	胃十二指肠	胆道	胰腺	小肠	结肠
G+					
链球菌属	++	−	−−	−−	−−
肠球菌属	−−	++	−−	−−	++
葡萄球菌属	−−	−	−−	−−	−−

续表

	胃十二指肠	胆道	胰腺	小肠	结肠
G-					
大肠杆菌属	++	++	++	++	++
肠杆菌属	−−	−	−−	−−	−−
假单胞菌属	−−	−	−−	++	−−
克雷伯菌属	−−	++	++	−−	+
变形杆菌属	−−	−−	++	−−	−−
厌氧菌					
拟杆菌属	−−	−−	++	++	++
梭菌属	−−	−−	−	−	++
念珠菌属	+	−	−	−	−
厌氧球菌	−−	−−	−	−−	+

++ 很常见,+ 常见,− 不出现,−− 很少出现

13.4　诊断

　　早期干预可改善腹部脓毒症患者的预后[40]。因此,早期诊断非常重要。但这对医务工作者来说仍是挑战,特别是当大手术后脓毒症的症状和体征不典型时,容易被忽略[12,41,42]。术后早期脓毒症与术后正常炎症反应很难区分[35]。此外,术后(医院获得性)腹膜炎患者,经体格检查发现的临床体征,比脏器穿孔来源的社区获得性继发性腹膜炎更少[43]。因此,这种不典型的临床表现可能是延误诊断和干预的原因。

　　出现术后腹痛、腹胀、肌紧张、发热、反跳压痛、心动过速、呼吸急促、突发性临床损害等临床体征,需怀疑术后腹膜炎[3,4,12]。炎症可导致麻痹性肠梗阻,引起恶心、便秘和呕吐[14]。患者在简单手术术后也可以出现异常的生命体征。在一项对 452 单纯单肠切除吻合患者的研究中,在术后第 6 天,58% 的患者出现心动过速,57% 的患者出现呼吸急促,35% 的患者出现低血压,9%的患者出现发热[44]。虽然这些异常的生命体征在 AL 患者中更常见,但对AL 的预测价值有限、不准确。使用阿片类镇痛药缓解疼痛,不会改变床边体格检查或手术决策的诊断准确性[45-47]。

　　实验室炎症指标可以辅助术后诊断,但对术后腹膜炎的阳性预测值(positive predictive value,PPV)较低[35]。对 AL 而言,这些生物标志物是非特

异性的。一些系统评价显示在结直肠手术后,C 反应蛋白(C-reactive protein, CRP)在 AL 诊断前几天显著升高,其阴性预测值(negative predictive value, NPV)高达 99%[48,49]。腹部大手术后出现感染并发症的患者不太可能在术后第 3 天出现 CRP 水平低于 159mg/L[50]。但术后 CRP 的 PPV 并不高。因此,CRP 的临床价值是阴性(排除)试验。术后(3~5 天)低 CRP 水平可以预测哪些患者不太可能出现 AL 和术后腹膜炎[48]。

虽然白细胞计数(white blood cell count,WBC)在诊断特殊腹腔内感染方面已经得到了广泛的研究,但关于 WBC 诊断继发性腹膜炎有效性或作为是否需立即手术的预测指标还较少[17]。在肠切除吻合术后第 6 天,约 1/5 的无并发症患者出现 WBC 增多(或 WBC 减少)[44]。其他研究也发现 WBC 是结直肠手术后 AL 的一个弱诊断标志物[49,51,52]。

对于择期结直肠手术后 AL 的预测,降钙素原(procalcitonin,PCT)也是一个有用的阴性预测指标,但不用于确诊 AL[53]。白介素 6(Interleukin-IL6)可排除术后并发症,术后第一天的 NPV 为 84%[54]。但是由于使用的临界值范围很广,因此其作用仍然不确定[3]。由于其他因素如严重手术创伤,失血、感染位置、炎症程度以及宿主的免疫状态[55],未出现 AL 的患者也可能出现系统性炎症反应和炎性生物标志物水平升高的情况,但 CRP 和 PCT 在几天后趋于正常。因此,若 CRP 或 PCT 水平持续升高,应该进一步的完善影像学以评估是否存在 AL[56]。反之,CRP 或 PCT 水平下降的患者可选择尽早出院[50]。

近期腹部手术后,腹腔引流物的内容物和量的变化可能是术后腹膜炎的标志,但正常的引流物并不能排除 AL 的存在。当腹腔引流液中胆汁、淀粉酶或脂肪酶水平明显升高时,有助于诊断[4]。

一旦根据生命体征、体格检查和实验室检查怀疑为术后腹膜炎,最有用的诊断方式是静脉注射造影剂的腹部 CT[57]。经口和静脉造影剂的 CT 成像对诊断术后腹膜炎的敏感性为 97.2%,优于超声(44.3%)[43]。在一些择期腹部手术术后早期腹腔内脓毒症患者中,CT 的 PPV 为 71%,导致许多假阳性,但其敏感性为 88%,NPV 为 85%[58]。如前所述,早期诊断 AL 可以预防术后腹膜炎。除了静脉造影剂,口服造影剂(oral contrast medium,OCM)主要用于近端吻合,而直肠造影剂用于远端(低位结肠和直肠)吻合[59]。大多数研究表明,CT 在结直肠手术后检测 AL 的敏感性和 PPV 约为 70%,特异性和 NPV 约为 90%[60,61]。CT 出现造影剂外渗是诊断结直肠手术后 AL 的唯一独立预测指标,且比游离气体更准确[62,63]。对于更近端,口服造影剂的 CT 敏感性仅为 60%,NPV 为 70%[59]。对于 Treitz 韧带以下吻合口,联合肠内造影剂,可将静脉造影剂的 CT 敏感性从 65% 提高到 74%[64]。直肠切除术(远端吻合)使用直肠造影剂灌肠(rectal contrast enema,RCE)后造影剂渗漏的敏感性可达

90%[60,63]。虽然大多数研究存在异质性,且数量较少,但似乎使用造影剂(口服或直肠)可以减少假阴性的数量[64]。但造影剂到达吻合口是很重要的,RCE 通常比 OCM 能更好地达到远端吻合。

但术后 CT 有相当比例的假阴性(1- 敏感性),这可能导致延迟再手术相关的死亡率增加[65]。这意味着危重症患者,特别是进行性器官衰竭患者,即使 CT 表现为阴性,也可能需要再次手术[12]。

13.5　治疗

13.5.1　初始治疗

处理 AL 引起的继发性腹膜炎的基础是充分的控制感染源、积极的液体复苏、器官支持和广谱抗生素[17]。延迟诊断和干预与不良预后相关。初期处理主要取决于吻合口瘘的腹膜内或腹膜外位置和腹膜炎的严重程度(流程图见图 13.1)。

应尽快给予目标性、积极的液体复苏。但对于患者是否需要在进入手术室前进行部分或完全液体复苏仍有争议[66,67]。在 1h 内给予覆盖革兰氏阳性、革兰氏阴性和厌氧菌的广谱抗生素。应根据当地抗菌药物指南,并与微生物学家密切沟通,决定抗生素选择和疗程[68]。多重耐药细菌的感染增加,为继发性腹膜炎的治疗增加了挑战。最近出现了新的抗生素(组合),但这些抗生素应作为最后的选择[69]。对于高危患者,建议增加抗真菌药物[68],特别是上消化道源性腹膜炎患者,或脓毒症出现前住院时间长的患者。

出现局限性或全身性腹膜炎,以及出现脓毒症或脓毒症休克症状的患者,最好在出现症状后 1h 内进行 CT 检查。游离腹腔内漏的患者需要紧急手术造口或改道造口。对于临床稳定的患者,小的脓肿(小于 3cm)可以通过使用抗生素和肠道休息保守治疗。大的、或多发性腹腔内脓肿需经皮引流。对于较大的腹膜外脓肿,可经皮经腹、经直肠或经臀肌引流。与结直肠吻合口相连的下骨盆脓肿,可在全麻下经肛门或经吻合口引流进行治疗,并定期更换内膜海绵,延迟经肛门闭合吻合口瘘。当接受保守治疗或引流的患者出现临床恶化或无明显改善时,不轮是否重复 CT 检查,应行探查性急诊再手术,控制感染源。

是否行急诊剖腹手术进行外科控制感染源,主要取决于吻合口瘘的大小和患者的临床状态[70]。对于较大的吻合口瘘,最安全的选择是切除吻合口,做末端造口(例如 Hartmann 法),但这会增加后期造口回纳相关的并发症的发生。或可以通过近端肠造口改道并进行再吻合,但仅限于血流动力学稳定的患者。对于血流动力学稳定的小吻合口瘘患者,可以考虑进行近端改道同时一期吻合,但可能导致感染源控制不足。对于结肠吻合术,当选择一期修复和

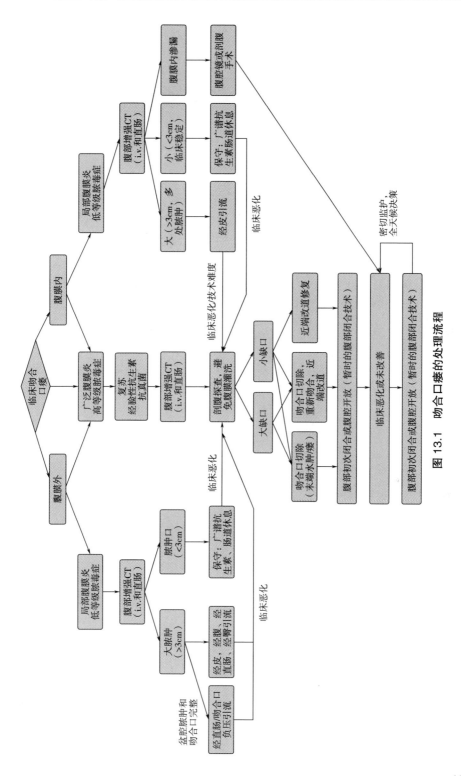

图 13.1 吻合口瘘的处理流程

近端分流时,可以行输出祥排空。强烈反对不进行近端改道的一期修复。使用常规和广泛的腹腔灌洗仍有争议,但应反对进行腹腔灌洗,因为它会促进炎症反应和多器官衰竭[68]。一般情况下,在急诊剖腹手术时抽吸感染的腹腔液体已足够。但对 Hinchey Ⅲ 并发憩室炎,腹腔镜腹腔灌洗术是一种有效的治疗选择,尽管部分患者需要切除乙状结肠,但总体造口率较低[71,72]。

13.5.2　急诊手术后治疗

对于急诊剖腹术后病情进展或未能改善的腹腔脓毒症患者,有必要会进行再剖腹,需基于“按需再剖腹”策略。应停用激进的手术方式,如根治性腹腔清创和腹腔开放,会导致较高的并发症发生率和死亡率[73-75]。在过去的十年,计划再剖腹术已不再流行,即每 2~3 天进行一次剖腹手术,直到清除腹腔感染。一项 RCT 比较了计划再剖腹术和按需再剖腹术对严重腹腔脓毒症患者的影响,结果显示在死亡率和并发症发生率方面无显著差异。然而,采用按需治疗策略,剖腹手术的数量明显减少,2/3 的患者在没有手术的情况下痊愈,且 ICU 住院时间更短,医疗费用更低[76]。当前仍流行的一种策略是损伤控制手术,最初来源于对创伤患者的救治:分期剖腹探查手术同时行腹腔开放,目的是治疗紧急且危及生命的病因,并延迟进行重建[77]。但仍缺乏证据证明,损伤控制手术对非创伤性如继发性腹膜炎有益,故相较于按需治疗,并不具优势[8,77]。按需治疗是一种安全的策略,只要有可能,外科医生应尽力一期完成腹腔关闭。一期腹腔开放会增加死亡率[78]。当因水肿而不能进行一期闭合时,建议使用暂时性腹腔关闭技术。最近的一项荟萃分析表明,在延迟闭合和瘘的发生率方面,持续网片介导筋膜牵引联合负压治疗效果最好[79]。积极关腹可能会出现腹腔间隔室综合征,但在 ICU 的支持和液体管理下,这种情况很少发生。

由于传统的评分系统不足以预测是否存在持续性的腹膜炎,决定是否进行再开腹手术仍然很困难[80]。一项最近开发并通过验证的诊断工具,可以建议外科医生对病情恶化或无改善的患者何时进行 CT 成像[81,82]。此外需要具有全天候决策能力的多学科团队。危重患者应收至能为复杂患者提供足够设施的 ICU(高水平 ICU)。

13.6　结果

继发性腹膜炎合并脓毒症的死亡率约为 30%。并发脓毒性休克和器官衰竭,使患者死亡率增加到 68%[12,83]。此外,继发性腹膜炎发病率高,并与长期住院和重症监护有关[84]。几种预测模型已经验证了腹膜炎的死亡率和发病率,包括一般预测模型,如用于预测 ICU 死亡率的急性生理学和慢性健康评估(APACHE-Ⅱ),简化急性生理学评分(SAPS),多器官功能障碍评分(MODS)和脓毒症相关器官功能衰竭评估(SOFA)[85,86];以及手术风险评估模型,如 Mannheim 腹膜炎指数,用于统计死亡率和发病率的生理和手术严重程度评分(POSSUM)[87,88]。但目前尚无预测死亡率和发病率的最佳临床评分系统。APACHE-Ⅱ 评分是急诊剖腹手术患者最准确的预后预测指标,包括术前和术后[89]。最近一项由 SOFA 评分和其他四个变量(年龄、最低体温、最高心率和红细胞压积)组成的预后模型,在术后出现粪性腹膜炎的危重患者中优于 SOFA 和 APACHE-Ⅱ 评分[90]。吻合口瘘后继发腹膜炎较为常见,包括切口疝、肠皮肤瘘、感染复发和 / 或脓肿,以及造口问题。这类患者生活质量也明显比一般人群差。

（郑慧君 译，郭丰 校）

参考文献

1. Angus DC, van der Poll T. Severe sepsis and septic shock. N Engl J Med. 2013;369(21):2063.
2. Menichetti F, Sganga G. Definition and classification of intra-abdominal infections. J Chemother. 2009;21(Suppl 1):3–4.
3. Sartelli M, Chichom-Mefire A, Labricciosa FM, Hardcastle T, Abu-Zidan FM, Adesunkanmi AK, et al. The management of intra-abdominal infections from a global perspective: 2017 WSES guidelines for management of intra-abdominal infections. World J Emer Surg. 2017;12:29.
4. Herzog T, Uhl W. Postoperative peritonitis: etiology, diagnosis, and treatment. In: Sartelli M, Bassetti M, Martin-Loeches I, editors. Abdominal sepsis; 2018. p. 179–200.
5. Holzheimer RG. Management of secondary peritonitis. In: Holzheimer RG, Mannick JA, editors. Surgical treatment: evidence-based and problem-oriented. Munich: Zuckschwerdt W. Zuckschwerdt Verlag GmbH; 2001.
6. Adhikari NK, Fowler RA, Bhagwanjee S, Rubenfeld GD. Critical care and the global burden of critical illness in adults. Lancet. 2010;376(9749):1339–46.
7. Holzheimer RG, Muhrer KH, L'Allemand N, Schmidt T, Henneking K. Intraabdominal infections: classification, mortality, scoring and pathophysiology. Infection. 1991;19(6):447–52.
8. Boldingh QJ, de Vries FE, Boermeester MA. Abdominal sepsis. Curr Opin Crit Care. 2017;23(2):159–66.
9. Cardoso T, Almeida M, Friedman ND, Aragao I, Costa-Pereira A, Sarmento AE, et al. Classification of healthcare-associated infection: a systematic review 10 years after the first proposal. BMC Med. 2014;12:40.
10. Anaya DA, Nathens AB. Risk factors for severe sepsis in secondary peritonitis. Surg Infect. 2003;4(4):355–62.
11. Augustin P, Kermarrec N, Muller-Serieys C, Lasocki S, Chosidow D, Marmuse JP, et al. Risk factors for multidrug resistant bacteria and optimization of empirical antibiotic therapy in post-operative peritonitis. Crit Care. 2010;14(1):R20.
12. Hecker A, Uhle F, Schwandner T, Padberg W, Weigand MA. Diagnostics, therapy and outcome prediction in abdominal sepsis: current standards and future perspectives. Langenbeck's Arch

Surg. 2014;399(1):11–22.

13. Lee DS, Ryu JA, Chung CR, Yang J, Jeon K, Suh GY, et al. Risk factors for acquisition of multidrug-resistant bacteria in patients with anastomotic leakage after colorectal cancer surgery. Int J Color Dis. 2015;30(4):497–504.

14. Pieracci FM, Barie PS. Management of severe sepsis of abdominal origin. Scand J Surg. 2007;96(3):184–96.

15. Seguin P, Fedun Y, Laviolle B, Nesseler N, Donnio PY, Malledant Y. Risk factors for multidrug-resistant bacteria in patients with post-operative peritonitis requiring intensive care. J Antimicrob Chemother. 2010;65(2):342–6.

16. Ordonez CA, Puyana JC. Management of peritonitis in the critically ill patient. Surg Clin North Am. 2006;86(6):1323–49.

17. Ross JT, Matthay MA, Harris HW. Secondary peritonitis: principles of diagnosis and intervention. BMJ. 2018;361:k1407.

18. Trencheva K, Morrissey KP, Wells M, Mancuso CA, Lee SW, Sonoda T, et al. Identifying important predictors for anastomotic leak after colon and rectal resection: prospective study on 616 patients. Ann Surg. 2013;257(1):108–13.

19. Phillips BR. Reducing gastrointestinal anastomotic leak rates: review of challenges and solutions. Open Access Surg. 2016;9:5–14.

20. Buchs NC, Gervaz P, Secic M, Bucher P, Mugnier-Konrad B, Morel P. Incidence, consequences, and risk factors for anastomotic dehiscence after colorectal surgery: a prospective monocentric study. Int J Color Dis. 2008;23(3):265–70.

21. Cong ZJ, Hu LH, Bian ZQ, Ye GY, Yu MH, Gao YH, et al. Systematic review of anastomotic leakage rate according to an international grading system following anterior resection for rectal cancer. PLoS One. 2013;8(9):e75519.

22. Damen N, Spilsbury K, Levitt M, Makin G, Salama P, Tan P, et al. Anastomotic leaks in colorectal surgery. ANZ J Surg. 2014;84(10):763–8.

23. Elton C, Makin G, Hitos K, Cohen CR. Mortality, morbidity and functional outcome after ileorectal anastomosis. Br J Surg. 2003;90(1):59–65.

24. Francone TD, Champagne B. Considerations and complications in patients undergoing ileal pouch anal anastomosis. Surg Clin North Am. 2013;93(1):107–43.

25. Gagner M, Kemmeter P. Comparison of laparoscopic sleeve gastrectomy leak rates in five staple-line reinforcement options: a systematic review. Surg Endosc. 2019;34:396–407.

26. Hyman N, Manchester TL, Osler T, Burns B, Cataldo PA. Anastomotic leaks after intestinal anastomosis: it's later than you think. Ann Surg. 2007;245(2):254–8.

27. Lee S, Carmody B, Wolfe L, Demaria E, Kellum JM, Sugerman H, et al. Effect of location and speed of diagnosis on anastomotic leak outcomes in 3828 gastric bypass cases. J Gastrointest Surg. 2007;11(6):708–13.

28. Lehmann RK, Brounts LR, Johnson EK, Rizzo JA, Steele SR. Does sacrifice of the inferior mesenteric artery or superior rectal artery affect anastomotic leak following sigmoidectomy for diverticulitis? A retrospective review. Am J Surg. 2011;201(5):623–7.

29. Leichtle SW, Mouawad NJ, Welch KB, Lampman RM, Cleary RK. Risk factors for anastomotic leakage after colectomy. Dis Colon Rectum. 2012;55(5):569–75.

30. Turrentine FE, Denlinger CE, Simpson VB, Garwood RA, Guerlain S, Agrawal A, et al. Morbidity, mortality, cost, and survival estimates of gastrointestinal anastomotic leaks. J Am Coll Surg. 2015;220(2):195–206.

31. Bruce J, Krukowski ZH, Al-Khairy G, Russell EM, Park KG. Systematic review of the definition and measurement of anastomotic leak after gastrointestinal surgery. Br J Surg. 2001;88(9):1157–68.

32. Fischer PE, Nunn AM, Wormer BA, Christmas AB, Gibeault LA, Green JM, et al. Vasopressor use after initial damage control laparotomy increases risk for anastomotic disruption in the management of destructive colon injuries. Am J Surg. 2013;206(6):900–3.

33. Lipska MA, Bissett IP, Parry BR, Merrie AE. Anastomotic leakage after lower gastrointestinal

anastomosis: men are at a higher risk. ANZ J Surg. 2006;76(7):579–85.

34. Ruggiero R, Sparavigna L, Docimo G, Gubitosi A, Agresti M, Procaccini E, et al. Postoperative peritonitis due to anastomotic dehiscence after colonic resection. Multicentric experience, retrospective analysis of risk factors and review of the literature. Ann Ital Chir. 2011;82(5):369–75.

35. Sartelli M, Griffiths EA, Nestori M. The challenge of post-operative peritonitis after gastrointestinal surgery. Updat Surg. 2015;67(4):373–81.

36. Muresan MG, Balmos IA, Badea I, Santini A. Abdominal Sepsis: An Update. J Crit Care Med (Targu Mures). 2018;4(4):120–5.

37. Herzog T, Chromik AM, Uhl W. Treatment of complicated intra-abdominal infections in the era of multi-drug resistant bacteria. Eur J Med Res. 2010;15(12):525–32.

38. Steinbach CL, Topper C, Adam T, Kees MG. Spectrum adequacy of antibiotic regimens for secondary peritonitis: a retrospective analysis in intermediate and intensive care unit patients. Ann Clin Microbiol Antimicrob. 2015;14:48.

39. Wong PF, Gilliam AD, Kumar S, Shenfine J, O'Dair GN, Leaper DJ. Antibiotic regimens for secondary peritonitis of gastrointestinal origin in adults. Coch Data Sys Rev. 2005;2:Cd004539.

40. Moore LJ, Moore FA, Jones SL, Xu J, Bass BL. Sepsis in general surgery: a deadly complication. Am J Surg. 2009;198(6):868–74.

41. Poeze M, Ramsay G, Gerlach H, Rubulotta F, Levy M. An international sepsis survey: a study of doctors' knowledge and perception about sepsis. Crit Care. 2004;8(6):R409–13.

42. Robson W, Beavis S, Spittle N. An audit of ward nurses' knowledge of sepsis. Nurs Crit Care. 2007;12(2):86–92.

43. Bader FG, Schroder M, Kujath P, Muhl E, Bruch HP, Eckmann C. Diffuse postoperative peritonitis—value of diagnostic parameters and impact of early indication for relaparotomy. Eur J Med Res. 2009;14(11):491–6.

44. Erb L, Hyman NH, Osler T. Abnormal vital signs are common after bowel resection and do not predict anastomotic leak. J Am Coll Surg. 2014;218(6):1195–9.

45. Attard AR, Corlett MJ, Kidner NJ, Leslie AP, Fraser IA. Safety of early pain relief for acute abdominal pain. BMJ. 1992;305(6853):554–6.

46. Falch C, Vicente D, Haberle H, Kirschniak A, Muller S, Nissan A, et al. Treatment of acute abdominal pain in the emergency room: a systematic review of the literature. Eur J Pain. 2014;18(7):902–13.

47. Vermeulen B, Morabia A, Unger PF, Goehring C, Grangier C, Skljarov I, et al. Acute appendicitis: influence of early pain relief on the accuracy of clinical and US findings in the decision to operate—a randomized trial. Radiology. 1999;210(3):639–43.

48. Singh PP, Zeng IS, Srinivasa S, Lemanu DP, Connolly AB, Hill AG. Systematic review and meta-analysis of use of serum C-reactive protein levels to predict anastomotic leak after colorectal surgery. Br J Surg. 2014;101(4):339–46.

49. Su'a BU, Mikaere HL, Rahiri JL, Bissett IB, Hill AG. Systematic review of the role of biomarkers in diagnosing anastomotic leakage following colorectal surgery. Br J Surg. 2017;104(5):503–12.

50. Gans SL, Atema JJ, van Dieren S, Groot Koerkamp B, Boermeester MA. Diagnostic value of C-reactive protein to rule out infectious complications after major abdominal surgery: a systematic review and meta-analysis. Int J Color Dis. 2015;30(7):861–73.

51. Pedersen T, Roikjaer O, Jess P. Increased levels of C-reactive protein and leukocyte count are poor predictors of anastomotic leakage following laparoscopic colorectal resection. Dan Med J. 2012;59(12):A4552.

52. Ge W, Chen G. The value of biomarkers in early diagnosis of anastomotic leak following colorectal tumor resection: a review of the literature between 2012 and 2017. Oncotarget. 2015; https://doi.org/10.18632/oncotarget.23604.

53. Su'a B, Tutone S, MacFater W, Barazanchi A, Xia W, Zeng I, et al. Diagnostic accuracy of procalcitonin for the early diagnosis of anastomotic leakage after colorectal surgery: a meta-

analysis. ANZ J Surg. 2019;90:675–80.

54. Rettig TC, Verwijmeren L, Dijkstra IM, Boerma D, van de Garde EM, Noordzij PG. Postoperative interleukin-6 level and early detection of complications after elective major abdominal surgery. Ann Surg. 2016;263(6):1207–12.

55. Welsch T, Frommhold K, Hinz U, Weigand MA, Kleeff J, Friess H, et al. Persisting elevation of C-reactive protein after pancreatic resections can indicate developing inflammatory complications. Surgery. 2008;143(1):20–8.

56. Garcia-Granero A, Frasson M, Flor-Lorente B, Blanco F, Puga R, Carratala A, et al. Procalcitonin and C-reactive protein as early predictors of anastomotic leak in colorectal surgery: a prospective observational study. Dis Colon Rectum. 2013;56(4):475–83.

57. Just KS, Defosse JM, Grensemann J, Wappler F, Sakka SG. Computed tomography for the identification of a potential infectious source in critically ill surgical patients. J Crit Care. 2015;30(2):386–9.

58. Go HL, Baarslag HJ, Vermeulen H, Lameris JS, Legemate DA. A comparative study to validate the use of ultrasonography and computed tomography in patients with post-operative intra-abdominal sepsis. Eur J Radiol. 2005;54(3):383–7.

59. Kornmann VN, van Ramshorst B, Smits AB, Bollen TL, Boerma D. Beware of false-negative CT scan for anastomotic leakage after colonic surgery. Int J Color Dis. 2014;29(4):445–51.

60. Kornmann VN, Treskes N, Hoonhout LH, Bollen TL, van Ramshorst B, Boerma D. Systematic review on the value of CT scanning in the diagnosis of anastomotic leakage after colorectal surgery. Int J Color Dis. 2013;28(4):437–45.

61. Marres CCM, van de Ven AWH, Leijssen LGJ, Verbeek PCM, Bemelman WA, Buskens CJ. Colorectal anastomotic leak: delay in reintervention after false-negative computed tomography scan is a reason for concern. Tech Coloproctol. 2017;21(9):709–14.

62. Huiberts AA, Dijksman LM, Boer SA, Krul EJ, Peringa J, Donkervoort SC. Contrast medium at the site of the anastomosis is crucial in detecting anastomotic leakage with CT imaging after colorectal surgery. Int J Color Dis. 2015;30(6):843–8.

63. Kauv P, Benadjaoud S, Curis E, Boulay-Coletta I, Loriau J, Zins M. Anastomotic leakage after colorectal surgery: diagnostic accuracy of CT. Eur Radiol. 2015;25(12):3543–51.

64. Samji KB, Kielar AZ, Connolly M, Fasih N, Doherty G, Chung A, et al. Anastomotic leaks after small- and large-bowel surgery: diagnostic performance of CT and the importance of intraluminal contrast administration. AJR Am J Roentgenol. 2018;210(6):1259–65.

65. Tamini N, Cassini D, Giani A, Angrisani M, Famularo S, Oldani M, et al. Computed tomography in suspected anastomotic leakage after colorectal surgery: evaluating mortality rates after false-negative imaging. Eur J Trauma Emerg Surg. 2019; https://doi.org/10.1007/s00068-019-01083-8.

66. Rhodes A, Evans LE, Alhazzani W, Levy MM, Antonelli M, Ferrer R, et al. Surviving sepsis campaign: international guidelines for management of sepsis and septic shock: 2016. Crit Care Med. 2017;45(3):486–552.

67. Solomkin JS, Mazuski JE, Bradley JS, Rodvold KA, Goldstein EJ, Baron EJ, et al. Diagnosis and management of complicated intra-abdominal infection in adults and children: guidelines by the Surgical Infection Society and the Infectious Diseases Society of America. Surg Infect. 2010;11(1):79–109.

68. van Ruler O, Boermeester MA. Surgical treatment of secondary peritonitis: a continuing problem. Der Chirurg; Zeitsch Geb Oper Med. 2017;88(Suppl 1):1–6.

69. Durand CR, Alsharhan M, Willett KC. New and emerging antibiotics for complicated intra-abdominal infections. Am J Ther. 2017;24(6):e763–e9.

70. Phitayakorn R, Delaney CP, Reynolds HL, Champagne BJ, Heriot AG, Neary P, et al. Standardized algorithms for management of anastomotic leaks and related abdominal and pelvic abscesses after colorectal surgery. World J Surg. 2008;32(6):1147–56.

71. Vennix S, Musters GD, Mulder IM, Swank HA, Consten EC, Belgers EH, et al. Laparoscopic peritoneal lavage or sigmoidectomy for perforated diverticulitis with purulent peritonitis: a

multicentre, parallel-group, randomised, open-label trial. Lancet. 2015;386(10000):1269–77.

72. Pan Z, Pan ZH, Pan RZ, Xie YX, Desai G. Is laparoscopic lavage safe in purulent diverticulitis versus colonic resection? A systematic review and meta-analysis. Int J Surg. 2019;71:182–9.

73. Polk HC Jr, Fry DE. Radical peritoneal debridement for established peritonitis. The results of a prospective randomized clinical trial. Ann Surg. 1980;192(3):350–5.

74. Robledo FA, Luque-de-Leon E, Suarez R, Sanchez P, de-la-Fuente M, Vargas A, et al. Open versus closed management of the abdomen in the surgical treatment of severe secondary peritonitis: a randomized clinical trial. Surg Infect. 2007;8(1):63–72.

75. Kao AM, Cetrulo LN, Baimas-George MR, Prasad T, Heniford BT, Davis BR, et al. Outcomes of open abdomen versus primary closure following emergent laparotomy for suspected secondary peritonitis: a propensity-matched analysis. J Trau Acut Care Surg. 2019;87(3):623–9.

76. van Ruler O, Mahler CW, Boer KR, Reuland EA, Gooszen HG, Opmeer BC, et al. Comparison of on-demand vs planned relaparotomy strategy in patients with severe peritonitis: a randomized trial. J Am Med Assoc. 2007;298(8):865–72.

77. Weber DG, Bendinelli C, Balogh ZJ. Damage control surgery for abdominal emergencies. Br J Surg. 2014;101(1):e109–18.

78. Chen Y, Ye J, Song W, Chen J, Yuan Y, Ren J. Comparison of outcomes between early fascial closure and delayed abdominal closure in patients with open abdomen: a systematic review and meta-analysis. Gastroenterol Res Pract. 2014;2014:784056.

79. Atema JJ, Gans SL, Boermeester MA. Systematic review and meta-analysis of the open abdomen and temporary abdominal closure techniques in non-trauma patients. World J Surg. 2015;39(4):912–25.

80. van Ruler O, Kiewiet JJ, Boer KR, Lamme B, Gouma DJ, Boermeester MA, et al. Failure of available scoring systems to predict ongoing infection in patients with abdominal sepsis after their initial emergency laparotomy. BMC Surg. 2011;11:38.

81. Atema JJ, Ram K, Schultz MJ, Boermeester MA. External validation of a decision tool to guide post-operative management of patients with secondary peritonitis. Surg Infect. 2017;18(2):189–95.

82. Kiewiet JJ, van Ruler O, Boermeester MA, Reitsma JB. A decision rule to aid selection of patients with abdominal sepsis requiring a relaparotomy. BMC Surg. 2013;13:28.

83. Sartelli M, Abu-Zidan FM, Catena F, Griffiths EA, Di Saverio S, Coimbra R, et al. Global validation of the WSES Sepsis Severity Score for patients with complicated intra-abdominal infections: a prospective multicentre study (WISS Study). World J Emer Surg. 2015;10:61.

84. Kiewiet J, van Ruler O, Reitsma J, Boermeester M. Treatment of secondary peritonitis: slow progress. Ned Tijdschr Geneeskd. 2009;153:A386.

85. Legall JR, Lemeshow S, Saulnier F. A new simplified acute physiology score (Saps-Ii) based on a European North-American Multicenter Study. J Am Med Assoc. 1993;270(24):2957–63.

86. Knaus WA, Draper EA, Wagner DP, Zimmerman JE. APACHE II: a severity of disease classification system. Crit Care Med. 1985;13(10):818–29.

87. Linder MM, Wacha H, Feldmann U, Wesch G, Streifensand RA, Gundlach E. The Mannheim Peritonitis Index—an instrument for the intraoperative prognosis of peritonitis. Der Chirurg; Zeitsch Geb Oper Med. 1987;58(2):84–92.

88. Copeland GP, Jones D, Walters M. POSSUM: a scoring system for surgical audit. Br J Surg. 1991;78(3):355–60.

89. Oliver CM, Walker E, Giannaris S, Grocott MP, Moonesinghe SR. Risk assessment tools validated for patients undergoing emergency laparotomy: a systematic review. Br J Anaesth. 2015;115(6):849–60.

90. Tridente A, Bion J, Mills GH, Gordon AC, Clarke GM, Walden A, et al. Derivation and validation of a prognostic model for postoperative risk stratification of critically ill patients with faecal peritonitis. Ann Intensive Care. 2017;7(1):96.

第 14 章　坏死性筋膜炎的处理

Saleh Abdel-Kader[1],Massimo Sartelli[2],Fikri M.Abu-Zidan[3]

1. Department of Surgery,NMC Specialty Hospital,Al Ain,United Arab Emirates and Department of Surgery,Ain Shams University Hospital,Cairo,Egypt
2. Department of Surgery,Macerata Hospital,Macerata,Italy
3. Department of Surgery,College of Medicine and Health Sciences,UAE University,Al-Ain,UAE

Fikri M.Abu-Zidan(通讯作者)
电子邮箱：fabuzidan@uaeu.ac.ae

关键词　坏死性筋膜炎　软组织感染　诊断　手术　抗生素

14.1　介绍

坏死性筋膜炎是一种软组织感染,开始于浅筋膜,并迅速进展到深筋膜,导致供应上层皮肤的小血管闭塞。最终发生皮肤坏死[1]。

当发展到坏死时可能会产生严重的影响,引发全身炎症反应综合征(systemic inflammatory response syndrome,SIRS)和脓毒症休克[2]。主要的诊断难点是区分浅表和深层软组织感染,后者更为严重。诊断延误会导致死亡率增加[3]。任何一层软组织(皮肤、皮下组织、浅筋膜、深筋膜和肌肉)的播散性感染都与其坏死有关,应被视为坏死性筋膜炎,因此需要紧急手术清创[4,5]。

14.2　流行病学

在英国每年大约有 500 例坏死性筋膜炎。26.1% 的病例与外伤直接相关,4.3% 与手术伤口有关。坏死性筋膜炎的危险因素包括糖尿病、严重的周围血管疾病、酒精中毒、创伤、恶性肿瘤(特别是白血病和淋巴瘤)、免疫力下降、器官移植、注射用药和使用非甾体抗炎药物[6]。坏死性筋膜炎的死亡率约为 25%，但当发生败血症时，死亡率上升到 80%[6]。

14.3　分类

感染病学会根据感染病原体的不同将坏死性筋膜炎分为两类。Ⅰ型坏死性筋膜炎是由多种微生物（需氧和厌氧微生物）引起的，通常起源于肠道菌群。Ⅱ型坏死性筋膜炎最常由 A 群链球菌（化脓性链球菌）、金黄色葡萄球菌、创伤弧菌、美人鱼弧菌、嗜水气单胞菌和厌氧链球菌引起[7]。中毒性休克综合征是由外毒素 A、B 和 C 的释放引起的，可在感染金黄色葡萄球菌后发生[8]。

14.4　坏死性筋膜炎的发病机制

A 组链球菌 M 蛋白产生胶原酶和透明质酸酶，导致筋膜和脂肪液化性坏死[9]。使皮肤与皮下组织分离，小血管血栓形成，组织坏死，氧饱和度降低和厌氧菌生长[10]。糖尿病微血管病变可降低组织氧合[1]。需氧菌和厌氧感染之间的协同作用释放肝磷脂酶、链激酶和链多肽酶，进一步破坏组织。感染延筋膜平面扩散的原因是坏死组织中白细胞的吞噬活性降低[11]。

从上层皮肤回流的静脉血流减少，最初是由脂肪和筋膜血栓性静脉炎引起的。随着更多的坏死和液化，通过病变筋膜和皮肤的营养动脉也形成血栓。最后，神经支配的局部皮肤发生缺血和坏死[12]。

14.5　临床表现

坏死性筋膜炎的早期诊断不易，因为这种疾病是罕见的，而且缺乏早期的症状体征。与身体表现不相称的疼痛是坏死性筋膜炎的最早症状，随着疾病进展消失[6]。只有 40% 的患者出现发热。无发热并不排除坏死性筋膜炎的诊断。误诊为蜂窝织炎或脓肿形成的病例并不少见[13]。

相对于全身表现，皮肤表现可能是最少的。可识别 3 个层次的皮肤表现：Ⅰ期（早期）表现为发热、压痛、红斑、肿胀、木质皮肤硬化；Ⅱ期（中期）表现为水疱和大疱；Ⅲ期（晚期）表现为出血性大疱、捻发音、皮肤麻木和坏死（图 14.1）。在晚期，患者可能出现脓毒症[14]。

坏死性筋膜炎可发生在广泛的解剖部位，包括外生殖器和会阴（福涅尔坏疽）或下颌骨区域。福涅尔坏疽是一种广泛的、迅速进展的坏死，影响外生殖器和会阴的筋膜和筋膜周围平面。它经常延伸到腹壁，进入直肠周围和臀肌间隙，偶尔也进入腹膜后。福涅尔坏疽的早期诊断取决于生殖器不适和瘙痒

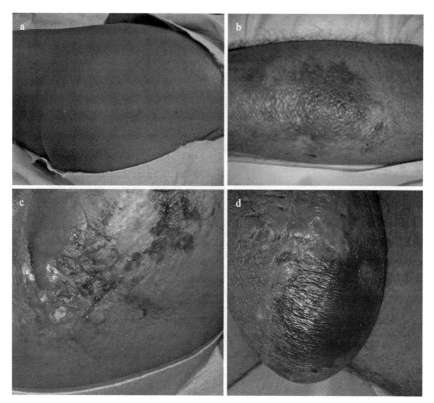

图 14.1　坏死性筋膜炎的临床表现非常具有欺骗性。可能有不明显的皮肤变化
（a）、类似蜂窝组织炎的变化（b）、破裂的皮肤大疱（c）或皮肤坏死（d）（阿联酋 UAE
大学 Medicine and Health Sciences 学院 Fikri Abu-Zidan 教授提供）（见文末彩插）

的临床症状，其次是阴囊疼痛、生殖器水肿和红斑。如果不及时治疗，就会发
展为阴囊部分坏死、硬化、摩擦音、异味和发热。

头颈部的坏死性筋膜炎是罕见的，因为该部位有丰富的血液供应。它包
括头部、面部和 / 或颈部感染。最常见的感染源是牙源性（47%），特别是第二
和第三臼齿，因为它们的根位于下颌舌骨线以下。其他感染源包括咽炎、牙龈
炎、扁桃体炎、唾液腺感染、中耳炎和乳突炎。恶性肿瘤和放射治疗降低免疫
力，易发生坏死性筋膜炎。有 5% 的病例，无法确定主要来源。

14.6　诊断

坏死性筋膜炎的诊断主要是临床诊断。坏死性筋膜炎没有特别的实验
室诊断方法。但是，某些血液调查可以帮助区分坏死性筋膜炎和其他软组
织感染，如白细胞计数超过 14 000/mm³，C 反应蛋白升高超过 13mg/dL，血

清钠水平低于 135mg/L, 血尿素氮水平 >15mg/dl, 肌酸激酶（CK）水平超过700U/L[1,6,15]。目前最准确的诊断评分系统是坏死性筋膜炎实验室风险指标（LRINEC 评分系统）。它可以有效地辅助临床诊断坏死性筋膜炎。在新加坡, 6 分诊断坏死性筋膜炎的敏感性为 93%, 特异性为 92%, 而在英国进行的一项验证研究中, 敏感性为 74%, 特异性为 81%[13,16]。

对于严重中毒的患者, 不能因为放射学成像检查而延误需要立即实施的手术清创。X 线片、超声、计算机断层扫描（CT）和磁共振成像（MRI）可用于坏死性筋膜炎的诊断。在坏死性筋膜炎的早期, 影像学表现是非特异性的, 与蜂窝织炎相似。包括组织样密度和增厚改变。在晚期, X 线片可显示软组织气肿沿着筋膜平面出现[17]。危重患者可以在床旁进行超声检查。皮下空气在筋膜层表现为高回声白点, 而水肿在组织层表现为低回声。肌肉组织水肿（图 14.2）[18]。

CT 表现可能与软组织炎症或液化性坏死的病理表现相关。表现为真皮增厚, 软组织衰减增加, 炎性脂肪密度异常增强, 以及可能的浅表或深层的月牙形气体或液体聚集, 沿筋膜平面延升。CT 是最敏感的软组织气体检测方法（图 14.3）。然而, 在疾病的早期阶段, 这种气体可能不存在或检测不到。CT 可以显示潜在的感染源或发现严重的并发症, 如血管破裂并发组织坏死[19]。

MRI 可详细评估软组织感染。但由于它很耗时, 并且会延误病人管理, 通常不会在紧急情况下进行 MRI 检查[17]。坏死性筋膜炎的 MRI 关键表现是沿深筋膜的高 T_2 信号。其特征是广泛累及深肌间筋膜, 在 STIR 或脂肪抑制 T_2 加权成像中筋膜增厚达 3mm 或以上, 累及 3 个或更多

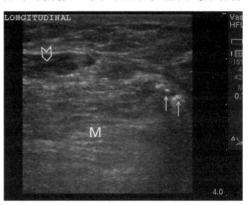

图 14.2　坏死性筋膜炎的超声表现包括: 闪亮的高回声白点代表空气（细箭头）, 筋膜间低回声集合代表脓液（粗箭头）和肌肉组织水肿（M）（阿联酋 UAE 大学 Medicine and Health Sciences 学院 Fikri Abu-Zidan 教授提供）

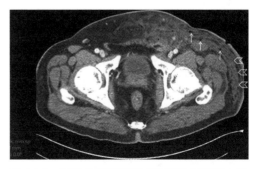

图 14.3　坏死性筋膜炎的 CT 表现包括真皮增厚、软组织衰减增加（粗箭头）和软组织气体（白色细箭头）（NMC 专科医院外科 Saleh Abdel-Kader 博士提供, Al-Ain, UAE）

室腔,深筋膜脂肪抑制 T_2 加权成像低信号,对比后无相应增强。提示周围真皮和软组织增厚,在 T_1 加权序列上信号强度不一,而在液体敏感序列上信号强度增加。与蜂窝织炎相比[20],坏死性筋膜炎的皮下水肿通常不太突出。

对于阴性或非特异性影像学表现及临床高度怀疑坏死性筋膜炎的患者,应立即进行手术探查。相对稳定的患者可进行影像学检查随访。晚期气体聚集在 MRI 上为点状或曲线状 T_1 和 T_2 低信号灶。静脉注射钆造影剂可增加对组织坏死的敏感性,并可用于受累软组织的更详细的评估。异常筋膜通常会增强,并可能被不增强的岛状组织包围。然而,坏死性筋膜炎患者也可能出现肾衰竭,因此静脉注射钆可能不适用[21]。

在手术清创术中,如果示指能轻易地沿面剥离深筋膜下的皮下组织,则"指检"为阳性。其他可证实诊断的手术发现包括:灰色坏死组织;筋膜水肿;血管形成血栓;稀薄的水状恶臭液体(洗碗水样脓液),以及不收缩的肌肉[1,13]。

深层组织培养和活检对于指导进一步的抗生素治疗至关重要,即使需要更长的时间才能得到结果。坏死性筋膜炎的组织病理学表现包括骨骼肌束周围筋膜间和筋膜内纤维间隔的水肿,炎症细胞(浆细胞、淋巴细胞、中性粒细胞和少数嗜酸性粒细胞)的浸润,以及早期成纤维细胞增殖。对组织液和渗出液进行革兰氏染色常提示感染病原体[6,22]。

14.7　治疗

对所有坏死组织立即进行积极的外科清创术是成功治疗坏死性筋膜炎的基础(图 14.4)。它是决定患者临床结果的唯一最重要的治疗方式。控制感染源的手术可以阻止坏死性筋膜炎的扩散,并防止导致全身性脓毒症的炎症介质的释放[13,23]。

应在手术清创前立即开始覆盖革兰氏阴性和革兰氏阳性厌氧菌和需氧菌的经验广谱抗菌治疗,并应根据培养结果和临床进展进行更改[24]。单纯清创并不能使全身性败血症患者的病情迅速改变。有多个征象提示患者应该在重症监护病房进行管理,包括需要液体复苏、严格监测、适当的伤口敷料和频繁地广泛清创[11]。

成功地处理严重坏死性筋膜炎需要多学科团队的方法,反复评估,重症监护支持,营养支持,如需要,进行重建 / 康复[14]。

在颈椎坏死性筋膜炎的个别病例中,立即气道控制是至关重要的。考虑早期气管切开术是必要的,以避免在反复清创后插管困难[10]。在部分有尿道或阴茎受累的患者中,可能需要通过耻骨上膀胱造口进行尿路改道。通常来说,导尿即可使尿液充分转移。肛门直肠区域受累的患者粪便污染风险高,可能需要结肠造口术[24]。福涅尔坏疽患者极少需要切除睾丸和阴茎[11]。

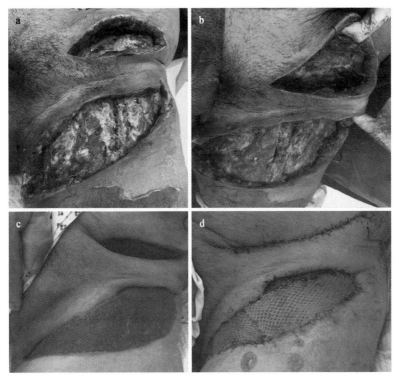

图 14.4　对坏死组织立即、积极、反复的外科清创术（a、b）对控制感染源、阻止疾病传播和取得成功的临床结果至关重要，干净的创面缺损可以通过一期闭合（c）或皮肤移植（d）来闭合。（Courtesy of Dr Saleh Abdel-Kader, Department of Surgery, NMC Specialty Hospital, Al-Ain, UAE）（见文末彩插）

　　由于继发的感染或延迟的初次创面闭合，清创创面通常位于足跟部位，真空辅助引流已显示出成功的结果。然而，对于大面积洁净创面缺损的患者，则建议采用植皮或局部皮瓣进行重建手术[23,25]。

　　高压氧治疗（hyperbaric oxygen therapy, HBOT）是公认的坏死性筋膜炎的辅助治疗方法，已被高压氧医学会正式接受。HBOT 需要在 2.5 绝对大气（2.5 ATA）压力下提供 100% 的氧气，时间为 90~120 分钟[26]。HBOT 改善白细胞功能，抑制厌氧生长，抑制毒素产生，增强某些抗生素对细菌细胞的渗透，并与某些抗菌药物具有协同作用[27]。HBOT 促进伤口愈合、血管生成、刺激成纤维细胞和肉芽组织的产生。HBOT 作为辅助治疗的作用一直存在争议，也没有发表过前瞻性随机临床试验。如果可行，高压氧治疗是有益的，但不应延误手术治疗，特别是如果患者需要转到另一个科室[28]。

　　静脉注射免疫球蛋白治疗（intravenous immunoglobulin therapy, IVIG）是另一种辅助治疗方式，可改善坏死性筋膜炎患者的预后。其作用机制包括抑制分泌的外毒素的超抗原活性,逆转 T 细胞的过度增殖,下调肿瘤坏死因子的产生。此外,它降低了严重 A 组链球菌感染患者的死亡率[29]。最近的研究表明,IVIG 和安慰剂在住院时间和死亡率方面没有差异[30]。

14.8　重点

- 坏死性筋膜炎是一种罕见的、迅速发展的、通常致命的软组织感染。临床医生应高度警惕坏死性筋膜炎的诊断。
- 患者通常表现为皮肤感染引起的疼痛和肿胀,与体格检查不相匹配。糖尿病、肝硬化和其他与免疫抑制相关的疾病增加了这种疾病的发病率。
- 在坏死性筋膜炎的临床诊断中,LRINEC 评分是一个有用的辅助指标,特别是增加了诸如疼痛、发热和合并症等临床参数。实验室检查并不特异,但可能有助于评估疾病的严重程度。
- 影像学显示脓毒症患者沿筋膜平面的气体分布,具有特征性。CT 和 MRI 是最重要的影像学检查。坏死性筋膜炎的 CT 特征是软组织气体影与深筋膜内的液体聚集。MRI 在检测组织受累程度和范围方面更有效。
- 早期决定探查和广泛清创坏死组织是有效的。
- 适当的抗生素治疗、液体复苏和适当的伤口护理是至关重要的。
- 全身性脓毒症患者应在重症监测室加强监测,并由多学科团队管理。
- HBOT 和 IVIG 是辅助治疗。一些中心提倡上述辅助治疗;然而,它们的益处还没有得到证实。

(蒋渊　译,刘志勇　校)

参考文献

1. Goh T, Goh LG, Ang CH, Wong CH. Early diagnosis of necrotizing fasciitis. Br J Surg. 2014;10:119–25.
2. May AK, Stafford RE, Bulger EM, Heffernan D, Guillamondegui O, Bochicchio G, Eachempati SR, Surgical Infection Society. Treatment of complicated skin and soft tissue infections. Surg Infect. 2009;10:467–99.
3. Elliott DC, Kufera JA, Myers RA. Necrotizing soft tissue infections. Risk factors for mortality and strategies for management. Ann Surg. 1996;224:672–83.
4. Stevens DL, Bisno AL, Chambers HF, Dellinger EP, Goldstein EJ, Gorbach SL, et al. Practice guidelines for the diagnosis and management of skin and soft tissue infections: 2014 update by the Infectious Diseases Society of America. Clin Infect Dis. 2014;59:147–59.
5. Sartelli M, Guirao X, Hardcastlem T, et al. Recommendations for the management of skin and soft-tissue infections. World J Emerg Surg. 2018;13:58.
6. Richard P, Usatine MD, Sandy N. Dermatologic emergencies. American Family Physician. 2010;82:773–80.

7. Wong CH, Chang HC, Pasupathy S, Khin LW, Tan JL, Low CO. Necrotizing fasciitis: clinical presentation, microbiology, and determinants of mortality. J Bone Joint Surg Am. 2003;85-A:1454–60.
8. Pasternack MS, Swartz MN. Skin and soft tissue infections: cellulitis, necrotizing fasciitis, and subcutaneous tissue infections. In: Mandell GL, Bennett JE, Dolin R, editors. Principles and practices of infectious diseases. 7th ed. Philadelphia, PA: Elsevier; 2010. p. 1307–9.
9. Darenberg J, Luca-Harari B, Jasir A, et al. Molecular and clinical characteristics of invasive group A streptococcal infection in Sweden. Clin Infect Dis. 2007;45:450–8.
10. Oguz H, Yilmaz MS. Diagnosis and management of necrotizing fasciitis of the head and neck. Curr Infect Dis Rep. 2012;14:161–5.
11. Sroczyński M, Sebastian M, Rudnicki J, Sebastian A, Agrawal AK. Complex approach to the treatment of Fournier's gangrene. Adv Clin Exp Med. 2013;22:131–5.
12. Howell GM, Rosengart MR. Necrotizing soft tissue infections. Surg Infect. 2011;12:185–90.
13. Sultan HY, Boyle AA, Sheppard N. Necrotising fasciitis. BMJ. 2012;345:4274–9.
14. Gunaratne DA, Tseros EA, Hasan Z, et al. Cervical necrotizing fasciitis: systematic review and analysis of 1235 reported cases from the literature. Head Neck. 2018;40:2094–102.
15. Usatine R, Smith MA, Mayeaux EJ Jr, Chumley H, Tysinger J. The Color Atlas of family medicine, vol. 128. New York, NY: McGraw-Hill; 2009. p. 1–2.
16. Bechar J, Sepehripour S, Hardwicke J, Filobbos G. Laboratory risk indicator for necrotising fasciitis (LRINEC) score for the assessment of early necrotising fasciitis: a systematic review of the literature. Ann R Coll Surg Engl. 2017;99:341–6.
17. Schurr C, Burghartz M, Miethke T, Kesting M, Hoang N, Staudenmaier R. Management of facial necrotizing fasciitis. Eur Arch Otorhinolaryngol. 2009;266:325–31.
18. Yen ZS, Wang HP, Ma HM, Chen SC, Chen WJ. Ultrasonographic screening of clinically-suspected necrotizing fasciitis. Acad Emerg Med. 2002;9:1448–51.
19. Struk DW, Munk PL, Lee MJ, Ho SG, Worsley DF. Imaging of soft tissue infections. Radiol Clin N Am. 2001;39:277–303.
20. Hayeri MR, Ziai MP, Shehata ML, Teytelboym OM. Soft-tissue infections and their imaging mimics: from cellulitis to necrotizing fasciitis. Rad Graph. 2016;36:1888–910.
21. Kim KT, Kim YJ, Won Lee J, Kim YJ, Park SW, Lim MK, Suh CH. Can necrotizing infectious fasciitis be differentiated from non-necrotizing infectious fasciitis with MR imaging? Radiology. 2011;259:816–24.
22. Chaudhry AA, Baker KS, Gould ES, Gupta R. Necrotizing fasciitis and its mimics: what radiologists need to know. Musculoskel Imag: AJR. 2015;204:128–39.
23. Ord R, Coletti D. Cervico-facial necrotizing fasciitis. Oral Dis. 2009;15:133–41.
24. Yanar H, Taviloglu K, Ertekin C, Guloglu R, Zorba U, Cabioglu N, Baspinar I. Fournier's gangrene: risk factors and strategies for management. World J Surg. 2006;30:1750–4.
25. Huang WS, Hsieh SC, Hsieh CS, Schoung JY, Huang T. Use of vacuum-assisted wound closure to manage limb wounds in patients suffering from acute necrotizing fasciitis. Asian J Surg. 2006;29:135–9.
26. Levett DZ, Bennett MH, Millar I. Adjunctive hyperbaric oxygen for necrotizing fasciitis. Cochrane Database Syst Rev. 2015;1:CD007937.
27. Faunø Thrane J, Ovesen T. Scarce evidence of efficacy of hyperbaric oxygen therapy in necrotizing soft tissue infection: a systematic review. Infect Dis (Lond). 2019;51:485–92.
28. Memara MY, Yekania M, Alizadehd N, Baghi HB. Hyperbaric oxygen therapy: antimicrobial mechanisms and clinical application for infections. Biomed Pharmacother. 2019;109:440–7.
29. Norrby-Teglund A, Ihendyane N, Darenberg J. Intravenous immunoglobulin adjunctive therapy in sepsis, with special emphasis on severe invasive group A streptococcal infections. Scand J Infect Dis. 2003;35:683–9.
30. Madsen MB, Hjortrup PB, Hansen MB, et al. Immunoglobulin G for necrotising soft tissue infections (INSTINCT): a randomised, blinded, placebo-controlled trial. Intensive Care Med. 2017;43:1585–93.

第15章 老年患者的感染

Mario Improta[1], Fausto Catena[2], Luca Ansaloni[1], Massimo Chiarugi[3], Massimo Sartelli[4], Federico Coccolini[3]

1. General, Emergency and Trauma Surgery Department, Bufalini Hospital, Cesena, Italy
2. Emergency Surgery Department, Maggiore Hospital, Parma, Italy
3. General, Emergency and Trauma Surgery Department, Pisa University Hospital, Pisa, Italy
4. Department of Surgery, Macerata Hospital, Macerata, Italy

Mario Improta
电子邮箱:mario.improta@studio.unibo.it
Luca Ansaloni
电子邮箱:lansaloni@asst-pg23.it

关键词 腹膜炎 腹腔内感染 腹腔内脓毒症 老年患者

15.1 背景

与择期手术相比,腹部急诊手术的预后更差,特别是在老年患者中更为明显。

在老年人中,因腹膜炎而进行急诊剖腹探查术具有高风险,伴有更高的死亡率和围术期不良事件发生率[1,2]。

随着整体护理的推进,全球老龄化及预期寿命增加,因急性腹膜炎收入急诊的老年患者数量也随之增多,尽管在老年人群中,腹腔脓毒症的疾病模式和流行病学存在很大差异,但需要进行手术的患者数量依然在增加[3]。

15.2 老年患者与急性腹膜炎预后

尽管重症监护技术不断发展,65岁以上接受急诊腹部手术的患者依然预后更差,在某些疾病下其死亡率高达 44%。最近有学者认为,老年患者实际手术病死率被低估了,因为大多数研究选用住院时间或是 30 天死亡率作为统计数据,但老年患者术后恢复时间更长,所以长期随访过程中,其死亡风险增加。Rangel 等人对 390 例接受急诊手术的 70 岁以上患者进行回顾性分析,发现 30 天病死率为 16.2%,而一年病死率为 32.5%,反映出这类人群在一年内预后急剧恶化[4]。

最近由世界急诊外科学会(World Society of Emergency Surgery,WSES)设计进行的一项全球前瞻性观察研究(CIAOW 研究)中发现,患者年龄是病死率的独立预测因素(OR=1.1;95% 置信区间:1.0~1.1;$P<0.000\ 1$)[4-6]。

15.3　老年急性腹膜炎患者分层分析

腹膜炎引起的脓毒症反应与已经存在的合并症有关,也使得老年患者不良预后的风险更高,此外,老年患者对于这些应激的生理性反应发生紊乱,所以腹膜炎的征象可能并不明显,这些因素都可能会导致延迟诊断,从而进一步增加死亡风险[7]。

衰老是一个不可避免的自然过程;内环境稳态的下降和器官功能退化均可导致机体对外界产生的应激耐受能力下降,表现为致残和致死率明显增加。

体内稳态的下降和机体衰弱的加重导致老年人承受环境伤害的能力下降,并与残疾和死亡的倾向增加相关。

很多针对老年人病理生理改变的研究显示,老年人常常伴有低水平的炎症反应过程,在脓毒症和外科手术应激下这一炎症反应过程将会上调[8]。

衰弱被认为是机体储备功能的下降,它使得机体对轻微的应激就会产生严重的连锁反应。评估患者衰弱程度是具有挑战性的,通常依赖于临床医师的主观判断或是客观测量数据如步行能力而进行评估,很难在急诊的情况下进行评价。

为了解决这一难题,有学者提出肌肉减少症这一概念作为评估患者衰弱的替代指标[9]。最近也提出了一种以肌肉减少来评价衰弱的相应方法。在急诊中可以通过 CT 扫描测量 L_3 平面腰大肌横截面积,并通过患者身高对测量值进行标准化,从而将"总腰大肌指数"<1.50cm^2/m^2(女性)或 2.16cm^2/m^2(男性)定义为肌肉减少症{总腰大肌指数 =[左侧 + 右侧腰大肌面积(cm^2)]/ 身高 ^{2}(m^2)]}。通过这种快速简易的方式,识别出急诊术后存在肌肉减少症的患者,通过一年的随访发现其具有更高的死亡率(存在肌肉减少症时死亡率为 49%,而不存在肌肉衰减征时死亡率为 27%;$P<0.01$)[10]。

许多经过验证的风险评分,如生理学和手术严重程度评分(POSSUM 评分),已经被用来预测围术期死亡率,但这些评分并不是针对老年人群体的,而且其目标是预测 30 天的死亡率,这也是近期的质疑焦点,因为有研究表明老年人在急诊术后 12 个月之内其死亡率都是持续增加的[4]。

其他评分,如针对复杂腹腔感染患者的 WSES 脓毒症严重程度评分,因其能够有效地评估外科术后生存率,故而推荐用于术后患者危重程度的评估。评分为 0~3 分的患者总体死亡率为 0.63%,评分 4~6 分的患者为总体死亡率为 6.3%,评分≥7 分的患者总体死亡率为 41.7%。同样评分≥9 分的患者死亡率为 55.5%,那些评分≥11 分的患者死亡率为 68.2%,评分≥13 分的患者其死亡率为 80.9%[11]。该评分应用中主要的限制在于它需要很多临床信息才能完成,同时也需要明确导致腹膜炎的诊断,而有时明确的诊断只有在外科术后才能获得,正因如此,该评分在术前决策中的应用价值下降(表 15.1)。

表 15.1　复杂腹腔感染患者 WSES 脓毒症严重程度评分(分值 0~18)

入院时临床状况	
● 入院时存在严重脓毒症(急性器官功能障碍)	3 分
● 入院时存在脓毒症休克(以急性循环系统衰竭为特征的持续性动脉系统低血压,通常需要血管活性药物维持血压)	5 分
● 医疗保健相关感染	2 分
腹腔感染源	
● 结肠非憩室穿孔导致腹膜炎	2 分
● 小肠穿孔致腹膜炎	3 分
● 憩室性弥漫性腹膜炎	2 分
● 术后弥漫性腹膜炎	2 分
感染源控制延迟	
● 初始干预延迟[术前腹膜炎(局部或弥漫性)持续时间 >24 小时]	3 分
危险因素	
● 年龄 >70 岁	2 分
● 免疫抑制(长期应用糖皮质激素,应用免疫抑制剂,化疗,淋巴系统疾病,病毒感染)	3 分

某些指标,如低血清白蛋白和低 BMI 也被认为是手术后 1 年内长期病死率的预测因素,在单变量分析中,白蛋白 >3.5g/dl 的患者生存率为 59.8%,而对照组(白蛋白 <3.5g/dl 的人群)为 40.2%($P<0.001$)[4]。

15.4 结论

对伴有急性腹膜炎的老年患者的救治是一个巨大的挑战,为改善预后,积极组织完善紧急救治系统是必需的。伴有急性腹膜炎的老年患者一旦入院,外科医师就需要比较其外科手术干预的利弊以明确外科干预的合理性,因为老年人群内在的脏器功能衰退和合并症,其外科手术风险明显增加。外科医师需要结合临床情况、实验室检查和影像检查等手段更好地提供最佳治疗方式,即使在急诊情况下,也需要这些检查信息帮助患者及家庭作出相应决定,并对长期预后作出理性的判断。

（李蕊 译,蒋正英 校）

参考文献

1. Arenal JJ, Bengoechea-Beeby M. Mortality associated with emergency abdominal surgery in the elderly. Can J Surg. 2003;46(2):111–6.
2. Zerbib Ph, Kuick JF, Lebuffe G, Khoury-Helou A, Pleiner I, Chamnbon JP. Emergency major abdominal surgery in patients over 85 years of age. World J Surg. 2005;29(7):820–5.
3. Thorsen K, Soreide JA, Kvaloy JT, Glomsaker T, Soreide K. Epidemiology of perforated peptic ulcer: age and gender-adjusted analysis of incidence and mortality. World J Gastroenterol. 2013;19(3):347–54.
4. Rangel EL, Cooper Z, et al. Mortality after emergency surgery continues to rise after discharge in the elderly: predictors of 1-year mortality. J Trauma Acute Care Surg. 2015;79:349–58.
5. Sartelli M, Catena F, Ansaloni L, Leppaniemi A, Taviloglu K, van Goor H, et al. Complicated intra-abdominal infections in Europe: a comprehensive review of the CIAO study. World J Emerg Surg. 2012;7(1):36. https://doi.org/10.1186/1749-7922-7-36.5.
6. Sartelli M, Catena F, Ansaloni L, Coccolini F, Corbella D, Moore EE, et al. Complicated intra-abdominal infections worldwide: the definitive data of the CIAOW study. World J Emerg Surg. 2014;9:37.
7. Søreide K, Desserud KF. Emergency surgery in the elderly: the balance between function, frailty, fatality, and futility. Scand J Trauma Resusc Emerg Med. 2015;23:10.
8. Candore G, Caruso C, Jirillo E, Magrone T, Vasto S. Low-grade inflammation as a common pathogenetic denominator in age-related diseases: novel drug targets for anti-aging strategies and successful aging achievement. Curr Pharm Des. 2010;16(6):584–96.
9. Fried LP, Ferrucci L. DarerJ et al. untangling of the concepts of disability, frailty, and comorbidity: implication for improved tageting care. J Gerontol. 2004;59(3):255–63.
10. Erika LR, Arturo JRD, Jennifer W, et al. Sarcopenia increases risk of long-term mortality in elderly patients undergoing emergency abdominal surgery. J Trauma Acute Care Surg. 2017;83:1179–86.
11. Sartelli M, Abu-Zidan FM, Catena F, Griffiths EA, Di Saverio S, Coimbra R, et al. Global validation of the WSES sepsis severity score for patients with complicated intra-abdominal infections: a prospective multicentre study (WISS study). World J Emerg Surg. 2015 Dec 16;10:61.

第16章 脓毒症及脓毒症休克患者抗生素的应用

Morgan Collom[1,2], Therese M.Duane[1,3]

1. Envision Healthcare, Nashville, TN, USA
2. Medical city Plano, Plano, TX, USA
3. Texas Health Resources Fort Worth, Fort Worth, TX, USA

关键词 脓毒症 - 脓毒症休克 - 降阶梯治疗 - 抗菌 - 经验性治疗

16.1 介绍

1991 年,脓毒症共识会议提出了脓毒症的最初概念,即由感染引发的全身炎症反应综合征。严重脓毒症定义为脓毒症合并器官功能不全。脓毒症休克定义为液体复苏后仍然持续的低血压[1]。随后,2001 年,工作组认识到 1991 年版定义的局限性,但是缺乏必要的证据改变现行的指南[2]。2014 年,欧洲危重症医学会 / 美国重症医学会成立了由 19 位专家组成的工作组,重新检查现有定义[3]。工作组发布了脓毒症第 3 版指南,更新了相关定义和内容。

脓毒症是指宿主对感染的反应失调而导致的危及生命的器官功能障碍。器官功能障碍通过总的续贯(脓毒症相关)器官衰竭评分(SOFA)≥2 分来诊断,前提是该患者没有已知的器官功能障碍,基础 SOFA 0 分。传统的 SOFA 评分可以由快速 SOFA(qSOFA)评分替代,以便在 ICU 外能够快速识别有感染的潜在重症患者。qSOFA 评分,仅包含 2 或 3 项异常指标:神志改变(GCS≤13),收缩压≤100mmHg,或呼吸频率≥22 次 /min[5]。

脓毒症休克是脓毒症的亚型,循环、细胞、代谢的异常导致死亡率显著增高[4]。脓毒症休克的诊断标准为,充分的液体复苏后仍然需要血管收缩药物以维持平均动脉压≥65mmHg,或血乳酸水平 >2mmol/L[6]。

拯救脓毒症运动于 2004 年发布了首版指南,随后在 2008 和 2012 年均做了更新,2016 年新版指南与脓毒症定义 3.0 同步发表。拯救脓毒症运动提出的重要推荐意见包含医院应设有脓毒症绩效改进系统[7]。绩效改进系统与改善患者结局相关联,应包括来自各个学科的代表[8]。一项具有里程碑意义的核心项目是通过正式的筛查工作促进脓毒症的早期识别,以及治疗束的实施[9,10]。多项研究证实了拯救脓毒症运动能得以有效执行,改善预后。其中一项研究包含了来自 62 个国家的 1 794 位脓毒症及脓毒症休克患者,结果显示实施 3 小时或 6 小时治疗束后死亡率下降了 36%~40%[11]。

除绩效改进系统外,指南还推荐对于拟诊脓毒症及脓毒症休克的患者,在开始应用抗菌药物前,应常规留取微生物培养(包括血培养)[7]。

如果有时间及时获取培养,其结果更有利于明确病原菌,可指导抗菌药物降阶梯治疗,以降低耐药风险及药物副作用[12]。具体留取何种微生物培养因患者而异,但是应同时包含至少 2 套血培养(需氧和厌氧)。如患者深静脉导管留置超过 48 小时,可疑导管相关性血流感染,应同时留取导管血和外周穿刺血标本送检。指南建议不应因留取培养而延迟抗菌药物治疗超过 1 小时[7]。

16.2　抗菌药物的应用时机

对于脓毒症和脓毒症休克患者,抗菌药物的应用时机至关重要。每延迟给药 1 小时会导致死亡率显著增加[13,14]。诚然,给予恰当的抗菌药物与给药时机同样重要。初始经验性抗感染药物的选择不当,会导致脓毒症和脓毒症休克患者合并症及死亡率的增加[15]。初始经验性用药的抗菌谱应充分覆盖所有可能的病原菌。该决策与多种因素有关,包括感染部位、病史、慢性器官功能衰竭、当前用药、置入的装置、免疫状态、近期的感染 / 定植、近期抗菌药物的使用、获得感染的地点、当地病原菌的流行状况、潜在的耐受性或毒性[7]。

16.3　降阶梯治疗

对于脓毒症和脓毒症休克患者,在获得致病菌及其药敏结果前,应继续经验性广谱抗菌药物的治疗。一旦获得药敏结果,停用不必要的抗菌药物,选择窄谱、特异性更强的抗菌药物[16]。唯一需要警惕的情况是培养阴性时的降阶梯方案,可根据临床反应经验性缩窄抗菌谱[7]。

由于可能出现抗菌药物耐药,应密切关注抗感染治疗时程。除耐药外,还可能出现抗生素相关二重感染,如难辨梭菌性结肠炎和超级多重耐药病原菌感染[17]。推荐抗感染疗程为 7~10 天,可充分控制脓毒症和脓毒症休克患者的严重感染。更有数据表明,在感染源得以充分控制的情况下可进一步缩短疗程[18]。对于未引流部位的感染、患者临床反应慢,金黄色葡萄球菌菌血症,某些真菌和 / 或病毒感染,以及免疫系统疾病等情况,可延长抗感染治疗时长[19,20]。最终停药与否的决策应基于最佳临床判断。许多临床情况与感染的表现类似,如炎症反应、药物、激素的使用等。鉴于抗菌药物的部分未知特性以及可能的不良反应,有必要每日评估降阶梯治疗的可能性,特别是对于脓毒症和脓毒症休克的患者。有研究显示每日评估抗菌药物可降低死亡率[21]。

生物标志物也在降阶梯治疗中发挥重要作用。拯救脓毒症运动建议(低质量证据支持)可使用降钙素原指导缩短脓毒症患者的抗感染疗程。如果患者可疑脓毒症但临床证据未支持诊断,生物标志物还可用于指导停药。降钙素原应作为决策时的参考,而不能单独用于指导治疗[7]。

16.4 抗菌谱

抗菌药物耐药非常棘手,使得经验性抗感染方案的选择格外困难。院内获得性与社区获得性感染的易感性有较大差异,这影响经验性抗菌药物的选择[22]。每家医院病原微生物的种类和敏感性不同,因此医院范围内的抗菌谱可辅助初始抗菌药物的选择[23]。

16.5 药代动力学与药效动力学原则

对药物药代动力学的充分理解可改善严重感染患者的预后。脓毒症及脓毒症休克患者的代谢特点与一般感染患者不同,这些差异可能影响总体治疗策略。主要的区别包括对耐药病原菌的易感性,肝/肾功能损伤的风险增加,免疫功能障碍,以及积极液体复苏导致的分布容积扩大[7]。

每种抗菌药物有各自的血药浓度目标。因此,氨基糖苷类药物的临床失败与未能达到血药峰浓度目标有关[24]。相对而言,严重 MRSA 感染的临床失败与早期万古霉素(vancomycin)谷浓度过低有关[25]。较高的血药峰浓度水平,特别是相对于病原体最小抑制浓度(MIC),与氟喹诺酮类[26]和氨基糖苷类[24]的临床成功率有关。β- 内酰胺类药物的不同之处在于,临床和微生物学的成功率与血药浓度超过病原体 MIC 的持续时间有关,尤其是对于危重患者[27]。优化血药浓度峰值与氨基糖苷类和氟喹诺酮类药物的给药策略直接相关。对于氨基糖苷类,与每日多次给药相比,每日给药一次[5~7mg/(kg·d)庆大霉素(gentamicin)]可获得相似的药效而肾毒性风险更低[28]。对于氟喹诺酮类药物,在无毒范围内优化剂量的给药方法[环丙沙星(ciprofloxacin)每 12 小时 600mg 或左氧氟沙星(levofloxacin)每 24 小时 750mg]能提供最佳的临床和微生物学疗效[29,30]。万古霉素的有效性取决于其血药浓度,因此,将谷浓度维持在 15~20mg/L 才能获得足够的药效学、更好的组织渗透性和更佳的临床结果[31]。对于脓毒症和脓毒症休克患者,推荐的静脉负荷剂量为 25~30mg/kg 以达到目标谷浓度。由于液体复苏会影响机体的细胞外容积[32,33],因此在危重患者中,对于某些具有低分布容积的抗菌药物应给予负荷剂量以达到药物的治疗水平。β- 内酰胺类药物的药效动力学,与血药浓度高于病原体 MIC 的持续时间一致(T>MIC)。对于危重患者,尤其是脓毒症患者,T>MIC 相对于给药间隔达 100% 可获得最佳疗效[34]。最简单的方法是增加给药频率。β- 内酰胺类药物应给予负荷剂量,并持续给药或延长输注的时间,以快速获得有效血药浓度[35]。一些研究甚至表明,在初始负荷剂量后,延长输注时间和持续输注可能对脓毒症危重患者更有效[36,37]。

研究数据支持以抗菌药物的药代动力学指导给药剂量,但仍有许多问题。脓毒症的危重患者有多种生理改变,使得抗菌药物的药代动力学也有所变化。这些生理紊乱包括:不稳定的血流动力学、细胞外容量增加、心排血量增加、肾脏和肝脏灌注的变化,导致药物清除率变化、人血白蛋白降低,影响药物结合[38]。因此,对脓毒症危重患者进行多种抗菌药物的治疗监测是有困难的。

16.6　联合治疗

全球范围内,抗菌药物耐药正成为一个愈加普遍的问题。最初为了保证充分的覆盖,推荐使用广谱多药经验性联合治疗。联合治疗是指针对单一敏感病原体使用两种不同类别抗菌药物,目的是加速病原体清除[7]。

研究表明,联合治疗可降低脓毒症休克患者的死亡率[39,40]。尽管多项荟萃分析表明其确切性,但是没有随机对照试验最终支持这种方法[7]。对于重症患者,如不伴有休克的菌血症和脓毒症患者,应用联合治疗是出于主观判断,因为支持其益处的证据质量较低[41,42]。中性粒细胞减少高风险的脓毒症患者不应常规联合治疗[43]。联合治疗的情况下,抗感染治疗的早期降阶梯尚未得到很好的研究,但根据拯救脓毒症运动,强调早期降阶梯的方法受到青睐。尚缺乏早期降阶梯的标准,可基于临床病情进展、生物标志物提示感染控制和 / 或固定疗程的联合治疗[7]。

16.7　真菌覆盖

在决定初始经验性广覆盖时,其中重要的一点是评估念珠菌是否是可能的病原体。导致患者易患侵袭性念珠菌感染的危险因素包括:免疫功能低下状态、长期留置侵入性血管内装置、全胃肠外营养、坏死性胰腺炎、住院 /ICU 时间延长、近期真菌感染、近期腹部大手术、长期抗生素暴露或多部位定植[44,45]。

一旦评估了念珠菌感染的风险,应根据感染的严重程度、最近接触的抗真菌药物以及当地念珠菌的流行菌谱来选择抗真菌制剂。经验性使用棘白菌素(echinocandin)是重症患者的首选,特别是脓毒症休克患者,且该患者最近接受过其他抗真菌药物治疗,或怀疑有光滑念珠菌或克柔念珠菌感染[7]。如果存在棘白菌素毒性或不耐受,可选择两性霉素 B 脂质体(liposomal amphotericin B)作为替代方案[46]。三唑类药物更适用于病情较轻、既往无暴露 / 定植的患者。β-D- 葡聚糖或快速聚合酶链反应测定可用于快速诊断检测以指导治疗,但这些指标的阴性预测值不足影响其使用的确切性[7]。

16.8　总结

本章阐述了拯救脓毒症运动和脓毒症 -3 指南的主要建议。临床医生应了解抗菌药物在脓毒症和脓毒症休克患者中的作用和使用事项。抗菌药物使用的关键是初始广泛覆盖,以及持续的再评估和后续的降阶梯治疗,最终针对特定病原体定制治疗。抗菌药物的过度使用或误用通常会导致不良后果。此外,应使用和研究抗菌药物和生物标志物,以辅助恰当的降阶梯治疗。

（冯喆 译,常志刚 校）

参考文献

1. Bone RC, Balk RA, Cerra FB, et al. American College of Chest Physicians/Society of Critical Care Medicine Consensus Conference: definitions for sepsis and organ failure and guidelines for the use of innovative therapies in sepsis. Crit Care Med. 1992;20(6):864–74.
2. Levy MM, Fink MP, Marshall JC, et al. International sepsis definitions conference. 2001 SCCM/ESICM/ACCP/ATS/SIS international sepsis definitions conference. Intensive Care Med. 2003;29(4):530–8.
3. Vincent J-L, Opal SM, Marshall JC, Tracey KJ. Sepsis definitions: time for change. Lancet. 2013;381(9868):774–5.
4. Singer M, Deutschman CS, Seymour CW, et al. The third international consensus definitions for sepsis and septic shock (sepsis-3). JAMA. 2016;315:801–10.
5. Seymour CW, Liu VX, Iwashyna TJ, et al. Assessment of clinical criteria for Sepsis: for the third international consensus definitions for sepsis and septic shock (sepsis-3). JAMA. 2016;315:762–74.
6. Shankar-Hari M, Phillips GS, Levy ML, et al. Sepsis definitions task force: developing a new definition and assessing new clinical criteria for septic shock: for the third international consensus definitions for sepsis and septic shock (sepsis-3). JAMA. 2016;315:775–87.
7. Rhodes A, Evans L, Alhazzani W, et al. Surviving sepsis campaign: international guidelines for management of sepsis and septic shock: 2016. Critical Care Med. 2017;45(3):486–552.
8. Dellinger RP. Foreword. The future of sepsis performance improvement. Crit Care Med. 2015;43:1787–9.

9. Jones SL, Ashton CM, Kiehne L, et al. Reductions in sepsis mortality and costs after design and implementation of a nurse-based early recognition and response program. Jt Comm J Qual Patient Saf. 2015;41:483–91.

10. Levy MM, Pronovost PJ, Dellinger RP, et al. Sepsis change bundles: converting guidelines into meaningful change in behavior and clinical outcome. Crit Care Med. 2004;32:S595–7.

11. Rhodes A, Phillips G, Beale R, et al. The surviving sepsis campaign bundles and outcome: results from the international multicentre prevalence study on Sepsis (the IMPreSS study). Intensive Care Med. 2015;41:1620–8.

12. Pollack LA, van Santen KL, Weiner LM, et al. Antibiotic stewardship programs in U.S. acute care hospitals: findings from the 2014 National Healthcare Safety Network annual hospital survey. Clin Infect Dis. 2016;63:443–9.

13. Kumar A, Roberts D, Wood KE, et al. Duration of hypotension before initiation of effective antimicrobial therapy is the critical determinant of survival in human septic shock. Crit Care Med. 2006;34:1589–96.

14. Ferrer R, Martin-Loeches I, Phillips G, et al. Empiric antibiotic treatment reduces mortality in severe sepsis and septic shock from the first hour: results from a guideline-based performance improvement program. Crit Care Med. 2014;42:1749–55.

15. Barie PS, Hydo LJ, Shou J, et al. Influence of antibiotic therapy on mortality of critical surgical illness caused or complicated by infection. Surg Infect. 2005;6:41–54.

16. Guo Y, Gao W, Yang H, et al. De-escalation of empiric antibiotics in patients with severe sepsis or septic shock: a meta-analysis. Heart Lung. 2016;45:454–9.

17. Garnacho-Montero J, Gutiérrez-Pizarraya A, Escoresca-Ortega A, et al. De-escalation of empirical therapy is associated with lower mortality in patients with severe sepsis and septic shock. Intensive Care Med. 2013;40(1):32–40.

18. Sawyer RG, Claridge JA, Nathens AB, et al. Trial of short-course antimicrobial therapy for intraabdominal infection. N Engl J Med. 2015;372:1996–2005.

19. Liu C, Bayer A, Cosgrove SE, et al.; Infectious Diseases Society of America. Clinical practice guidelines by the Infectious Diseases Society of America for the treatment of methicillin-resistant Staphylococcus aureus infections in adults and children. Clin Infect Dis. 2011;52:e18–55.

20. Pappas PG, Kauffman CA, Andes DR, et al. Clinical practice guideline for the management of candidiasis: 2016 update by the Infectious Diseases Society of America. Clin Infect Dis. 2016;62:e1–50.

21. Weiss CH, Moazed F, McEvoy CA, et al. Prompting physicians to address a daily checklist and process of care and clinical outcomes: a single-site study. Am J Respir Crit Care Med. 2011;184:680–6.

22. Kaufman D, Haas CE, Edinger R, et al. Antibiotic susceptibility in the surgical intensive care unit compared with the hospital-wide antibiogram. Arch Surg. 1998;133:1041–5.

23. Moellering RC. Principles of antiinfective therapy. In: Mandell GL, Bennett JE, Dolin R, editors. Principles and practice of infectious disease. 4th ed. New York, NY: Churchill Livingstone; 1995. p. 199–212.

24. Moore RD, Smith CR, Lietman PS. Association of aminoglycoside plasma levels with therapeutic outcome in gram-negative pneumonia. Am J Med. 1984;77:657–62.

25. Men P, Li HB, Zhai SD, et al. Association between the AUC0-24/MIC ratio of vancomycin and its clinical effectiveness: a systematic review and meta-analysis. PLoS One. 2016;11:e0146224.

26. Forrest A, Nix DE, Ballow CH, et al. Pharmacodynamics of intra-venous ciprofloxacin in seriously ill patients. Antimicrob Agents Chemother. 1993;37:1073–81.

27. Schentag JJ, Smith IL, Swanson DJ, et al. Role for dual individualization with cefmenoxime. Am J Med. 1984;77:43–50.

28. Barza M, Ioannidis JP, Cappelleri JC, et al. Single or multiple daily doses of aminoglycosides: a meta-analysis. BMJ. 1996;312:338–45.

29. van Zanten AR, Polderman KH, van Geijlswijk IM, et al. Ciprofloxacin pharmacokinetics in

critically ill patients: a prospective cohort study. J Crit Care. 2008;23:422–30.

30. Dunbar LM, Wunderink RG, Habib MP, et al. High-dose, short- course levofloxacin for community-acquired pneumonia: a new treatment paradigm. Clin Infect Dis. 2003;37:752–60.

31. Rybak MJ, Lomaestro BM, Rotschafer JC, et al. Vancomycin therapeutic guidelines: a summary of consensus recommendations from the infectious diseases Society of America, the American Society of Health-System Pharmacists, and the Society of Infectious Diseases Pharmacists. Clin Infect Dis. 2009;49:325–7.

32. Pea F, Viale P. Bench-to-bedside review: appropriate antibiotic therapy in severe sepsis and septic shock–does the dose matter? Crit Care. 2009;13:214.

33. Wang JT, Fang CT, Chen YC, et al. Necessity of a loading dose when using vancomycin in critically ill patients. J Antimicrob Chemother. 2001;47:246.

34. McKinnon PS, Paladino JA, Schentag JJ. Evaluation of area under the inhibitory curve (AUIC) and time above the minimum inhibitory concentration (T>MIC) as predictors of outcome for cefepime and ceftazidime in serious bacterial infections. Int J Antimicrob Agents. 2008;31:345–51.

35. Rhodes NJ, MacVane SH, Kuti JL, et al. Impact of loading doses on the time to adequate predicted beta-lactam concentrations in prolonged and continuous infusion dosing schemes. Clin Infect Dis. 2014;59:905–7.

36. Falagas ME, Tansarli GS, Ikawa K, et al. Clinical outcomes with extended or continuous versus short-term intravenous infusion of carbapenems and piperacillin/tazobactam: a systematic review and meta-analysis. Clin Infect Dis. 2013;56:272–82.

37. Yusuf E, Spapen H, Piérard D. Prolonged vs intermittent infusion of piperacillin/tazobactam in critically ill patients: a narrative and systematic review. J Crit Care. 2014;29:1089–95.

38. Roberts JA, Abdul-Aziz MH, Lipman J, et al.; International Society of Anti-Infective Pharmacology and the Pharmacokinetics and Pharmacodynamics Study Group of the European Society of Clinical Microbiology and Infectious Diseases. Individualised antibiotic dosing for patients who are critically ill: challenges and potential solutions. Lancet Infect Dis. 2014;14:498–509.

39. Kumar A, Safdar N, Kethireddy S, et al. A survival benefit of combination antibiotic therapy for serious infections associated with sepsis and septic shock is contingent only on the risk of death: a meta-analytic/meta-regression study. Crit Care Med. 2010;38:1651–64.

40. Kumar A, Zarychanski R, Light B, et al.; Cooperative Antimicrobial Therapy of Septic Shock (CATSS) Database Research Group. Early combination antibiotic therapy yields improved survival compared with monotherapy in septic shock: a propensity-matched analysis. Crit Care Med. 2010;38:1773–85.

41. Safdar N, Handelsman J, Maki DG. Does combination antimicrobial therapy reduce mortality in Gram-negative bacteraemia? A meta-analysis. Lancet Infect Dis. 2004;4:519–27.

42. Paul M, Silbiger I, Grozinsky S, Soares-Weiser K, Leibovici L. Beta lactam antibiotic monotherapy versus beta lactam-aminoglycoside antibiotic combination therapy for sepsis. Cochrane Database Syst Rev. 2006;1:CD003344.

43. Freifeld AG, Bow EJ, Sepkowitz KA, et al. Infectious Diseases Society of America: clinical practice guideline for the use of anti-microbial agents in neutropenic patients with cancer: 2010 update by the infectious diseases society of America. Clin Infect Dis. 2011;52:e56–93.

44. Pittet D, Monod M, Suter PM, et al. Candida colonization and subsequent infections in critically ill surgical patients. Ann Surg. 1994;220:751–8.

45. Blumberg HM, Jarvis WR, Soucie JM, et al.; National Epidemiology of Mycoses Survey (NEMIS) Study Group. Risk factors for candidal bloodstream infections in surgical intensive care unit patients: the NEMIS prospective multicenter study. The National Epidemiology of Mycosis Survey. Clin Infect Dis. 2001;33:177–86.

46. Bow EJ, Evans G, Fuller J, et al. Canadian clinical practice guidelines for invasive candidiasis in adults. Can J Infect Dis Med Microbiol. 2010;21:e122–50.

第 17 章　急性胃肠道损伤

Francesco Cortese[1], Margherita Loponte[1], Stefano Rossi[1],
Biagio Picardi[1], Simone Rossi Del Monte[1], Pietro Fransvea[2]

1. Emergency Surgery and Trauma Care Unit, St Filippo Neri Hospital, Rome, Italy
2. Emergency Surgery and Trauma, Fondazione Policlinico Universitario A.Gemelli IRCCS, Rome, Italy

> 细菌明智地利用抗生素,而人类与之相反
>
> Matt McCarthy

关键词　手术　胃肠道　急性胃肠道功能衰竭　腹部感染　急性胃肠道功能损伤　腹腔间隔室综合征

17.1　简介

死亡率和发病率风险的分层在危重患者和危重前期患者的管理中起着关键作用[1-3]。在评分系统建立之前,医生的许多决策都是基于临床的直觉,即盎格鲁 - 撒克逊人所说的 "直觉"("gut-feeling")。ASA(美国麻醉师协会)是麻醉师最早开发的分类法之一,它完全来源于临床评估,为了提供术前患者的评估情况而设定[4,5]。后来,又开发了许多其他的指标和分数,大多数对肺部、心血管和肾功能进行评分,许多还对神经系统、肝脏和血液系统功能进行评分。这些评分系统描述了器官功能障碍的程度和器官衰竭的数量来预测死亡率,近年来这些评分得到了广泛应用,其中最著名的是 SOFA 和 qSOFA[6,7]。

尽管胃肠道(GIT)在病理生理上起着重要作用,但却没有得到足够的重视和研究,因为它既是重症状态的结果,也是重症状态的潜在驱动因素,即使它可能预示着 ICU 患者的预后恶化,但没有被纳入标准评分系统[8-10]。最近,随着科学界对肠道细菌移位、肠杆菌科起源、感染后或严重感染的败血症、多器官功能障碍等概念的关注,肠道微生物群对危重患者的影响也逐渐得到重视。GIT 的重要性已经有所提高了,它是首先启动免疫反应的器官,拥有最大

的淋巴组织成分,参与一系列过程,如消化过程、内源性代谢和外源性过程、内分泌和平衡免疫系统[11,12]。与这些概念相关,马努 - 马尔布林提出了一个新的口号"一切都在肠道(It's all in the gut)"[13]。因此,对胃肠道病理生理学机制的认识和理解从而全面阐释胃肠道功能衰竭和急性胃肠道损伤(AGI)的定义[通过认识和理解胃肠道病理生理学机制,从而全面阐释胃肠道功能衰竭和急性胃肠道损伤(AGI)的定义][14-16]。

17.2 解剖学和生理学的理解

17.2.1 腹膜和肠系膜

人类的消化道由多个不同的器官组成,可分为上消化道和下消化道。上消化道指的是口腔、食管、胃十二指肠、空肠和回肠,而结肠、直肠和肛门构成了下消化道。食管、胃、肠、肝脏和胰腺的解剖学形成是在第四胚胎周期通过一系列的回缩、伸长和扩张实现的。解剖学的发展是通过细胞增殖、生长和形态变化来进行的。滋养血管、神经和激素调节以及消化道宿主防御屏障与解剖学的发展同步进行。动脉床从主动脉的 3 个腹侧伸出,形成腹腔轴和肠系膜上、下动脉。为了顺畅地完成消化过程,消化道有一个功能性的解剖结构,一般来说由一系列的组织层组成,包括由上皮细胞组成的消化道内黏膜层,具有吸收和分泌功能。胃肠道的其余各层包含有神经、淋巴和结缔组织的黏膜下层;由纵向和环向平滑肌组成的平滑肌层;以及外侧浆膜层。

腹膜:腹膜腔是一个复杂的解剖结构,有多种附着物和连接物。腹膜是一个大而复杂的浆膜。它由两层连续的透明层组成:腹膜壁层和腹膜脏层。它位于腹部肌肉组织(腹直肌和腹横肌)的正下方,由单层间皮细胞覆盖的薄层疏松结缔组织构成。腹膜壁层排列在腹盆腔的内表面,与腹壁有多个连接点,而腹膜脏层排列在腹部内脏表面。这两层内的狭窄空间被称为腹膜腔。腹膜含有腹腔液,大约 100ml。这种液体被不断地产生、循环和吸收。腹腔液有利于腹部器官的无摩擦运动(如在蠕动过程中),允许营养物质的交换,清除从女性生殖道上升的病原体和细胞,并进行修复。此外,生长因子、营养物质、细胞因子和趋化因子以及白细胞在腹膜和血液之间持续交换。腹膜有助于保护腹腔,提供一个有利于对机械压力作出反应的环境,在这个环境中,各器官保持分离并相互滑动。腹膜为神经、血液和淋巴管的进入提供了通道。病原体和细菌毒素也很容易被吸收并引起炎症。它对损伤的反应包括各种造血细胞和基质细胞的吸引、增殖和激活。对腹腔的彻底了解可以帮助解释各种常见的疾病。

肠系膜:肠系膜是一条连续折叠的膜状组织(腹膜),与腹壁相连,包裹着内脏。在人体中,肠系膜包裹着胰腺和小肠,并向下延伸到结肠和直肠的上部。其主要功能之一是将腹部器官固定在适当的位置。由于肠系膜是一个连续的组织,具有明确的解剖学和功能特性,一些研究人员认为它是一个独立的器官。是否应将肠系膜视为肠道、血管、内分泌、心血管或免疫系统的一部分,迄今尚不清楚,因为它在这些系统中都有重要作用。肠系膜的可塑性和转化导致一些疾病的发生,包括粘连和疝气的形成。结缔组织的连续性可以解释肠道疾病(如溃疡性结肠炎和克罗恩病)中肌肉骨骼、眼部和皮肤异常的发生,也可能解释迄今为止无法解释的病原体和疾病传播模式。掌握了这些知识,对各种常见的腹腔内疾病的诊断和评估就变得简单明了[17-22]。自 2016 年以来,肠系膜获得了器官的属性,因此具有具体和独有的特征和功能,所有这些概念也都得到了强化[17]。

17.2.2　胃肠道功能

胃肠道(gastrointestinal,GI)是一个复杂的器官系统,除了消化功能外,还承担着内分泌、免疫和屏障功能[23-26]。广义上讲,肠道由 3 个实体组成:上皮细胞、黏膜免疫系统和共生菌群。这些都是由肠道神经系统支配的,各组成部分相互作用,形成一个复杂的生态系统,受到不断的检测和严格的调节。管腔内容物通过平滑肌的蠕动沿着消化道移动,而平滑肌的分割确保了充分的接触时间和吸收性上皮黏膜表面的暴露。胃和 / 或肠道释放的多肽能调节胃肠道的运动、分泌、吸收、黏膜生长和免疫功能。这些激素在胃肠道外也有作用,特别调节能量摄入和血糖方面。它还具有通过上皮屏障和黏膜免疫系统防止肠道微生物入侵的作用。肠黏膜的这些吸收性和保护性因素在一个选择性可渗透的上皮中得到调和,该上皮能适应腔内的营养物质、细胞因子和感染性有机体。肠道运动对维持消化道的消化和保护功能至关重要。上皮细胞具有胃肠道的消化功能,这对于健康宿主吸收所需的食物和维护肠道的完整性都是至关重要的。肠道黏膜表面是与外界接触的最大接触面(约 $300m^2$,大约相当于一个网球场的面积)。小肠和大肠的运动受到多因素调控,包括 ENS 和 CNS,以及消化道激素和旁分泌物。大约有 2 万个蛋白编码基因在人体细胞中表达,其中 75% 的基因至少在消化器官系统的不同部分中有一个表达。其中 600 多个基因更具体地表达在消化道的一个或多个部位,相应的蛋白质具有与消化食物和吸收营养物质有关的功能。具有这种功能的特定蛋白质的例子是主细胞中表达的胃蛋白酶原 PGC 和脂肪酶 LIPF,以及胃黏膜壁细胞中表达胃 ATP 酶 ATP4A 和胃固有因子 GIF。为了确保有效的消化和适当的消化道健康,需要一系列复杂的神经协调事件,这些神经事件由中枢神经系统(CNS)、肠道内的神经网络[称为肠道神经系统(ENS)]和一系列以构成胃肠道的特定细胞和组织为靶点的胃肠道内分泌肽共同完成[27-31]。

17.2.3　微生物群的作用：受害者和行为者

人体由大约 10 万亿个细胞组成，而 100 万亿个细菌定植于我们的体表和肠道中，它们直接与宿主相互作用，参与健康的动态平衡。肠道中的这种共生关系对人类宿主既有益又重要，它提供了食物的消化、营养加工和免疫功能。微生物群是指定植于某一特定地点的整个微生物群。来自美国人类微生物组计划（Human Microbiome Project，HMP）、欧洲人类肠道元基因组学（Meta-genomics of the Human Intestinal Tract，MetaHIT）和其他一些研究的高质量数据现在已经证明了正常肠道菌群对健康具有益处，甚至可以追溯到基因水平。

在出生时，肠道首先被定植，然后通过适应 4 个主要菌属而稳定下来：厚壁菌属、细菌属、变形杆菌属和放线菌属。根据环境条件、遗传学、宿主的免疫系统、饮食和早期接触感染或抗生素的情况，不同健康个体中，存在的、占据优势菌差异非常大。肠道微生物群与肠道黏膜保持着一种共生关系，并在健康个体中进行了大量的代谢、免疫和肠道保护功能。公元前 400 年，希波克拉底曾说过"死亡在于肠道（death sits in the bowels）"和"消化不良是万恶之源（bad digestion is the root of all evil）"，这表明肠道在人类健康中的重要性早已被认识。肠道微生物群对宿主的代谢、营养和免疫功能有着复杂的影响，因此，微生物群的破坏或改变在消化道中起着关键作用。近年来，科学界对肠道微生物群产生了极大的兴趣；肠道微生物群与一系列人类疾病有关。现在看来，肠道微生物群几乎在每一个层次和每一个器官系统影响宿主，突出了其与宿主相互依赖和共同进化的关系[32-41]。

17.3　定义

胃肠功能衰竭或功能障碍的定义多年来一直在演变。"肠道功能衰竭"最初由 Fleming 和 Remington 定义为"肠道功能减退，低于充分消化和吸收食物所需的最低限度以下[42]"。尽管这一定义后来被修改为在没有人工液体和电解质支持的情况下，肠道不能维持足够的水分摄入和电解质平衡。欧洲临床营养与代谢学会（European Society for Clinical Nutrition and Metabolism，ESPEN）特别兴趣小组将这种情况定义为"肠道功能下降到吸收营养素和 / 或水和电解质所需的最低限度以下，因此需要静脉补充以维持健康和 / 或生长。"肠道功能衰竭可能是后天性或先天性的，也可能是胃肠道或全身性的，也可能是良性或恶性的。它可能起病突然，也可能是慢性疾病的缓慢、渐进的演变，也可能是一种自限性的短期或长期疾病（慢性肠衰竭，chronic intestinal failure, CIF)。"急性胃肠道损伤(Acute Gastrointestinal Injury, AGI)"已被提出来,用于解决危重病患者的胃肠道功能障碍,作为多器官功能障碍综合征的一部分,无论他们是否有原发性腹部病变[43-47]。

17.4　分类

根据发病情况、代谢和预期结果标准,从功能的角度来看,IF 被分类为:

- Ⅰ型 - 急性的、短期的、通常是自限性的;常见,发生在腹部手术后的围术期和 / 或与危重疾病有关的情况之中;当这些疾病消退后,它就会消失;需要几天或几周静脉注射治疗。
- Ⅱ型 - 长期的急性起病,通常发生在代谢不稳定的患者中,需要持续数周或数月的复杂多学科护理和静脉注射治疗。
- Ⅲ型 - 慢性病,发生在代谢稳定的患者中,需要几个月或几年的静脉注射治疗;它代表了慢性肠道衰竭(CIF),可能是可逆的或不可逆的。

2012 年,欧洲重症医学会(European Society of Intensive Care Medicine, ESICM)的腹部问题工作组将急性胃肠道损伤(AGI)定义为危重患者因其急性疾病而导致的消化道功能紊乱。

急性胃肠道损伤组分为Ⅰ型和Ⅱ型肠道衰竭。反过来,AGI 被分为:

- 原发性:AGI 与原发性疾病或消化系统器官的直接损伤有关。

基本情况下在胃肠系统损伤后的早期(第一天),通常可以观察到这种情况。例如:腹膜炎、胰腺或肝脏病变、腹部手术、腹部创伤等。

- 继发性:AGI 是由于宿主对胃肠道系统无原发性病理的危重疾病的反应而产生的。

基本情况下的发展不会直接损伤到胃肠道。例如,肺炎患者的消化道功能失调(图 17.1),肺部危急情况(图 17.2),心脏病变,非腹部手术或创伤,复苏后[43,48-50]。

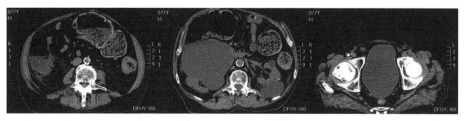

图 17.1　AGI Ⅱ/76 岁的慢性阻塞性肺疾病急性加重期的男性。存在右肾囊肿和急性尿潴留。采用导尿术和经皮囊肿引流术治疗。6 天后出院。

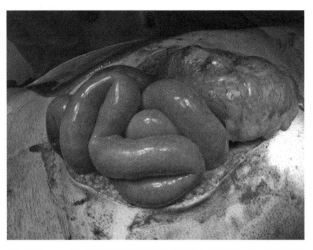

图 17.2　一名 34 岁肥胖男子入院后 3 天肺栓塞减压后出现腹腔间隔室综合征。三期腹腔间隔室综合征 3 天后全结肠切除术。2 年存活。(见文末彩插)

17.5　流行病学

Ⅰ型 AIF 是一种常见的、短暂的、在大多数情况下是自限性的疾病,在腹部手术后的围术期,大约有 15% 的 AIF 患者被诊断出来。此外,AIF 与头部受伤、肺炎或急性胰腺炎等危重疾病有关,也可能出现在心脏手术后。

Ⅱ型 AIF 是一种少见的临床疾病,伴有败血症、代谢和复杂的营养并发症。它通常是由创伤引起的;可能发生在急性事件(如肠套叠、绞窄性疝气、肠系膜血栓或腹部创伤)之后,需要进行大量的肠道切除,或作为肠道手术的并发症发生(吻合口瘘、不明原因的肠道损伤、瘘管形成、腹壁裂开、腹腔镜造瘘 / 开腹),通常由多重并发疾病引起。2006 年,英国的一项研究提供了Ⅱ型慢性 AIF 的数据,该研究估计每年每百万人口中有 9 名患者发病。Zhang D 等人的荟萃分析估计这些危重患者中 AGI 的发病率为 40%(95% 置信区间:27%~54%)。由于对肠道功能的临床评估很困难,影像学征象不具特异性、不明显或不存在,加上 ICU 患者缺乏公认的肠功能衰竭标准,肠功能障碍常被忽视。

Ⅲ型的流行病学是基于家庭肠外营养(HPN)的数据,这些数据通常包括良性或恶性疾病的患者。在欧洲,Ⅲ型 IF 的家庭肠外营养患病率估计为 5~80/ 百万人口,发病率为 7.7~15 个 IF/HPN 患者 /(百万居民·年),约 10% 的患者在儿童年龄组[50,51]。

17.6　等级划分

Reintam 等人[52]基于喂养不耐受和 / 或腹腔内高血压(intraabdominal hypertension,IAH)与 ICU 死亡率相关,提出了 ICU 患者的 5 级胃肠功能衰竭评分系统。2012 年,欧洲重症医学会(ESICM)的腹部问题工作组(Working Group on Abdominal Problems,WGAP)提出了重症监护患者 AGI 的定义,即危重患者因急性疾病导致的胃肠道功能障碍。该定义确定了 4 个严重程度的等级。AGI Ⅰ 级,是一种自限性疾病,未来有可能出现消化道功能障碍或衰竭;AGI Ⅱ 级(消化道功能障碍),需要干预措施来恢复消化道功能;AGI Ⅲ 级(消化道衰竭),干预措施不能恢复消化道功能。AGI Ⅳ 级,短时间内危及生命的消化道功能衰竭、肠道屏障功能紊乱,肠道菌群的毒力增加,抗生素后肠道菌群促进免疫自动调节的能力减弱可能在 MOF 的发生和发展中起作用。无论是选择性胃肠道去污还是益生菌补充非致病微生物群都显示了积极的效果,粪便微生物区系移植(在根除激发感染后)治疗持续性脓毒症相关的多器官功能衰竭是一个有趣的概念,需要进一步的评估。

虽然是 SOFA 评分和其他 MOF 评分的一个要素,但我们对脓毒症相关的胆汁淤积了解甚少。管理是保守的。脓毒症相关的 MOF 导致的直接肝功能衰竭是罕见的,应该引起对其他诊断的关注[52-55]。

17.7　病因

Berg 和 Garlington 在 1979 年首次将细菌通过肠壁的现象定义为“细菌易位”[56]。1985 年首次假设肠道是 MODS 的“发源地”。在此后的几十年里,许多研究都试图确定肠道在败血症和 MODS 的起源和传播中的作用。最近,人们认识到,除了肠道缺血再灌注损伤外,肠道内容物,包括黏液凝胶层、胰蛋白酶和肠道菌群,以及肠腔对内脏缺血的反应在肠道损伤的调节中也起着重要作用。急性胃肠道损伤通常出现在急性创伤事件之后,如交通事故、与吻合口瘘相关的外科手术、其他的血管或黏膜性损伤(腹部开放性创伤)以及急性不可预测的事件,如肠瘘、肠套叠和肠系膜血管梗死。例如,肠腔胰腺蛋白酶似乎在失血性休克后肠源性脓毒症的发生发展中起重要作用,而胆汁源性肿瘤坏死因子 α 似乎在内毒素诱导的肠道损伤模型中作用于黏膜的肠腔侧,从而导致肠道损伤。肠道与脓毒症、SIRS 和 MODS 之间确切的关系性质仍有待阐明。很明显,细菌易位起到了一定作用,但肯定不是唯一的原因。胃肠道所有成分的改变,包括黏膜表面、肠道相关淋巴、肠道菌群和激素分泌等都参与其中。

肠道的黏膜表面代表了与外界接触的最大体表。肠道上皮是一个单层的柱状上皮细胞,不断从起源于利伯库恩隐窝的干细胞中更新。顶端连接复合体[12]确保了层的完整性,创造了一种保持内部环境无菌的动态屏障。败血症和炎症破坏了解剖结构,增加了肠道上皮细胞的凋亡,降低了细胞增殖[13-16],导致这一屏障功能的丧失和细菌的移位。肠道相关淋巴组织(gut-associated lymphoid tissue,GALT)是人体最大的淋巴器官,消化道的表面积估计约为 $32m^2$。由于暴露面积大(比皮肤暴露面大 3 倍以上),这些免疫成分的功能是防止病原体进入血液和淋巴循环系统,它由 4 个不同的部分组成:派尔斑、肠系膜淋巴结、固有层和上皮内淋巴细胞(intraepithelial lymphocytes,IELs)。肠细胞在没有菌血症或易位的情况下,在受到炎症刺激后也能产生细胞因子。危重病对黏膜免疫系统的细胞数量有很大的影响,主要现象是淋巴细胞的损失;在缺血/再灌注后或败血症后都会出现这种情况,败血症会增加固有层淋巴细胞的凋亡。最近的研究重新评估了肠道微生物菌群在危重疾病和肠源性脓毒症中的作用。肠道菌群对条件致病菌和病原性微生物起到了有效的屏障作用,具有"抗定植性"。肠道菌群可分为良性/有益的和潜在有害的物种。有几个因素被认为会在危重病期间改变肠道微生态:循环应激激素的变化、肠道缺血、免疫抑制、抗生素和其他药物的使用,以及营养物质的缺乏。局部环境的改变可能会诱发毒力基因的表达。值得注意的是,最近描述了细菌中毒力基因表达的分层系统,称为群体感应(QS)。缺血、缺氧和肠道上皮损伤诱导致病菌释放激活 QS 回路的分子,这些分子与黏膜上皮相互作用,在易感宿主中触发一种特定的促炎介质的表达。

在 ICU 患者中,可以观察到激素分泌的改变。胃肠道的"内分泌衰竭"可能与危重患者的其他内分泌不足共同考虑(如交感神经 - 肾上腺功能不足),它需要包含在更广义的肠道衰竭定义中[56-59]。

Deitch 提出了三击模型。根据这个模型,最初的损伤导致内脏低灌注(第一击),肠道通过产生和释放促炎症因子做出反应。血流动力学复苏导致再灌注,造成肠道缺血再灌注损伤(第二击),肠道屏障功能丧失,肠道炎症反应增强,而不需要细菌或毒素的转移。一旦细菌和内毒素穿过黏膜屏障,它们就会通过释放趋化因子、细胞因子和其他炎症介质进一步增强免疫反应,从而影响局部和全身免疫系统(第三击),导致 SIRS 和 MODS[60,61]。Clark 和 Coopersmith 在 2007 年提出了"肠道串扰"理论,该理论假设肠道上皮、免疫组织和肠道内源性微生物菌群之间存在三方合作关系[62]。在这种合作关系中,每个元素通过串扰来改变其他元素,在一种肠道所有成分相互作用的状态下,得出结论:肠道是一个复杂的器官,甚至可以与肠外组织串扰。在危重患者中,这些高度相互关联的系统之间平衡被打破,导致疾病的全身性表现,其影响远远超出肠道。毫无疑问,肠道在脓毒症综合征和多器官功能衰竭的发生发展中起着重要作用。肠道屏障的改变时有发生并导致危重患者感染并发症发病率增加[63-67]。

17.8　临床表现和诊断

几项研究表明,预计机械通气时间超过 6 小时的危重患者在入院的第一周内会出现胃肠道症状。一些特定的症状,如缺乏 BS、消化道出血和肠扩张,以及消化道症状的总数,与 28 天的死亡率有关。在大多数情况下,怀疑胃肠道功能紊乱是因为喂养不耐受、肠梗阻、腹泻、消化道出血或肠道缺血。

2012 年,欧洲重症医学会(ESICM)的腹部问题工作组(WGAP)提出了重症患者 AGI 的定义,即重症患者因其急性疾病而导致的胃肠道功能障碍。

该定义确定了 4 个严重程度的等级。AGI Ⅰ级,是一种自限性疾病,未来有消化道功能障碍或衰竭的风险;AGI Ⅱ级(消化道功能障碍),需要干预来恢复消化道功能;AGI Ⅲ级(消化道衰竭),干预不能恢复消化道功能;AGI Ⅳ级,消化道衰竭,立即危及生命。

- AGI Ⅰ级(发生消化道功能障碍或衰竭的风险)- 消化道的功能部分受损,表现为与已知原因有关的消化道症状,去掉是一过性的。理论依据:这种情况在临床上被认为是在受到损伤后出现的消化道症状,这种症状具有暂时性和自限性。例如:腹部手术后的第一天出现恶心和 /或呕吐,术后无肠鸣音,在急性事件或休克后的早期阶段出现肠动力减弱。

- AGI Ⅱ级(胃肠功能紊乱)- 消化道不能进行充分消化和吸收,以满足营养和液体需求。患者的临床状况可能因胃肠道问题而恶化。理论依据:这种情况的特点是急性发生的消化道症状,需要治疗干预以达到营养和液体的要求。这种情况在没有胃肠道的干预下发生,或者比预期的更严重,但不仅如此(图 17.3 和图 17.4)。也与之前的腹部手术过程有关。例如:胃痉挛伴有高胃残渣或反流、停食、腹泻、腹腔内高压(intra-abdominal hypertension,IAH)、胃内容物中可见胆汁或大便带血,如果在尝试喂食 72 小时内不能通过肠道途径达到至少 20kcal/(kg·d),就可能存在喂食不耐受。例如:反流和高胃残液的胃轻瘫、肠梗阻、腹泻、腹内高压(IAH)、胃内容物中可见胆汁或粪便中有血,如果在尝试喂养后 72 小时内不能通过肠道途径达到至少 20kcal/(kg·d),则可能出现喂养不耐受。

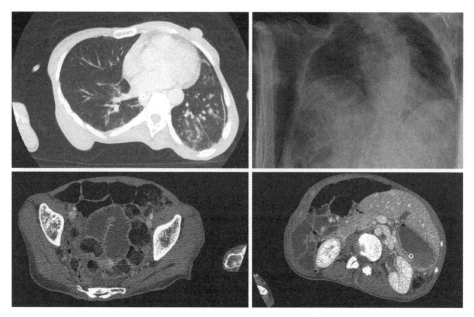

图 17.3 一位 63 岁的妇女在急性肺炎中的 AGI Ⅱ，她患有产后脑损伤并伴有 Chilaiditi 征

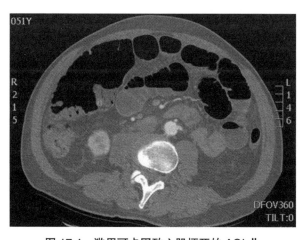

图 17.4 滥用可卡因致心肌梗死的 AGI Ⅱ

- AGI Ⅲ级（胃肠功能衰竭）- 胃肠功能丧失，尽管采取了干预措施，胃肠
  功能仍未恢复，且一般状况没有改善。理论依据：临床上认为肠内喂养
  持续不耐受，经治疗（如红霉素、幽门后置管）后无改善，导致 MODS 的
  持续或恶化。例如：尽管进行了治疗，喂养不耐受仍持续存在 - 胃残留
  量高，持续的消化道麻痹，肠道扩张发生或恶化，IAH 进展到Ⅱ级（IAP
  15~20mmHg），低腹腔灌注压（abdominal perfusion pressure，APP）（低于

60mmHg）。存在喂养不耐受,可能与 MODS 的持续存在或恶化有关。

- AGI Ⅳ级（胃肠功能衰竭,严重影响远处器官功能）-AGI 已经发展到直接和立即危及生命,MODS 和休克恶化。理论依据:当 AGI 导致患者的一般状况急性严重恶化,并伴有远处器官功能障碍的情况。例如:肠道缺血坏死,消化道出血导致失血性休克,需要减压的腹腔间隔室综合征（abdominal compartment syndrome,ACS）。

这种定义主要取决于 AGI 的症状和体征,这些症状和体征通常不足以诊断潜在的疾病。此外,评估小肠是很困难的,因为:小肠是一个很深的器官,远离口腔、肛门和腹壁,而且危重患者经常不能告知临床医生消化道的症状。这就解释了为什么它的功能障碍有时可能是隐匿性的或被误诊的,而且它没有被明确纳入用于治疗 ICU 患者的整体方法中[49,52]。

Reintam 等人根据喂养不耐受和 IAH 的发生情况,在危重患者中建立了一个胃肠道功能衰竭（GIF）评分,范围从 0 级（胃肠道功能正常）到 4 级（ACS）[49]。他们发现 GIF 评分与 ICU 死亡率相关,并提高了序贯器官衰竭评估（sequential organ failure assessment,SOFA）评分的预后价值。一些生物标志物,例如血肠脂肪酸结合蛋白（intestinal fatty acid binding protein,i-FABP）、D- 乳酸（D-lactate,D-la）和脂多糖（lipopolysaccharide,LPS）,已经作为肠道屏障功能和检测 AGI 的可能标志物。然而,它们在 AGI 的诊断和分级中的临床有效性仍不清楚。另一个有趣的生物标志物是血浆瓜氨酸。Herbers 等人提出了低血浆瓜氨酸浓度与肠道屏障功能丧失之间的联系,他们表明大剂量化疗后低血浆瓜氨酸浓度与菌血症有关[68]。此外,低血浆瓜氨酸浓度与小儿患者化疗后黏膜屏障损伤的临床和生物学证据明显相关。由于小肠缺血往往与肠细胞数量的急性减少有关,这可能是使用血浆瓜氨酸浓度的第三个关注点[69-72]。

AGI 分级是死亡率的一个强有力的预测因素。在 ICU 住院的第一周内的 FI 对死亡率有独立和正相关的预后价值,这表明将 ICU 入院第一天的 AGI 分级和 ICU 住院第一周内的持续 FI 相结合可以改善重症患者的危险分层。

因此,很容易认为胃肠道参与了不同病理过程的发展。更多关于胃肠系统的研究认为它是多器官衰竭（multiple organ failure,MOF）发展的关键,重症监护室（ICU）患者的细菌易位支持肠道在 MOF 中起作用的观点[73,74]。

17.9 腹腔间隔室综合征:概述

腹腔间隔室综合征（ACS）代表了最著名的,但不为人所了解的[75,76],与 AGI 有关的临床情况。ACS 基本的病理生理学非常简单,最终导致腹部内压的增加。腹部是由膈肌、腹部肌肉层和盆腔肌肉组成的一个封闭的隔室。标准压力约为 6~8mmHg。任何能够增加这种压力的病理状况都可以确定为ACS。肥胖和怀孕也会导致腹压增加，而不会导致病理结果。

我们自 20 世纪 80 年代末开始认识和描述 ACS，但直至 21 世纪，文献中相关的报道都不统一、不准确。在过去的 20 年里，ACS 对于每一位危重或亚危重患者来说，都是非常危险的，其独立于康复、医疗、外科、心脏病和感染。任何年龄段的临床问题都有可能成为 ACS 的诱因。任何地区的临床医生都可能意识到一个愈发明显的问题，即急性冠脉综合征（ACS），其死亡率为 50%。ACS 是压力值增加而没有及时识别和治疗的最终结果。在正常 AP 和 ACS 之间有一个重要的"中间窗口"，称为腹内高压（IAH），其平均值在 12~19mmHg 之间。在这个窗口期，正确的方法可以在形成 ACS（腹压20mmHg）之前减少患者的临床损害。

ACS 的发生可能与单个区域、肠道或腹部实质器官肾脏的微循环压力值的重大改变以及与中层和大循环的变化有关。

胃肠道的正常和持续的灌注对于维持解剖、生物和功能状态及其内环境稳定至关重要。在本评估中，通过平均动脉压（mean arterial pressure，MAP）减去正常的腹内压来确定腹部灌注压（abdominal perfusion pressure，AAP），正常值超过 60mmHg。很明显，在危重患者中 AP 的增加与 MAP 的降低有关，AP 的增加可能会引起腹部脏器严重损伤的恶性循环。在这种情况下，试图提高MAP 可能会变得非常危险，因为在上述两种循环方式出现紊乱情况下，这种方法会减少微循环灌注[77-79]。同样，在腹部器官的肾脏皮质中也会发生微循环问题，肾小球滤液（GF）是 GF=MAP−[2×IAP] 这一简单公式的结果[80]。

我们可以对 IAH/ACS 进行如下分级：

- Ⅰ级　12~15mmHg　生理代偿。
- Ⅱ级　16~20mmHg　腹高压。
- Ⅲ级　20~25mmHg　内脏功能障碍，无尿。
- Ⅳ级　25mmHg MODS。

ACS 还可分为一级、二级和三级。

- 一级 - 由腹膜间隙内发生的病理或病理过程（肠缺血、感染、内脏动脉瘤、急性胰腺炎、血肿、血液病或肿瘤、实体肿瘤）引起。
- 二级 - 由非腹腔内产生的病理过程引起（心肌梗死、肺栓塞、败血症、肺炎、白血病、其他区域的实体瘤、感染、大量输血）（图 17.5）。很少有 ACS 是慢性的（图 17.6）。
- 三级 -（持续的或正在进行的）ACS 尽管经过一些治疗但仍持续存在。

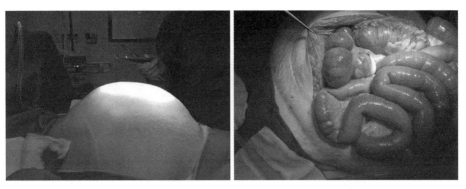

图 17.5　急性心肌梗死心肺复苏术前 36 小时的急性腹腔间隔室综合征。减压后 24 小时后死亡（见文末彩插）

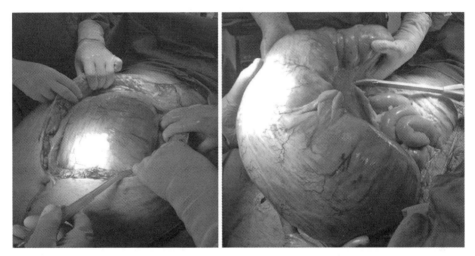

图 17.6　一名 42 岁严重肥胖男性的慢性 ACS，BMI 为 55.5，有糖尿病和高血压病史，并接受 BDZ 治疗（见文末彩插）

必须对一些临床特征进行描述。在恢复期出现的 ACS 比入院时出现的预后要差。ACS 的发生发展是患者临床过程中的一个关键因素。这意味着患者正在变得虚弱。腹压分级的微小变化可以引起患者临床状态的显著变化。临床诊断是非常简单的。膀胱内插入导管进行腹内压测定的设备，价格便宜，对任何非 ICU 患者都非常有用（图 17.7）。

电子设备，由于实用性较差，在临床实践中运用较少。在无膀胱或膀胱不可使用的患者中，放射学已提出 7 个与 TC 相关的问题辅助诊断腹腔间隔室综合征（表 17.1）。

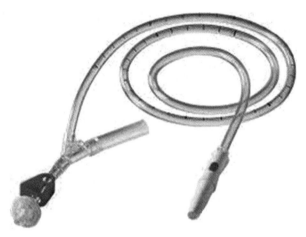

图 17.7　UnoMeter™-Abdo-Pressure™ by ConvaTec©

表 17.1　腹腔内高压的 CT 扫描特征

1	肝内腔静脉上下部变窄
2	小 / 大肠壁增厚（>3mm）
3	圆腹征（比率 >0.80）
4	肾脏直接移位或压缩
5	实体器官的受压和 / 或移位
6	双侧股 / 腹股沟疝
7	膈肌抬高

　　所谓 ACS 是指涉及的区域，即腹部本身。临床上对全身的影响非常显著，以至于有人描述了一种多间隔综合征[81-83]。在这种非常危险的"压力风暴"中，胸部和脑部区域都可能受累，表现为两者或单一受累。

　　治疗 ACS 的方法是开腹手术（decompressive laparotomy, DL）减压。极少数情况下，通过适当的液体管理、利尿剂或血液透析，可以缓解和 / 或解决该综合征。腹壁肌肉手术侧切口的坏死发生没有科学或文献支持。若没有器官功能障碍或 MODS，但腹压持续在 20mmHg 左右或者进行性升高时，开腹手术减压是必需的。手术过程非常简单，也适用于 ICU 中的危重患者[84,85]（图 17.8）。

　　在开腹减压后，我们需要考虑：关闭或不关闭腹部？我们完全同意 De Laet 的说法："打开并保持淋巴的开放：淋巴管是身体的液压系统[86]"。腹膜孔在腹膜炎的病理生理过程中起着关键作用，在任何急腹症中，腹膜孔的正常

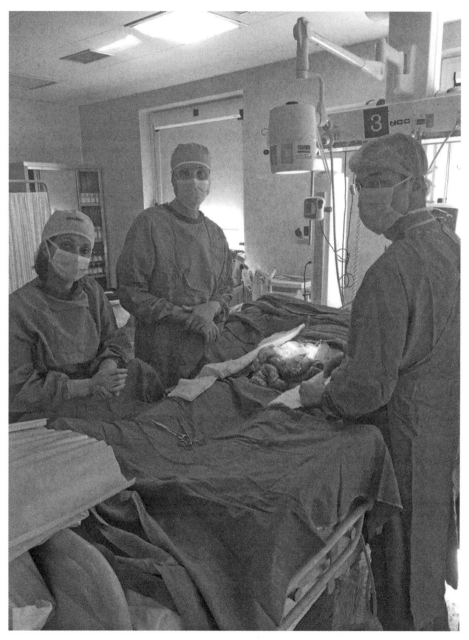

图 17.8 ICU 的高危患者因肠道缺血导致 ACS 的开腹减压手术（由 Maria Brisichella 夫人提供）（见文末彩插）

直径为 4~12cm，甚至达到 23cm。在危重患者中，24/48 小时腹部完全开放可以显著改善临床情况。连续的选择是：①用负压（ABThera®）装置开腹，以排出任何感染或可疑液体。②单一皮肤封闭,以避免腹腔压力增加的风险。在这个阶段,所有的腹膜空间、区域和器官以及作为一个"生物系统"的患者对任何微小的腹腔内压力的变化都是非常敏感的。③使用或不使用特定和专用假体来进行最终腹壁重建。真正的危险在于匆忙地关闭腹部。像 AGI/ACS 这样的临床危急情况需要正确的时间。我们需要关心,而不是简单的治疗,重点是患者而不是单一的腹部。盲目地应用僵化的协议或指南是非常危险的,任何患者都有各自的临床特征。

急性胃肠道损伤是一种老旧的临床情况,最近在文献中被确认并描述为综合征。由于它是非特异性病理现象,因此不存在特异性治疗。治疗的着手点有两个:诊断和对其病理生理学的理解。

认识 AGI 是绝对必要的,任何临床医生都可以在去掉患者身上遇到这种临床表现,正如上述,"一切都在肠道里(all is in the gut)"。

第二项是治疗患者的危重病理状态(肺部、心脏、软组织、循环区、侵袭性感染、脓毒症)。只有当 AGI 源于一个特定的腹部过程时,治疗才是具体的源头控制策略的特异性。ACS 采用开腹减压的手术方式。AGI 是心律失常、急性肾损伤(acute kidney injury,AKI)、急性肺损伤(acute lung injury,ALI)和急性呼吸道感染(ARDS)等人体功能障碍的表现。不同之处在于胃肠道的结构完全由细菌定植,这种共生关系对生命至关重要。任何能够破坏这种极薄黏膜保护层平衡的病理状况,都会造成一种病理状态,细菌易位、细菌负荷的重大变化、腐生菌群病理状态改变,从而触发炎症和感染过程。

精确医学、基因组学、蛋白质组学、纳米技术、脓毒症和感染表型之间的关系,以及微生物组学为任何条件下的任何患者的任何关键临床问题带来了"量身定做"的治疗。

(吕奇坤 译,蒋正英 校)

参考文献

1. Moonesinghe SR, Mythen MG, Das P, Rowan KM, Grocott MP. Risk stratification tools for predicting morbidity and mortality in adult patients undergoing major surgery: qualitative systematic review. Anesthesiology. 2013;119(4):959–81.
2. Knaus WA, Wagner DP, Draper EA, Zimmerman JE, Bergner M, Bastos PG, Sirio CA, Murphy DJ, Lotring T, Damiano A, et al. The APACHE III prognostic system. Risk prediction of hospital mortality for critically ill hospitalized adults. Chest. 1991;100(6):1619–36.
3. Copeland CC, Young A, Grogan T, Gabel E, Dhillon A, Gudzenko V. Preoperative risk stratification of critically ill patients. J Clin Anesth. 2017;39:122–7.
4. Mayhew D, Mendonca V, Murthy BVS. A review of ASA physical status - historical perspectives and modern developments. Anaesthesia. 2019;74(3):373–9.

5. Sankar A, Johnson SR, Beattie WS, Tait G, Wijeysundera DN. Reliability of the meri-can Society of Anesthesiologists physical status scale in clinical practice. Br J Anaesth. 2014;113(3):424–32.

6. García-Gigorro R. Sáez-de la Fuente I, Marín Mateos H, Andrés-Esteban EM, Sanchez-Izquierdo JA, Montejo-González JC. Utility of SOFA and Δ-SOFA scores for predict-ing outcome in critically ill patients from the emergency department. Eur J Emerg Med. 2018;25(6):387–93.

7. Wang H, Chen T, Wang H, Song Y, Li X, Wang J. A systematic review of the Physiological and Operative Severity Score for the enUmeration of Mortality and morbidity and its Portsmouth modification as predictors of post-operative morbidity and mortality in patients undergoing pancreatic surgery. Am J Surg. 2013;205(4):466–72.

8. Li H, Chen Y, Huo F, Wang Y, Zhang D. Association between acute gastrointestinal injury and biomarkers of intestinal barrier function in critically ill patients. BMC Gastroenterol. 2017;17(1):45.

9. Elke G, Felbinger TW, Heyland DK. Gastric residual volume in critically ill patients: a dead marker or still alive? Nutr Clin Pract. 2015;30(1):59–71.

10. Reintam Blaser A, Starkopf J, Malbrain ML. Abdominal signs and symptoms in intensive care patients. Anaesthesiol Intensive Ther. 2015;47(4):379–87.

11. Reintam Blaser A, Malbrain ML, Starkopf J, Fruhwald S, Jakob SM, De Waele J, Braun JP, Poeze M, Spies C. Gastrointestinal function in intensive care patients: terminology, definitions and management. Recommendations of the ESICM Working Group on Abdominal Problems. Intensive Care Med. 2012;38(3):384–94.

12. Taylor RW. Gut motility issues in critical illness. Crit Care Clin. 2016;32(2):191–201.

13. Malbrain ML, De Laet I. It's all in the gut: introducing the concept of acute bowel injury and acute intestinal distress syndrome…. Crit Care Med. 2009;37(1):365–6.

14. Chen H, Zhang H, Li W, Wu S, Wang W. Acute gastrointestinal injury in the intensive care unit: a retrospective study. Ther Clin Risk Manag. 2015;11:1523–9.

15. Zhang D, Li Y, Ding L, Fu Y, Dong X, Li H. Prevalence and outcome of acute gastrointestinal injury in critically ill patients: a systematic review and meta-analysis. Medicine (Baltimore). 2018;97(43):e12970.

16. Li H, Zhang D, Wang Y, Zhao S. Association between acute gastrointestinal injury grading system and disease severity and prognosis in critically ill patients: a multicenter, prospective, observational study in China. J Crit Care. 2016;36:24–8.

17. Coffey JC, O'Leary DP. The mesentery: structure, function, and role in disease. Lancet Gastroenterol Hepatol. 2016;1(3):238–47.

18. Capobianco A, Cottone L, Monno A, Manfredi AA, Rovere-Querini P. The peritoneum: heal-ing, immunity, and diseases. J Pathol. 2017;243(2):137–47.

19. Coffey JC, Dillon M, Sehgal R, et al. Mesenteric-based surgery exploits gastrointestinal, peritoneal, mesenteric and fascial continuity from duodenojejunal fl exure to the anorectal junction—a review. Dig Surg. 2015;32:291–300.

20. Culligan K, Coffey JC, Kiran RP, Kalady M, Lavery IC, Remzi FH. The mesocolon: a prospec-tive observational study. Color Dis. 2012;14:421–8.

21. Heel KA, Hall JC. Peritoneal defences and peritoneum-associated lymphoid tissue. Br J Surg. 1996;83:1031–6.

22. Healy JC, Reznek RH. The peritoneum, mesenteries and omenta: normal anatomy and patho-logical processes. Eur Radiol. 1998;8:886–900.

23. Di Paolo N, Sacchi G. Atlas of peritoneal histology. Perit Dial Int. 2000;20(Suppl 3):S5–S96.

24. Mais DD. Quick compendium of clinical pathology. 2nd ed. Chicago: American Society for Clinical Pathology Press; 2009.

25. Blackburn SC, Stanton MP. Anatomy and physiology of the peritoneum. Semin Pediatr Surg. 2014;23:326–30.

26. Standring S. Gray's anatomy: the anatomical basis of clinical practice. London: Elsevier

Health Sciences; 2015.

27. Garside P, Millington O, Smith KM. The anatomy of mucosal immune responses. Ann N Y Acad Sci. 2004;1029:9–15.

28. Bilsborough J, Viney JL. Getting to the guts of immune regulation. Immunology. 2002;106(2):139–43.

29. Deane A, Chapman MJ, Fraser RJL, Horowitz M. Bench-to-bedside review: the gut as an endocrine organ in the critically ill. Crit Care. 2010;14:228.

30. Kang W, Kudsk KA. Is there evidence that the gut contributes to mucosal immunity in humans? J Parenter Enter Nutr. 2007;31:246–58.

31. Schmidt WE. The intestine, an endocrine organ. Digestion. 1997;58(Suppl 1):56–8.

32. Alverdy JC. Microbiome medicine: this changes everything. J Am Coll Surg. 2018;226(5):719–29.

33. Eckerle M, Ambroggio L, Puskarich MA, et al. Metabolomics as a driver in advancing precision medicine in sepsis. Pharmacotherapy. 2017;37:1023–32.

34. Allen-Vercoe E. Petrof EO the microbiome: what it means for medicine. Br J Gen Pract. 2014;64(620):118–9.

35. Amedei A, Boem F. I've gut a feeling: microbiota impacting the conceptual and experimental perspectives of personalized medicine. Int J Mol Sci. 2018;19(12):3756.

36. Chang CS, Kao CY. Current understanding of the gut microbiota shaping mechanisms. J Biomed Sci. 2019;26(1):59.

37. Lederer AK, Pisarski P, Kousoulas L, Fichtner-Feigl S, Hess C, Huber R. Postoperative changes of the microbiome: are surgical complications related to the gut flora? A systematic review. BMC Surg. 2017;17(1):125.

38. van Praagh JB, de Goffau MC, Bakker IS, van Goor H, Harmsen HJM, Olinga P, Havenga K. Mucus microbiome of anastomotic tissue during surgery has predictive value for colorectal anastomotic leakage. Ann Surg. 2019;269(5):911–6.

39. Guyton K, Alverdy JC. The gut microbiota and gastrointestinal surgery. Nat Rev Gastroenterol Hepatol. 2017;14(1):43–54.

40. Gershuni VM, Friedman ES. The microbiome-host interaction as a potential driver of anastomotic leak. Curr Gastroenterol Rep. 2019;21(1):4.

41. Skowron KB, Shogan BD, Rubin DT, Hyman NH. The new frontier: the intestinal microbiome and surgery. J Gastrointest Surg. 2018;22(7):1277–85.

42. Fleming CR, Remington M. Intestinal failure. In: Hill GL, editor. Nutrition and the surgical patient. Edinburgh: Churchill Livingstone; 1981. p. 219–35.

43. Pironi L, Arends J, Baxter J, Bozzetti F, Peláez RB, Cuerda C, Forbes A, Gabe S, Gillanders L, Holst M, Jeppesen PB, Joly F, Kelly D, Klek S, Irtun Ø, Olde Damink SW, Panisic M, Rasmussen HH, Staun M, Szczepanek K, Van Gossum A, Wanten G, Schneider SM, Shaffer J; Home Artificial Nutrition & Chronic Intestinal Failure; Acute Intestinal Failure Special Interest Groups of ESPEN. ESPEN endorsed recommendations. Definition and classification of intestinal failure in adults. Clin Nutr. 2015;34(2):171–80.

44. O'Keefe SJD, Buchman AL, Fishbein TM, Jeejeebhoy KN, Jeppesen PB, Shaffer J. Short bowel syndrome and intestinal failure: consensus definitions and overview. Clin Gastroenterol Hepatol. 2006;4:6–10.

45. Nightingale JMD, Small M, Jeejeebhoy K. Intestinal failure definition and classification comments: good in parts but could be better. Clin Nutr. 2016;35(2):536.

46. Pironi L. Definitions of intestinal failure and the short bowel syndrome. Best Pract Res Clin Gastroenterol. 2016;30(2):173–85.

47. Ukleja A. Altered GI motility in critically ill patients: current understanding of pathophysiology, clinical impact, and diagnostic approach. Nutr Clin Pract. 2010;25(1):16–25.

48. Pironi L, Corcos O, Forbes A, Holst M, Joly F, Jonkers C, Klek S, Lal S, Blaser AR, Rollins KE, Sasdelli AS, Shaffer J, Van Gossum A, Wanten G, Zanfi C, Lobo DN. ESPEN Acute and Chronic Intestinal Failure Special Interest Groups. Intestinal failure in adults: recommenda-

tions from the ESPEN expert groups. Clin Nutr. 2018;37(6 Pt A):1798–809.

49. Reintam Blaser A, Malbrain ML, Starkopf J, Fruhwald S, Jakob SM, De Waele J, Braun JP, Poeze M, Spies C. Gastrointestinal function in intensive care patients: terminology, definitions and management. Recommendations of the ESICM Working Group on Abdominal Problems. Intensive Care Med. 2012;38(3):384–94.

50. Lal S, Teubner A, Shaffer JL. Review article: intestinal failure. Aliment Pharmacol Therapeut. 2006;24:19–31.

51. Zhang D, Li Y, Ding L, Fu Y, Dong X, Li H. Prevalence and outcome of acute gastrointestinal injury in critically ill patients: a systematic review and meta-analysis. Medicine (Baltimore). 2018;97(43):e12970.

52. Reintam A, Parm P, Kitus R, Starkopf J, Kern H. Gastrointestinal failure score in critically ill patients: a prospective observational study. Crit Care. 2008;12(4):R90.

53. Zhang D, Fu R, Li Y, Li H, Li Y, Li H. Comparison of the clinical characteristics and prognosis of primary versus secondary acute gastrointestinal injury in critically ill patients. J Intensive Care. 2017;5:26.

54. Li H, Zhang D, Wang Y, Zhao S. Association between acute gastrointestinal injury grading system and disease severity and prognosis in critically ill patients: a multicenter, prospective, observational study in China. J Crit Care. 2016;36:24–8.

55. Hu B, Sun R, Wu A, Ni Y, Liu J, Guo F, Ying L, Ge G, Ding A, Shi Y, Liu C, Xu L, Jiang R, Lu J, Lin R, Zhu Y, Wu W, Xie B. Severity of acute gastrointestinal injury grade is a predictor of all-cause mortality in critically ill patients: a multicenter, prospective, observational study. Crit Care. 2017;21(1):188.

56. Berg RD, Garlington AW. Translocation of certain indigenous bacteria from the gastrointestinal tract to the mesenteric lymph nodes and other organs in the gnotobiotic mouse model. Infect Immun. 1979;23:403–11.

57. Meng M, Klingensmith NJ, Coopersmith CM. New insights into the gut as the driver of critical illness and organ failure. Curr Opin Crit Care. 2017;23(2):143–8.

58. Sertaridou E, Papaioannou V, Kolios G, Pneumatikos I. Gut failure in critical care: old school versus new school. Ann Gastroenterol. 2015;28(3):309–22.

59. Assimakopoulos SF, Triantos C, Thomopoulos K, Fligou F, Maroulis I, Marangos M, Gogos CA. Gut-origin sepsis in the critically ill patient: pathophysiology and treatment. Infection. 2018;46(6):751–60.

60. Deitch EA. Bacterial translocation or lymphatic drainage of toxic products from the gut: what is important in human beings? Surgery. 2002;131:241–4.

61. Deitch EA. Gut-origin sepsis: evolution of a concept. Surgeon. 2012;10:350–6.

62. Clark JA, Coopersmith CM. Intestinal crosstalk: a new paradigm for understanding the gut as the "motor" of critical illness. Shock. 2007;28(4):384–93.

63. Chang JX, Chen S, Ma LP, et al. Functional and morphological changes of the gut barrier during the restitution process after hemorrhagic shock. World J Gastroenterol. 2005;11:5485–91.

64. Fay KT, Ford ML, Coopersmith CM. The intestinal microenvironment in sepsis. Biochim Biophys Acta Mol Basis Dis. 2017;1863(10 Pt B):2574–83.

65. Lyons JD, Coopersmith CM. Pathophysiology of the gut and the microbiome in the host response. Pediatr Crit Care Med. 2017;18(3_suppl Suppl 1):S46–9.

66. Klingensmith NJ, Coopersmith CM. The gut as the motor of multiple organ dysfunction in critical illness. Crit Care Clin. 2016;32(2):203–12.

67. Otani S, Coopersmith CM. Gut integrity in critical illness. J Intensive Care. 2019;7:17.

68. Herbers AH, Feuth T, Donnelly JP, Blijlevens NM. Citrulline-based assessment score: first choice for measuring and monitoring intestinal failure after high-dose chemotherapy. Ann Oncol. 2010;21(8):1706–11.

69. Piton G, Manzon C, Monnet E, Cypriani B, Barbot O, Navellou JC, Carbonnel F, Capellier G. Plasma citrulline kinetics and prognostic value in critically ill patients. Intensive Care Med. 2010;36(4):702–6.

70. Piton G, Manzon C, Cypriani B, Carbonnel F, Capellier G. Acute intestinal failure in critically ill patients: is plasma citrulline the right marker? Intensive Care Med. 2011;37(6):911–7.
71. Reintam Blaser A, Jakob SM, Starkopf J. Gastrointestinal failure in the ICU. Curr Opin Crit Care. 2016;22(2):128–41.
72. Klek S, Forbes A, Gabe S, Holst M, Wanten G, Irtun Ø, Damink SO, Panisic-Sekeljic M, Pelaez RB, Pironi L, Blaser AR, Rasmussen HH, Schneider SM, Thibault R, RGJ V, Shaffer J. Management of acute intestinal failure: a position paper from the European Society for Clinical Nutrition and Metabolism (ESPEN) Special Interest Group. Clin Nutr. 2016;35(6):1209–18.
73. Madl C, Druml W. Gastrointestinal disorders of the critically ill. Systemic consequences of ileus. Best Pract Res Clin Gastroenterol. 2003;17(3):445–56.
74. Baue AE. The role of the gut in the development of multiple organ dysfunction in cardiothoracic patients. Ann Thorac Surg. 1993;55(4):822–9.
75. Balogh ZJ, Leppäniemi A. The neglected (abdominal) compartment: what is new at the beginning of the 21st century? World J Surg. 2009;33(6):1109.
76. Kaussen T, Otto J, Steinau G, Höer J, Srinivasan PK, Schachtrupp A. Recognition and management of abdominal compartment syndrome among German anesthetists and surgeons: a national survey. Ann Intensive Care. 2012;5(2, Suppl 1):S7.
77. Arnold RC, Dellinger RP, Parrillo JE, Chansky ME, Lotano VE, McCoy JV, Jones AE, Shapiro NI, Hollenberg SM, Trzeciak S. Discordance between microcirculatory alterations and arterial pressure in patients with hemodynamic instability. J Crit Care. 2012;27(5):531.e1–7.
78. Trzeciak S, Dellinger RP, Parrillo JE, Guglielmi M, Bajaj J, Abate NL, Arnold RC, Colilla S, Zanotti S, Hollenberg SM. Microcirculatory alterations in resuscitation and shock investigators. Early microcirculatory perfusion derangements in patients with severe sepsis and septic shock: relationship to hemodynamics, oxygen transport, and survival. Ann Emerg Med. 2007;49(1):88–98, 98.e1–98.e2.
79. Edul VS, Ince C, Navarro N, Previgliano L, Risso-Vazquez A, Rubatto PN, Dubin A. Dissociation between sublingual and gut microcirculation in the response to a fluid challenge in postoperative patients with abdominal sepsis. Ann Intensive Care. 2014;4:39.
80. Olofsson PH, Berg S, Ahn HC, Brudin LH, Vikström T, Johansson KJ. Gastrointestinal microcirculation and cardiopulmonary function during experimentally increased intra-abdominal pressure. Crit Care Med. 2009;37(1):230–9.
81. Malbrain ML, Wilmer A. The polycompartment syndrome: towards an understanding of the interactions between different compartments! Intensive Care Med. 2007;33(11):1869–72.
82. Scalea TM, Bochicchio GV, Habashi N, McCunn M, Shih D, McQuillan K, Aarabi B. Increased intra-abdominal, intrathoracic, and intracranial pressure after severe brain injury: multiple compartment syndrome. J Trauma. 2007;62(3):647–56; discussion 656.
83. Youssef AM, Hamidian Jahromi A, Vijay CG, Granger DN, Alexander JS. Intra-abdominal hypertension causes reversible blood-brain barrier disruption. J Trauma Acute Care Surg. 2012;72(1):183–8.
84. Piper GL, Maerz LL, Schuster KM, Maung AA, Luckianow GM, Davis KA, Kaplan LJ. When the ICU is the operating room. J Trauma Acute Care Surg. 2013;74(3):871–5.
85. Seternes A, Fasting S, Klepstad P, Mo S, Dahl T, Björck M, Wibe A. Bedside dressing changes for open abdomen in the intensive care unit is safe and time and staff efficient. Crit Care. 2016;20(1):164.
86. De Laet IE, Ravyts M, Vidts W, Valk J, De Waele JJ, Malbrain ML. Current insights in intra-abdominal hypertension and abdominal compartment syndrome: open the abdomen and keep it open! Langenbeck's Arch Surg. 2008;393(6):833–47.

第18章 创伤患者的感染

Inge A.M.Van Erp[1,2], Sarah Y.Mikdad[2], April E.Mendoza[2]

1. Department of Neurosurgery, Leiden University Medical Center, Leiden, The Netherlands
2. Division of Trauma, Emergency Surgery, and Surgical Critical Care, Department of Surgery, Massachusetts General Hospital, Boston, MA, USA

April E.Mendoza
电子邮箱:AEMENDOZA@mgh.harvard.edu

关键词 手术部位感染 败血症 脾切除术后严重败血症 腹腔脓肿 开放性骨折

18.1 引言

每年有超过 800 亿美元用于与创伤相关的医院费用,脓毒性并发症是护理费用过高的主要原因[1]。与择期手术患者相比,创伤患者的并发症增加,最常见的是手术部位感染、尿路感染和肺炎[1]。对于最初创伤后存活并出现医院获得性并发症的创伤患者来说,脓毒症是住院患者死亡的最常见原因[1]。因此,当务之急是开发预防、识别和提供有效治疗的方法,以改善结果并降低成本。

创伤后休克从根本上改变了免疫反应,转向严重依赖先天免疫[2]。过度的先天免疫反应可能是所谓的持续炎症、免疫抑制和分解代谢综合征(persistent inflammation, immunosuppression and catabolism syndrome, PICS)的原因,这导致了观察到的医院感染和多器官功能障碍的易感性[3]。这种复杂的反应涉及病原体相关分子模式(pathogen-associated molecular patterns, PAMPs)、损伤相关分子蛋白(damage-associated molecular proteins, DAMPs)和免疫细胞受体的相互作用[4,5]。

在本章中,我们将重点关注创伤后最常见的感染,如医疗相关感染,但也包括损伤特异性感染,包括手术部位、栓塞并发症感染和罕见的脾切除术后严重脓毒症。

18.2　常见术后并发症：医疗相关感染

医疗相关感染（healthcare-associated infections，HAIs）是重症监护室收治患者的主要负担，因为它们与死亡率、住院时间、费用和细菌耐药性的增加有关[6]。由于组织完整性的破坏和宿主防御机制的受损，创伤患者感染的风险尤其高[7]。外伤患者的感染率在 2%~37% 之间[8]。如果被诊断为败血症，创伤患者的死亡率将提高 6 倍，而 HAIs 合并其他住院患者的死亡率高近 1.5~2 倍[7]。此外，外伤入院后并发的感染会恶化功能状态，并在受伤后一年内增加医疗服务的需要[9]。导管相关性尿路感染（catheter-associated urinary tract infections，CAUTIs）、呼吸机相关性肺炎（ventilator-associated pneumonias，VAPs）、中心管路相关性血流感染（central lineassociated bloodstream infections，CLABSIs）和手术部位感染（surgical site infections，SSIs）仍然是创伤患者中最常见的，因此也是最重要的 HAIs[10]。

18.2.1　尿路感染

UTI 是最常见的医院感染（40%），约 80% 的医疗相关尿路感染与使用导尿管有关[11]。创伤患者特别容易患 CAUTIs，因为损伤严重程度与发展成 UTI 的风险相关[11]。发生 CAUTIs 的风险随着导管插入时间的延长而增加，若每天使用可能达到 50%[12]。在创伤人群中，UTI 确实有着显著的发病率，并且会导致死亡率增加，尤其对老年患者影响严重[11]。需要长期使用导管的损伤，如脊髓、骶骨、骶神经根和骨盆神经的损伤，与 UTI 增加有关。此外，未确诊或误诊的尿道损伤也会导致慢性 UTI[13]。2008 年，医疗保险和医疗补助服务中心（Centers for Medicare & Medicaid Services，CMS）停止了对医院治疗 CAUTIs 的赔偿。最初，未发现 CMS 政策对 CAUTIs 的影响，然而，最近的研究表明因果关系和索赔（CAUTIs 和 CLABSIs）的发生率有所下降[14,15]。有一些证据表明，在实施教育计划和导尿管协议后，由护士驱动的模式提高了 CAUTIs 发生率[16,17]。

18.2.2　医院获得性肺炎

创伤患者发生医院获得性肺炎（hospital-acquired pneumonias，HAP）的重要危险因素包括误吸、胸部或上腹部手术、影像学检查相关的频繁转运、多发伤、仰卧位（用于翻滚预防）和长时间插管[18-20]。患有严重创伤性脑损伤（traumatic brain injury，TBI）的患者由于多种原因，包括意识水平下降、需要频繁的患者转运和长时间的通气支持等，很容易出现 HAP[19]。Halperin 等人提出,对这类神经系统患者使用移动式 CT 可减少 HAPs[19]。

VAP 可在气管插管后 ≥48 小时出现,创伤患者的发病率在 8%~44% 之间[21]。由于危重患者的口腔菌群不同于正常健康成人,缺乏有效的口腔卫生会引入呼吸道病原体,导致 VAP。然而,口腔卫生的证据仍有争议。虽然有一些证据表明使用氯己定(chlorhexidine)进行口腔卫生可能会减少 VAP,但这似乎不会降低死亡率、通气天数或重症监护室住院时间[22]。早期气管造口术一直被提倡用来帮助清除肺分泌物,并可能降低 VAP 病的发病率。然而,这种益处还不清楚,因为关于肺炎发病率的数据是相互矛盾的[23,24]。两项随机试验未能显示早期气管切开术对死亡率、VAP 患病率或住院时间的影响[25,26]。数据仍然不足以显示早期气管造口术(4 天内)对重症监护室机械通气患者的明显益处[27]。

VAP 预防包括实施各种措施,试图降低 VAP 在高风险患者中的发病率。以协调的方式进行这些干预似乎可行,但仍在研究期间[28]。需要高质量的证据支持[29]。

18.2.3　中心导管相关血流感染

研究估计每年有 84 000~204 000 例感染病例,每年花费高达 210 亿美元[30]。创伤患者的 CLABSI 率被认为比普通 ICU 人群高 1.5~2 倍[28]。

外周插入中心静脉导管(peripherally inserted central venous catheters,PICC)越来越受欢迎,因为它们是一种安全长久的接入选择。在中心插入中心导管(centrally inserted central catheters,CICC)和 PICC,血流感染率随着管腔数量和导管直径的增加而增加。在 PICC 安置后,CLABSI 的发生率从 16% 到 29% 不等[31]。关于插入部位,一项多中心试验表明,与股静脉导管插入术相比,锁骨下静脉导管插入术的血流感染风险最低[32]。最新的医疗保健改善研究所(Institute for Healthcare Improvement,IHI)指南建议避免使用股静脉插管,但是对于股骨插入部位的 CLABSI 风险仍然没有定论[33]。抗生素预防中心静脉导管放置似乎没有益处,荟萃分析显示,与不使用抗生素相比,使用抗生素的感染率没有显著差异[34]。

几项系统综述表明,抗菌浸渍敷料和导管减少了 CLABSI 和定植,但没有一项研究显示脓毒症或死亡率降低[35,36]。中心导管管理集束措施(包含一套经过论证的干预措施)的实施,已成为减少 CLABSI 的另一种方法[37]。然而,在不同国家依从性差异很大[37]。

18.2.4　手术部位感染

增加 SSI 患病率的重要手术相关风险因素包括急诊设置和伤口分类[38]。

损伤控制流程与伤口感染高度相关,其中 1/5 的创伤剖腹手术出现深部器官间隙手术部位感染[39]。通常认为及时关腹和连续腹腔伤口灌洗或冲洗可以降低这种风险。然而,几乎没有高质量的证据支持通过腔内灌洗或抗菌冲洗来降低 SSI[40,41]。

负压伤口疗法(negative pressure wound therapy,NPWT)越来越多的预防性用于闭合伤口和被污染的伤口,以防止 SSI[42,43]。NPWT 通过减少细菌污染来促进伤口愈合、预防感染[44]。尽管许多试验支持 NPWT,但 NPWT 在创伤患者中的作用,尤其是在污染伤口中的作用,仍在研究中[45,46]。NPWT 似乎确实能促进伤口愈合,减少感染并发症,但仍需进行大规模研究[47]。

18.3　实体器官感染性并发症

18.3.1　肝脏

肝脏是最常见的腹部损伤器官,大多数损伤发生在机动车辆碰撞期间导致的钝器外伤[48]。手术治疗后的并发症很常见,并发症的发生率随着肝损伤的程度而增加。在过去的 40 年里,诊断和治疗的进步导致了管理模式的转变。目前,血流动力学稳定患者的标准管理已经向强调非手术治疗(nonoperative management,NOM)的方向发展[49]。这导致死亡率降低[50],成功率 >90%[51,52]。损伤等级是出现并发症的一个重要危险因素,因为Ⅳ级和Ⅴ级肝损伤有更高的胆漏、胆道出血、肝坏死和脓肿以及延迟出血风险[53-56]。肝脓肿发生在 4% 的非手术处理的肝损伤中,死亡率为 10%[57]。

肝血管栓塞术(hepatic angioembolization,AE)经常被用作有价值的工具来辅助非介入治疗。它经常与损伤控制同时进行,以帮助控制出血。AE 与肝坏死及其导致的并发症有关,如肝脓肿、败血症、菌血症、肝功能障碍和凝血病。据报道,不良事件后肝坏死率为 0~42%[52]。胆囊坏死可发生在右肝动脉 AE 后,其发生率为 0%~7%[58]。

术后肝周脓肿和胆汁淤积通常可通过注射抗生素和引流来控制[59]。偶尔,如果保守治疗失败,需要进行外科清创术来控制感染源。

18.3.2　脾

脾保存被认为对宿主具有免疫优势,尤其是包裹性微生物感染方面。对于血流动力学稳定的脾损伤患者,标准管理措施是非手术治疗,90% 的脾损伤患者通过这一方式治愈[60]。脾脏血管栓塞经常用于血流动力学稳定患者的脾脏挽救[61]。在本节中,我们将讨论脾切除术后暴发性感染(OPSI)的风险和管理,以及与脾保留相关的感染并发症,特别是在脾血管栓塞术后。

脾切除术是术后感染并发症的独立危险因素,如腹腔脓肿、伤口感染、肺炎和败血症[62]。尽管如此,无脾患者有一个独特的风险,即脾切除术后暴发性感染(overwhelming postsplenectomy infection,OPSI)。尽管发病率为0.05%~2%,罕见,但它与并发症发生率和死亡率显著相关[63]。据报道,OPSI后的死亡率为50%~70%,多发于24小时内[64]。OPSI的症状最初为流感样,但可发展为感染性休克、多器官衰竭并快速死亡[65]。

多种干预措施会预防OPSI的发生。适当和及时的疫苗接种是必不可少的,但预防性抗生素治疗、动物咬伤的早期管理以及前往流行国家的疟疾预防也应予以考虑。既然风险终身存在,则患者和家庭成员对于学习了解症状和体征至关重要[66]。

目前的指南强烈建议患者接种13价或23价肺炎球菌疫苗以及B型流感嗜血杆菌和脑膜炎奈瑟菌疫苗[53,67]。在紧急脾切除术后14天接种疫苗是最佳时机,证据显示此时抗体反应是最佳的[54-56]。然而,这并非唯一选择,也可在出院时进行免疫接种。建议所有无脾成人和6个月以上儿童每年接种流感疫苗[68]。

脾血管栓塞术后的免疫需求仍未确定[69,70]。体外研究表明,患者在脾栓塞后仍保持免疫活性[70-73],目前没有病例报告该人群中OPSI的发展。

18.4　骨盆创伤感染

复杂的骨盆创伤具有显著的并发症发生率和死亡率,通常需要相关外科专家协同治疗[74]。初始管理的重点包括出血控制和复苏。控制出血的常见方法包括骨盆黏合剂固定骨折、血管栓塞、腹膜前填塞,以及不太常见的复苏性血管内球囊闭塞(resuscitative endovascular balloon occlusion,REBOA)。这些出血控制技术可以产生广泛的组织坏死,并导致独特的感染并发症。产生复杂骨盆创伤的邻近和高能机制经常会导致涉及膀胱、尿道、阴道、神经、肛门括约肌和直肠的相关损伤[74]。治疗涉及这些器官间隙的开放性骨盆骨折需要一种深思熟虑的积极策略。这些损伤通常与大量组织污染和盆腔脓毒症风险增加有关。直肠损伤的标准处理包括粪便流的近端分流[75]。在开放性骨盆骨折后,远端直肠冲洗和骶前引流预防骨盆或骶前感染的方法并未显示能提高生存率和减少感染并发症[76,77]。

骨盆出血的损伤控制血管造影通常涉及选择性或非选择性骨盆动脉栓塞[78]。动脉栓塞术后的并发症发生率在0%~24%之间[78-80]。然而,有报道称双侧髂内动脉栓塞会产生缺血性并发症,如臀肌缺血、膀胱坏死和盆腔深部空间感染[81]。然而,不良事件确实比手术髂内动脉结扎更少,血栓栓塞后观察到的感染更少[82]。

腹膜前盆腔填塞是控制严重盆腔出血的常用方法。然而,骨盆感染发病率较高,从 10% 到超过 20% 不等[83,84]。随后的重新修复导致盆腔感染显著增加[85]。应考虑在 1~2 天内尽早移除填塞材料,以降低感染风险[86]。

REBOA 是一种较新的但未被充分利用的盆腔出血控制形式[87]。REBOA 后缺血性并发症和随后深部间隙感染的真实发生率仍然未知。最近一项评估 REBOA 结果的研究显示,REBOA 患者急性肾损伤和截肢的发生率较高,这可能是深部组织缺血和坏死的结果[88]。然而,这些患者是否感染风险更高仍然未知,需要进一步的研究来调查 REBOA 的感染发生率。

18.5 开放性骨折

开放性骨折后引发的感染也是严重的并发症之一。感染率从一级开放性骨折的不到 1% 到三级骨折的 50% 不等[43]。感染性并发症可分为急性感染,包括浅表和深部软组织感染,以及慢性感染。慢性感染可导致骨不连、皮瓣坏死和骨髓炎[43]。导致骨髓炎和髓内败血症的深部感染很难处理。慢性骨髓炎的二次截肢率在 4%~10% 之间[89]。本节将指出如何正确处理开放性骨折伤口以降低感染率,包括冲洗和清创术(irrigation and debridement,I&D)、破伤风和抗生素预防以及整形手术辅助下的早期组织覆盖。

开放性骨折的初始治疗需要彻底的 I&D,以防止感染,促进伤口和骨骼愈合。受伤后 6 小时内行 I&D 的标准做法仍有争议,在 24 小时内进行的研究显示,开始 I&D 的时间不会影响局部感染并发症的发生[90]。损伤更严重的软组织重建应在损伤后第一周内尽早进行,延迟进行会导致感染性并发症增加[91]。

任何出现开放性骨折或破伤风易发伤口的患者都应接受破伤风类毒素免疫。如果破伤风免疫状况不明,应给予患者破伤风类毒素加强剂或人破伤风免疫球蛋白(human tetanus immune globin,HTIG)。如果患者已经完成疫苗接种,并且距最后一次接种不到 5 年,则不需要再次接种[92]。已接种超过 5 年需要接种破伤风类毒素。如果患者免疫功能低下,或者最后一剂疫苗接种已超过 10 年,则需要使用 HTIG。

抗生素预防的选择受 Gustilo-Anderson 分类[93,94]和第 10 版高级创伤生命支持(Advanced Trauma Life Support,ATLS)[95]的指导(表 18.1)。对于开放性骨折患者,需要尽快给予抗生素,因为抗生素给药延迟超过 3 小时会增加感染风险[95]。

表 18.1　基于体重的静脉注射抗生素给药指南[95]

开放性骨折类型	推荐的全身抗生素预防	基于体重的剂量
Gustilo-Anderson Ⅰ型	第一代头孢菌素（头孢唑林 cefazolin） β- 内酰胺类过敏：如果青霉素（penicillin）过敏，则使用克林霉素（clindamycin）	头孢唑林： <50kg：1g Q 8h 50~100kg：2g Q 8h >100kg：3g Q 8h 克林霉素： <80kg：600mg Q h >80kg：900mg Q h
Gustilo-Anderson Ⅱ型	第一代头孢菌素（头孢唑林） β- 内酰胺类过敏：如果青霉素过敏，则使用克林霉素	头孢唑林： <50kg：1g Q 8h 50~100kg：2g Q 8h >100kg：3g Q 8h 克林霉素： <80kg：600mg Q h >80kg：900mg Q h
Gustilo-Anderson Ⅲ型	第一代头孢菌素（β- 内酰胺类过敏：对青霉素过敏可选用克林霉素）加氨基糖苷类（庆大霉素 gentamicin）	头孢唑林： <50kg：1g Q 8h 50~100kg：2g Q 8h >100kg：3g Q 8h 克林霉素： <80kg：600mg Q h >80kg：900mg Q h 庆大霉素： 儿童 2.5mg/kg（或<50kg） 成人 5mg/kg
无论伤口大小或严重程度如何，被农田、土壤或积水污染	第三代头孢菌素（哌拉西林 piperacillin/他唑巴坦 tazobactam） β- 内酰胺类过敏：咨询传染病科	哌拉西林 / 他唑巴坦： <100kg：3.375g Q 6h >100kg：4.5g Q 6h

　　Ⅰ型和Ⅱ型开放性骨折患者应给予第一代针对革兰氏阳性菌的头孢菌素（头孢唑林）。对于严重 β- 内酰胺过敏的患者，克林霉素是合适的替代药物[96]。Ⅲ型开放性骨折受益于革兰氏阳性菌和革兰氏阴性菌的覆盖。对于与粪便或梭菌污染相关的骨折，应考虑广谱抗革兰氏阳性菌和阴性菌。然而，无论损伤严重程度如何，临床医生经常不遵循指南抗生素建议，过度使用广谱抗生素[97]。大多数指南支持早期全身抗生素，但局部抗生素方案研究仍然很少，

最佳实践指南仍然难以形成[97]。

东方创伤外科协会（Eastern Association for the Surgery of Trauma，EAST）实践管理指南建议Ⅰ型和Ⅱ型骨折伤口成功闭合后24小时停用抗生素。对于Ⅲ型骨折，应在损伤后持续使用抗生素72小时，但在伤口软组织覆盖成功后24小时内停用[98]。

在开放性骨折感染治疗中，基于体重的给药非常重要，因为创伤患者中抗生素使用不足较为常见[99]。

总之，开放性骨折患者应尽早进行静脉注射抗生素和冲洗清创治疗。进一步的管理决策，如破伤风预防，应基于患者的病史。

18.6　结论

重大创伤后感染仍然是创伤人群面临的严峻挑战。免疫反应的改变和正常组织屏障完整性的受损可能使这些患者特别易感。及时的外科污染控制、生理紊乱的恢复以及遵守无菌技术的最佳实践对于预防感染仍然至关重要。感染的有效治疗需要及时识别和高度警觉。

（李涛 译，段军 校）

参考文献

1. Haider AH, Gupta S, Zogg CK, Kisat MT, Schupper A, Efron DT, et al. Beyond incidence: costs of complications in trauma and what it means for those who pay. Surgery. 2015;158(1):96–103.

2. Xiao W, Mindrinos MN, Seok J, Cuschieri J, Cuenca AG, Gao H, et al. A genomic storm in critically injured humans. J Exp Med. 2011;208(13):2581–90.

3. Gentile LF, Cuenca AG, Vanzant EL, Efron PA, McKinley B, Moore F, et al. Is there value in plasma cytokine measurements in patients with severe trauma and sepsis? Methods (San Diego, Calif). 2013;61(1):3–9.

4. Mollen KP, Anand RJ, Tsung A, Prince JM, Levy RM, Billiar TR. Emerging paradigm: toll-like receptor 4-sentinel for the detection of tissue damage. Shock (Augusta, Ga). 2006;26(5):430–7.

5. Zhang Q, Raoof M, Chen Y, Sumi Y, Sursal T, Junger W, et al. Circulating mitochondrial DAMPs cause inflammatory responses to injury. Nature. 2010;464(7285):104–7.

6. Rosenthal VD. International nosocomial infection control consortium (INICC) resources: INICC multidimensional approach and INICC surveillance online system. Am J Infect Control. 2016;44(6):e81–90.

7. Glance LG, Stone PW, Mukamel DB, Dick AW. Increases in mortality, length of stay, and cost associated with hospital-acquired infections in trauma patients. Arch Surg (Chicago, Ill: 1960). 2011;146(7):794–801.

8. Lazarus HM, Fox J, Burke JP, Lloyd JF, Snow GL, Mehta RR, et al. Trauma patient hospital-

associated infections: risks and outcomes. J Trauma. 2005;59(1):188–94.

9. Czaja AS, Rivara FP, Wang J, Koepsell T, Nathens AB, Jurkovich GJ, et al. Late outcomes of trauma patients with infections during index hospitalization. J Trauma. 2009;67(4):805–14.

10. Rosenthal VD, Maki DG, Mehta Y, Leblebicioglu H, Memish ZA, Al-Mousa HH, et al. International nosocomial infection control consortium (INICC) report, data summary of 43 countries for 2007–2012. Device-associated module. Am J Infect Control. 2014;42(9):942–56.

11. Monaghan SF, Heffernan DS, Thakkar RK, Reinert SE, Machan JT, Connolly MD, et al. The development of a urinary tract infection is associated with increased mortality in trauma patients. J Trauma. 2011;71(6):1569–74.

12. Mota EC, Oliveira AC. Catheter-associated urinary tract infection: why do not we control this adverse event? Rev Esc Enferm U S P. 2019;53:e03452.

13. Tezval H, Tezval M, von Klot C, Herrmann TR, Dresing K, Jonas U, et al. Urinary tract injuries in patients with multiple trauma. World J Urol. 2007;25(2):177–84.

14. Thirukumaran CP, Glance LG, Temkin-Greener H, Rosenthal MB, Li Y. Impact of Medicare's nonpayment program on hospital-acquired conditions. Med Care. 2017;55(5):447–55.

15. Waters TM, Daniels MJ, Bazzoli GJ, Perencevich E, Dunton N, Staggs VS, et al. Effect of Medicare's nonpayment for hospital-acquired conditions: lessons for future policy. JAMA Intern Med. 2015;175(3):347–54.

16. Sampathkumar P. Reducing catheter-associated urinary tract infections in the ICU. Curr Opin Crit Care. 2017;23(5):372–7.

17. Reisinger JD, Wojcik A, Jenkins I, Edson B, Pegues DA, Greene L. The project protect infection prevention fellowship: a model for advancing infection prevention competency, quality improvement, and patient safety. Am J Infect Control. 2017;45(8):876–82.

18. Walaszek M, Kosiarska A, Gniadek A, Kolpa M, Wolak Z, Dobros W, et al. The risk factors for hospital-acquired pneumonia in the intensive care unit. Przegl Epidemiol. 2016;70(1):15–20, 107–110.

19. Halperin JJ, Moran S, Prasek D, Richards A, Ruggiero C, Maund C. Reducing hospital-acquired infections among the neurologically critically ill. Neurocrit Care. 2016;25(2):170–7.

20. Wang L, Li X, Yang Z, Tang X, Yuan Q, Deng L, et al. Semi-recumbent position versus supine position for the prevention of ventilator-associated pneumonia in adults requiring mechanical ventilation. Cochrane Database Syst Rev. 2016;1(1):Cd009946.

21. Lewis RH, Sharpe JP, Swanson JM, Fabian TC, Croce MA, Magnotti LJ. Reinventing the wheel: impact of prolonged antibiotic exposure on multidrug-resistant ventilator-associated pneumonia in trauma patients. J Trauma Acute Care Surg. 2018;85(2):256–62.

22. Hua F, Xie H, Worthington HV, Furness S, Zhang Q, Li C. Oral hygiene care for critically ill patients to prevent ventilator-associated pneumonia. Cochrane Database Syst Rev. 2016;10:Cd008367.

23. Ibrahim EH, Tracy L, Hill C, Fraser VJ, Kollef MH. The occurrence of ventilator-associated pneumonia in a community hospital: risk factors and clinical outcomes. Chest. 2001;120(2):555–61.

24. Nseir S, Di Pompeo C, Jozefowicz E, Cavestri B, Brisson H, Nyunga M, et al. Relationship between tracheotomy and ventilator-associated pneumonia: a case control study. Eur Respir J. 2007;30(2):314–20.

25. Terragni PP, Antonelli M, Fumagalli R, Faggiano C, Berardino M, Pallavicini FB, et al. Early vs late tracheotomy for prevention of pneumonia in mechanically ventilated adult ICU patients: a randomized controlled trial. JAMA. 2010;303(15):1483–9.

26. Young D, Harrison DA, Cuthbertson BH, Rowan K. Effect of early vs late tracheostomy placement on survival in patients receiving mechanical ventilation: the TracMan randomized trial. JAMA. 2013;309(20):2121–9.

27. Andriolo BN, Andriolo RB, Saconato H, Atallah AN, Valente O. Early versus late tracheostomy for critically ill patients. Cochrane Database Syst Rev. 2015;1:Cd007271.

28. Major JS, Welbourne J. Nosocomial infection in trauma intensive care. J Intensive Care Soc.

2015;16(3):193–8.

29. Pileggi C, Mascaro V, Bianco A, Nobile CGA, Pavia M. Ventilator bundle and its effects on mortality among ICU patients: a meta-analysis. Crit Care Med. 2018;46(7):1167–74.

30. Umscheid CA, Mitchell MD, Doshi JA, Agarwal R, Williams K, Brennan PJ. Estimating the proportion of healthcare-associated infections that are reasonably preventable and the related mortality and costs. Infect Control Hosp Epidemiol. 2011;32(2):101–14.

31. Duwadi S, Zhao Q, Budal BS. Peripherally inserted central catheters in critically ill patients - complications and its prevention: a review. Int J Nurs Sci. 2019;6(1):99–105.

32. Parienti JJ, Mongardon N, Megarbane B, Mira JP, Kalfon P, Gros A, et al. Intravascular complications of central venous catheterization by insertion site. N Engl J Med. 2015;373(13):1220–9.

33. Arvaniti K, Lathyris D, Blot S, Apostolidou-Kiouti F, Koulenti D, Haidich AB. Cumulative evidence of randomized controlled and observational studies on catheter-related infection risk of central venous catheter insertion site in ICU patients: a pairwise and network meta-analysis. Crit Care Med. 2017;45(4):e437–e48.

34. Johnson E, Babb J, Sridhar D. Routine antibiotic prophylaxis for totally implantable venous access device placement: meta-analysis of 2,154 patients. JVIR. 2016;27(3):339–43; quiz 44.

35. Wei L, Li Y, Li X, Bian L, Wen Z, Li M. Chlorhexidine-impregnated dressing for the prophylaxis of central venous catheter-related complications: a systematic review and meta-analysis. BMC Infect Dis. 2019;19(1):429.

36. Lai NM, Chaiyakunapruk N, Lai NA, O'Riordan E, Pau WS, Saint S. Catheter impregnation, coating or bonding for reducing central venous catheter-related infections in adults. Cochrane Database Syst Rev. 2016;3:Cd007878.

37. Furuya EY, Dick AW, Herzig CT, Pogorzelska-Maziarz M, Larson EL, Stone PW. Central line-associated bloodstream infection reduction and bundle compliance in intensive care units: a National Study. Infect Control Hosp Epidemiol. 2016;37(7):805–10.

38. Ban KA, Minei JP, Laronga C, Harbrecht BG, Jensen EH, Fry DE, et al. American College of Surgeons and surgical infection society: surgical site infection guidelines, 2016 update. J Am Coll Surg. 2017;224(1):59–74.

39. Mueller TC, Nitsche U, Kehl V, Schirren R, Schossow B, Goess R, et al. Intraoperative wound irrigation to prevent surgical site infection after laparotomy (IOWISI): study protocol for a randomized controlled trial. Trials. 2017;18(1):410.

40. Norman G, Atkinson RA, Smith TA, Rowlands C, Rithalia AD, Crosbie EJ, et al. Intracavity lavage and wound irrigation for prevention of surgical site infection. Cochrane Database Syst Rev. 2017;10(10):CD012234-CD.

41. Mashbari H, Hemdi M, Chow KL, Doherty JC, Merlotti GJ, Salzman SL, et al. A randomized controlled trial on intra-abdominal irrigation during emergency trauma laparotomy; time for yet another paradigm shift. Bull Emerg Trauma. 2018;6(2):100–7.

42. De Vries FE, Wallert ED, Solomkin JS, Allegranzi B, Egger M, Dellinger EP, et al. A systematic review and meta-analysis including GRADE qualification of the risk of surgical site infections after prophylactic negative pressure wound therapy compared with conventional dressings in clean and contaminated surgery. Medicine. 2016;95(36):e4673.

43. Zalavras CG. Prevention of infection in open fractures. Infect Dis Clin N Am. 2017;31(2):339–52.

44. Braakenburg A, Obdeijn MC, Feitz R, van Rooij IA, van Griethuysen AJ, Klinkenbijl JH. The clinical efficacy and cost effectiveness of the vacuum-assisted closure technique in the management of acute and chronic wounds: a randomized controlled trial. Plast Reconstr Surg. 2006;118(2):390–7; discussion 8–400.

45. Iheozor-Ejiofor Z, Newton K, Dumville JC, Costa ML, Norman G, Bruce J. Negative pressure wound therapy for open traumatic wounds. Cochrane Database Syst Rev. 2018;7(7):CD012522-CD.

46. Webster J, Liu Z, Norman G, Dumville JC, Chiverton L, Scuffham P, et al. Negative pressure

wound therapy for surgical wounds healing by primary closure. Cochrane Database Syst Rev. 2019;3:Cd009261.

47. Frazee R, Manning A, Abernathy S, Isbell C, Isbell T, Kurek S, et al. Open vs closed negative pressure wound therapy for contaminated and dirty surgical wounds: a prospective randomized comparison. J Am Coll Surg. 2018;226(4):507–12.

48. Tinkoff G, Esposito TJ, Reed J, Kilgo P, Fildes J, Pasquale M, et al. American Association for the Surgery of Trauma organ injury scale I: spleen, liver, and kidney, validation based on the national trauma data bank. J Am Coll Surg. 2008;207:646–55.

49. Stassen NA, Bhullar I, Cheng JD, Crandall M, Friese R, Guillamondegui O, et al. Nonoperative management of blunt hepatic injury: an Eastern Association for the Surgery of Trauma practice management guideline. J Trauma Acute Care Surg. 2012;73:S288–93.

50. David Richardson J, Franklin GA, Lukan JK, Carrillo EH, Spain DA, Miller FB, et al. Evolution in the management of hepatic trauma: a 25-year perspective. Ann Surg. 2000;232:324–30.

51. Hurtuk M, Reed RL, Esposito TJ, Davis KA, Luchette FA. Trauma surgeons practice what they preach: the NTDB story on solid organ injury management. J Trauma. 2006;61:243–54; discussion 54–55.

52. Green CS, Bulger EM, Kwan SW. Outcomes and complications of angioembolization for hepatic trauma: a systematic review of the literature. J Trauma Acute Care Surg. 2016;80:529–37.

53. Alvarado AR, Udobi K, Berry S, Assmann J, McDonald T, Winfield RD. An opportunity for improvement in trauma care: 8-week booster vaccination adherence among patients after trauma splenectomy. Surgery. 2018;163(2):415–8.

54. Shatz DV, Schinsky MF, Pais LB, Romero-Steiner S, Kirton OC, Carlone GM. Immune responses of splenectomized trauma patients to the 23-valent pneumococcal polysaccharide vaccine at 1 versus 7 versus 14 days after splenectomy. J Trauma. 1998;44(5):760–5; discussion 5–6.

55. Konradsen HB, Rasmussen C, Ejstrud P, Hansen JB. Antibody levels against Streptococcus pneumoniae and Haemophilus influenzae type b in a population of splenectomized individuals with varying vaccination status. Epidemiol Infect. 1997;119(2):167–74.

56. Shatz DV, Romero-Steiner S, Elie CM, Holder PF, Carlone GM. Antibody responses in postsplenectomy trauma patients receiving the 23-valent pneumococcal polysaccharide vaccine at 14 versus 28 days postoperatively. J Trauma. 2002;53(6):1037–42.

57. Yoon W, Jeong YY, Kim JK, Seo JJ, Lim HS, Shin SS, et al. CT in blunt liver trauma. Radiographics. 2005;25(1):87–104.

58. Dabbs DN, Stein DM, Scalea TM. Major hepatic necrosis: a common complication after angioembolization for treatment of high-grade liver injuries. J Trauma. 2009;66(3):621–7; discussion 7–9.

59. Kozar RA, Moore JB, Niles SE, Holcomb JB, Moore EE, Cothren CC, et al. Complications of nonoperative management of high-grade blunt hepatic injuries. J Trauma. 2005;59(5):1066–71.

60. Coccolini F, Montori G, Catena F, Kluger Y, Biffl W, Moore EE, et al. Splenic trauma: WSES classification and guidelines for adult and pediatric patients. WJES. 2017;12:40.

61. Aiolfi A, Inaba K, Strumwasser A, Matsushima K, Grabo D, Benjamin E, et al. Splenic artery embolization versus splenectomy: analysis for early in-hospital infectious complications and outcomes. J Trauma Acute Care Surg. 2017;83(3):356–60.

62. Demetriades D, Scalea TM, Degiannis E, Barmparas G, Konstantinidis A, Massahis J, et al. Blunt splenic trauma. J Trauma Acute Care Surg. 2012;72:229–34.

63. Cullingford GL, Watkins DN, Watts ADJ, Mallon DF. Severe late postsplenectomy infection. Br J Surg. 1991;78:716–21.

64. Okabayashi T, Hanazaki K. Overwhelming postsplenectomy infection syndrome in adults - a clinically preventable disease. World J Gastroenterol. 2008;14(2):176–9.

65. Sinwar PD. Overwhelming post splenectomy infection syndrome - review study. Int J Surg (London, England). 2014;12(12):1314–6.

66. Rubin LG, Schaffner W. Clinical practice. Care of the asplenic patient. N Engl J Med. 2014;371(4):349–56.
67. Centers for Disease Control and Prevention (CDC). Use of 13-valent pneumococcal conjugate vaccine and 23-valent pneumococcal polysaccharide vaccine for adults with immunocompromising conditions: recommendations of the advisory committee on immunization practices (ACIP). MMWR Morb Mortal Wkly Rep. 2012;61(40):816–9.
68. Rubin LG, Levin MJ, Ljungman P, Davies EG, Avery R, Tomblyn M, et al. 2013 IDSA clinical practice guideline for vaccination of the immunocompromised host. Clin Infect Dis. 2014;58(3):309–18.
69. Crooker KG, Howard JM, Alvarado AR, McDonald TJ, Berry SD, Green JL, et al. Splenic embolization after trauma: an opportunity to improve best immunization practices. J Surg Res. 2018;232:293–7.
70. Skattum J, Titze TL, Dormagen JB, Aaberge IS, Bechensteen AG, Gaarder PI, et al. Preserved splenic function after angioembolisation of high grade injury. Injury. 2012;43(1):62–6.
71. Walusimbi MS, Dominguez KM, Sands JM, Markert RJ, McCarthy MC. Circulating cellular and humoral elements of immune function following splenic arterial embolisation or splenectomy in trauma patients. Injury. 2012;43(2):180–3.
72. Foley PT, Kavnoudias H, Cameron PU, Czarnecki C, Paul E, Lyon SM. Proximal versus distal splenic artery embolisation for blunt splenic trauma: what is the impact on splenic immune function? Cardiovasc Intervent Radiol. 2015;38(5):1143–51.
73. Pirasteh A, Snyder LL, Lin R, Rosenblum D, Reed S, Sattar A, et al. Temporal assessment of splenic function in patients who have undergone percutaneous image-guided splenic artery embolization in the setting of trauma. JVIR. 2012;23(1):80–2.
74. Coccolini F, Stahel PF, Montori G, Biffl W, Horer TM, Catena F, et al. Pelvic trauma: WSES classification and guidelines. WJES. 2017;12:5.
75. Lavenson GS, Cohen A. Management of rectal injuries. Am J Surg. 1971;122(2):226–30.
76. Ahmed N, Thekkeurumbil S, Mathavan V, Janzen M, Tasse J, Chung R. Simplified management of low-energy projectile extraperitoneal rectal injuries. J Trauma. 2009;67(6):1270–1.
77. Bosarge PL, Como JJ, Fox N, Falck-Ytter Y, Haut ER, Dorion HA, et al. Management of penetrating extraperitoneal rectal injuries: an Eastern Association for the Surgery of Trauma practice management guideline. J Trauma Acute Care Surg. 2016;80(3):546–51.
78. Awwad A, Dhillon PS, Ramjas G, Habib SB, Al-Obaydi W. Trans-arterial embolisation (TAE) in haemorrhagic pelvic injury: review of management and mid-term outcome of a major trauma Centre. CVIR Endovasc. 2018;1(1):32.
79. Travis T, Monsky WL, London J, Danielson M, Brock J, Wegelin J, et al. Evaluation of short-term and long-term complications after emergent internal iliac artery embolization in patients with pelvic trauma. JVIR. 2008;19(6):840–7.
80. Auerbach AD, Rehman S, Kleiner MT. Selective transcatheter arterial embolization of the internal iliac artery does not cause gluteal necrosis in pelvic trauma patients. J Orthop Trauma. 2012;26(5):290–5.
81. Manson TT, Perdue PW, Pollak AN, O'Toole RV. Embolization of pelvic arterial injury is a risk factor for deep infection after acetabular fracture surgery. J Orthop Trauma. 2013;27(1):11–5.
82. Chernobylsky D, Inaba K, Matsushima K, Clark D, Demetriades D, Strumwasser A. Internal iliac artery embolization versus Silastic loop ligation for control of traumatic pelvic hemorrhage. Am Surg. 2018;84(10):1696–700.
83. Shim H, Jang JY, Kim JW, Ryu H, Jung PY, Kim S, et al. Effectiveness and postoperative wound infection of preperitoneal pelvic packing in patients with hemodynamic instability caused by pelvic fracture. PLoS One. 2018;13(11):e0206991.
84. Li Q, Dong J, Yang Y, Wang G, Wang Y, Liu P, et al. Retroperitoneal packing or angio-embolization for haemorrhage control of pelvic fractures—quasi-randomized clinical trial of 56 haemodynamically unstable patients with injury severity score >/=33. Injury. 2016;47(2):395–401.

85. Burlew CC, Moore EE, Smith WR, Johnson JL, Biffl WL, Barnett CC, et al. Preperitoneal pelvic packing/external fixation with secondary angioembolization: optimal care for life-threatening hemorrhage from unstable pelvic fractures. J Am Coll Surg. 2011;212(4):628–35; discussion 35–37.

86. Kim TH, Yoon YC, Chung JY, Song HK. Strategies for the management of hemodynamically unstable pelvic fractures: from preperitoneal pelvic packing to definitive internal fixation. Asian J Surg. 2019;42(11):941–6.

87. Duchesne J, Costantini TW, Khan M, Taub E, Rhee P, Morse B, et al. The effect of hemorrhage control adjuncts on outcome in severe pelvic fracture: a multi-institutional study. J Trauma Acute Care Surg. 2019;87(1):117–24.

88. Joseph B, Zeeshan M, Sakran JV, Hamidi M, Kulvatunyou N, Khan M, et al. Nationwide analysis of resuscitative endovascular balloon occlusion of the aorta in civilian trauma. JAMA Surg. 2019;154(6):500–8.

89. Huh J, Stinner DJ, Burns TC, Hsu JR. Infectious complications and soft tissue injury contribute to late amputation after severe lower extremity trauma. J Trauma. 2011;71(1 Suppl):S47–51.

90. Srour M, Inaba K, Okoye O, Chan C, Skiada D, Schnuriger B, et al. Prospective evaluation of treatment of open fractures: effect of time to irrigation and debridement. JAMA Surg. 2015;150(4):332–6.

91. Lack WD, Karunakar MA, Angerame MR, Seymour RB, Sims S, Kellam JF, et al. Type III open tibia fractures: immediate antibiotic prophylaxis minimizes infection. J Orthop Trauma. 2015;29(1):1–6.

92. Cross WW 3rd, Swiontkowski MF. Treatment principles in the management of open fractures. Indian J Orthop. 2008;42(4):377–86.

93. Gustilo RB, Anderson JT. Prevention of infection in the treatment of one thousand and twenty-five open fractures of long bones: retrospective and prospective analyses. J Bone Joint Surg Am. 1976;58(4):453–8.

94. Gustilo RB, Mendoza RM, Williams DN. Problems in the management of type III (severe) open fractures: a new classification of type III open fractures. J Trauma. 1984;24(8):742–6.

95. Surgeons CIACo, editor. 10th Edition of the Advanced Trauma Life Support (ATLS) Student Course Manual. 2018.

96. Benson DR, Riggins RS, Lawrence RM, Hoeprich PD, Huston AC, Harrison JA. Treatment of open fractures: a prospective study. J Trauma. 1983;23(1):25–30.

97. Chang Y, Bhandari M, Zhu KL, Mirza RD, Ren M, Kennedy SA, et al. Antibiotic prophylaxis in the Management of Open Fractures: a systematic survey of current practice and recommendations. JBJS Rev. 2019;7(2):e1.

98. Hoff WS, Bonadies JA, Cachecho R, Dorlac WC. East practice management guidelines work group: update to practice management guidelines for prophylactic antibiotic use in open fractures. J Trauma. 2011;70(3):751–4.

99. Collinge CA, McWilliam-Ross K, Kelly KC, Dombroski D. Substantial improvement in prophylactic antibiotic administration for open fracture patients: results of a performance improvement program. J Orthop Trauma. 2014;28(11):620–5.

第 19 章　微生物培养的价值：何时培养？如何解读？

Jan Ulrych

First Department of Surgery, Department of Abdominal, Thoracic Surgery and Traumatology, First Faculty of Medicine, Charles University and General University Hospital, Prague, Czech Republic

Jan Ulrych
电子邮箱：Jan.Ulrych@vfn.cz

19.1　引言

将微生物学整合到外科手术临床实践中，基础微生物学对于手术的指导和手术的安全性至关重要。有效地控制感染源，恰当的抗生素应用是控制外科感染的基石。反之，抗生素覆盖率低以及不恰当的抗生素治疗方案与患者预后不良密切相关。因此，非常有必要对外科感染做病原学的鉴定及药敏实验。

外科感染是由病原微生物引起的，但绝大多数病原体为细菌，一些外科感染的病原体可以鉴定出来；但某一临床综合征可能是由多种病原体中的其中一种感染引起。在外科感染的最初阶段，其病原体尚未鉴定明确，外科医生可进行适当的治疗，包括经验性给予抗生素。但是微生物学家不能直接掌握关于患者的信息，没有患者的详细临床症状，先前的抗生素治疗、免疫状态及身体的基本情况。因此，外科医生与微生物学家的合作至关重要。

19.2　微生物检验

对外科医生来说，并不需要了解微生物检验的详细信息。因为微生物学的领域非常广泛，对微生物标本进行实验室分析是微生物实验室的责任。微生物检验的目的是确定外科感染病因。微生物实验室需要具有多种实验室技术和微生物检验技术。

细菌感染最快速精准的检测方法即为显微镜下检测。常规的细菌检验包括革兰氏染色及细菌培养。革兰氏染色可以简便快捷地识别感染的细菌。可根据镜下形态和细胞壁的类型区分不同的细菌。

通常情况下,引起感染的微生物病原体可以通过细菌培养和微生物的分离技术来鉴定。细菌培养最基础的方法是在液体培养基(肉汤)或固态培养基(琼脂)中进行细菌培养。液体培养要比固体培养更为敏感,但相对而言,难以确定所培养出细菌的类型。而在固体培养基中培养,可以形成不同特征的菌落。固态的琼脂培养基可分为选择性和非选择性的,可通过在琼脂中添加抗生素或其他抑制性药物选择性培养,也可以把培养基置于不同条件下培养——有氧环境、高二氧化碳环境或者厌氧环境等。之后可根据革兰氏染色结果、细菌的形态、生长特性及理化特性进行细菌鉴定。其次,微生物抗原的免疫学和分子生物学等检测技术(颗粒凝集实验、ELISA、PCR)也可进行细菌的鉴定。临床微生物学工作者决定微生物学诊断方法和细菌培养基的选择。细菌的鉴定取决于很多因素,其中也包括临床检验工作者的专业水平。培养结果通常在 24 小时内可用。

微生物检验的一项重要的工作就是药敏实验(antimicrobial susceptibility testing, AST)。AST 是用来识别某种抗生素对感染病原菌敏感性的实验,可指导临床抗生素的应用。把临床标本中的细菌分离进行体外测试,确定其对哪种抗生素敏感或耐药。通常 AST 检测单个纯菌落的耐药性,然而在某些特定的情况下需要在标本上直接做 AST。AST 仅针对有临床意义的细菌分离物,而不针对培养出的所有微生物。以下情况不需要常规做药敏实验检测:①细菌的药敏可预测;②细菌分离物可能来自身体某部位的正常菌群;③细菌菌落数量不足,可能来自操作环节的污染。AST 通常采用圆盘扩散法和稀释法。圆盘扩散法测量每个抗生素盘周围的生长抑制区。稀释法是将抗生素稀释到抑制细菌生长的最低浓度(minimal inhibitory concentration, MIC)。外科医生不需要掌握确切的 MIC 或生长抑制区的直径,只需要了解哪种抗生素对病原体敏感、中性或耐药。药敏实验结果可提示抑制细菌生长所需的抗生素浓度,为临床抗生素的使用提供推荐剂量。这样,抗生素治疗的临床疗效就有一定的预判性。中性结果表明 MIC 的抗生素含量在要求的水平之内,但缓解率稍低。当可安全使用高于正常剂量的抗生素时,临床疗效便可得到相应提高。耐药结果表明以常规剂量使用抗生素不会抑制分离菌株的生长。因此,抗生素杀死细菌的可靠临床疗效尚不能确定。抗菌谱中报告 AST 的结果。

19.3　标本的选择、收集和处理

除实验室分析过程外,微生物诊断的准确性还受到采样技术及样本管理方法的影响。外科医师负责收集和选择微生物标本，因此，外科医生必须掌握如何正确采样——采样的质量决定着检测结果的质量。错误的样本管理方法也会影响检测结果，这可能会误导临床工作。外科医生应咨询微生物检验室，确保取样技术、标本存放和运输方法正确。

采样技术　标本应该在使用抗生素之前采集。如果已经使用抗生素，必须向微生物检验室说明情况。这样有助于确保微生物检测结果的准确性。

标本采集的量应足够多，以保证完整的微生物检验。通常拭子收集标本不是最理想的采集方法，因其采集到的标本量太少，无法进行显微镜检查。此外，细菌从拭子转移到培养基也非常困难。所以拭子仅用于采集皮肤和黏膜上的标本。拭子采集标本前应该咨询微生物检验室，根据细菌的类型选择最适合的棉签类型（植绒拭子、棉拭子）。标本通常收集组织或体液，每毫升或每克标本的微生物数量应达到 $10^3 \sim 10^8$ 之间才能完成全部系列微生物检测。应该用无菌的试管或者带有活塞的注射器收集标本（图 19.1）。收集标本的量至少 1~2ml。

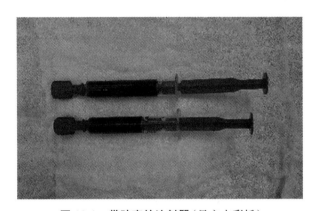

图 19.1　带胶塞的注射器（见文末彩插）

标本代表疾病的病理过程。因此，标本应仅包含病理组织或病理性体液，避免共生微生物的污染。通常，标本可来自无菌部位，也可来自非无菌部位。无菌部位的标本通常是在无菌条件下经皮穿刺采集。无菌部位的标本，若没有检测出细菌一定不存在感染。

在抽取或者切开病变部位采集标本之前，皮肤和黏膜表面应充分消毒，减少标本被污染。而在非无菌部位，包括皮肤和黏膜，存在定植微生物（共生细菌），因此这些部位来源的标本含有共生菌。由于白细胞会破坏病原菌，所以，在较大的单个病灶，应多点采样；多个小病灶，每个病灶上均应采样[1]；对于脓肿，应采集 2~5ml 脓液，并采集脓腔壁。

标本的储存和运输　微生物检验标本从医疗机构到检验实验室需要运输,运输过程中必须妥善包装,以防止样品变质。标本采集后应贴好标签并立即送往实验室,一般不建议保存。运输时间最长不要超过 1~2 小时。若运输时间过长,可能会导致微生物的过度生长或死亡。此外,盛有标本的注射器必须密封,运输前,要把注射器的针取下,塞上橡皮塞。若无法快速运输,标本(血标本除外)必须放在运输介质中,并 4℃冷藏。收集和运输微生物标本的基本原则见表 19.1。

表 19.1　微生物样品采集和运输的基本原则

手术感染的诊断程序 [a]	最佳标本	收集装置、温度和理想运输时间
革兰氏染色前培养	组织、穿刺液、痰液、活检病理标本等	常温,无需冷藏
需氧菌培养	组织、穿刺液、痰液、活检病理标本。拭子(第二选择);推荐植绒拭子	无菌容器,常温,即刻 若 >1~2h,应 4℃冷藏 拭子输送装置,常温,2h 内
需氧和厌氧细菌培养	组织、穿刺液、痰液、活检病理标本。拭子(第二选择);推荐植绒拭子	无菌厌氧容器,常温,立即送检,若 >1~2h,应 4℃冷藏; 厌氧拭子运输装置,常温,2h
真菌培养	组织、穿刺液、痰液、活检病理标本。拭子(第二选择)	无菌容器,室温,2h 内,若 >1~2h,应 4℃冷藏
抗酸染色和分枝杆菌培养	组织、穿刺液、痰液、活检病理标本。拭子(第二选择)	无菌容器,室温,2h 内,若 >1~2h,应 4℃冷藏 拭子运输装置,常温,2h
血培养	2~3 套血培养瓶子	血培养瓶,常温,2h 内

注:[a] 手术感染包括腹腔内感染、皮肤和软组织感染和手术部位感染

19.4　微生物检验的价值

微生物检验对于重症监护患者非常重要。一般微生物检验可以用于:①患者感染的诊断和治疗;②院内感染的防控。对于微生物检验的目的,每个外科医生都应该了解。在外科工作中,微生物检验感染性疾病是最常用的诊

断方法。但是,疾病感染的控制与院内感染的预防的关系却常常被忽视。如果微生物检验能够做到准确、迅速,患者就能够在感染初期得到最恰当的治疗。这样病原体播散的时间就会更短。如果手术感染是由多重耐药菌引起的,早期的预防措施和患者的隔离措施可防止其他患者被感染。

19.4.1　诊断性微生物培养

如上所述,外科医生负责患者的诊断和治疗管理,当然外科医生也应该对微生物检验有适当的了解。诊疗过程中,外科医生必须明确两个问题:①疾病是否由微生物感染引起? ②如果是,需不需要鉴定微生物,需不需要做药敏实验? 部分手术感染可以单纯通过手术治愈,不需要抗生素治疗。有研究显示,细菌培养对无并发症急性阑尾炎的治疗无显著的影响[2]。世界急诊外科学会(Word Society of Emergency Surgery, WSES)推荐,无并发症的阑尾炎和单纯性胆囊炎等无并发症的腹腔内感染,感染病灶可进行确切治疗,术后不需要抗生素治疗[3]。此外,无并发症的小脓肿可通过手术切开引流完全治愈,亦不需要抗生素治疗。这些情况下,若基于微生物培养结果对患者进行管理,常发现治疗方案无需调整。因此,微生物检测对此类病例临床指导价值不大。手术感染通常需要立即进行治疗,因此在最初治疗阶段,要经验性地使用抗生素。微生物检验数据结果(培养结果和药敏实验)至少需要 48 小时。所以,初始抗生素的应用只能是经验性的用药。若最初对致病菌及抗生素治疗方案的假设不正确,可以根据后期药敏实验的结果去调整治疗方案。存在多重耐药病原体的高风险患者、危重患者或免疫功能低下的患者(肾衰竭、器官移植患者和使用皮质类固醇的患者),不容易预测其感染的致病菌,必须依赖于微生物检验结果。难以预测的病原菌和多重耐药的病原菌,主要是在医疗环境中感染。腹腔术后感染的病原菌分析发现感染的病原菌与社区获得性明显不同。

社区获得性腹腔感染的主要病原体是肠杆菌科(大肠埃希氏菌和克雷伯菌属)、链球菌属和厌氧菌(脆弱拟杆菌多见);而术后腹腔感染的主要致病菌是肠球菌以及抗生素耐药菌,包括超广谱 β- 内酰胺酶(ESBL)——产毒型大肠埃希氏菌和克雷伯菌属、耐万古霉素肠球菌属、耐碳青霉烯假单胞菌、铜绿假单胞菌等[4-5]。此外,多重耐药菌的出现越来越常见,并随着手术次数的增加而增加[6]。院内感染的致病菌和相关的耐药模式不易预测,需要进一步微生物检测。既往有抗菌药物治疗史和院内多重耐药菌(MDR)感染是社区获得性术后感染的重要危险因素。耐甲氧西林金黄色葡萄球菌(MRSA)是最普遍的社区获得性多重耐药细菌,其关键机制在于可产生超广谱 β- 内酰胺酶(ESBL)或碳青霉烯酶[7]。细菌侵入健康宿主后,具有稳定的抗生素抗性表型是社区相关多重耐药菌的共同特点。对于危重和免疫功能低下的患者,错误地抗菌治疗,可能会造成严重的后果。因此,抗生素药敏试验结果对指导临床抗生素的应用具有重要意义。相反,无并发症的社区获得性手术感染患者其病原菌及其抗菌药物敏感性可预测,因此患者的管理及治疗一般无需药敏试验。但每次微生物检验能提供微生物监测的数据并可根据病原体的发生率发现流行病趋势,以及抗生素的耐药性模式。流行病学数据对风险患者治疗中抗生素的选择非常重要。

患者微生物检验结果对预后的预测价值也是目前关注的重点。研究发现,在腹膜炎Ⅲ级患者中,微生物主要以肠球菌属、肠杆菌属、假单胞菌属和念珠菌属为主。腹膜感染的微生物特征与是否持续感染(Ⅲ级腹膜炎)和患者预后密切相关。而 van Ruler 等[8]报道,继发感染的微生物谱(microbial profiles in secondary peritonitis)不能预测持续的腹部感染。Montravers 等[6]研究发现,手术标本中存在念珠菌感染是持续性腹膜炎的重要危险因素。虽然微生物感染对患者的预后的影响还不确定,但是抗生素耐药性是发病率和死亡率增加的重要危险因素。感染 MDR 菌的患者往往比感染抗生素敏感微生物预后更差。基于 30 项研究的 Meta 分析发现,感染多重耐药革兰氏阴性菌是增加死亡率的预测因子[9]。此外,针对革兰氏阳性菌感染,有文献提出 MRSA 感染和甲氧西林敏感的金黄色葡萄球菌(MSSA)感染死亡率之间的差异[10]。仅当抗生素治疗不足时,抗生素耐药性才作为死亡率的预测因子。

微生物检验的结果对患者个体化治疗方案的选择及靶向抗菌治疗具有重要意义。从感染部位收集标本进行培养有两大优点:①如果初始抗菌方案太窄,它可提供扩展的机会;②如果抗生素治疗方案太宽,它也能降级抗菌治疗。

感染部位的生物标本检查推荐用于:
- 所有与医疗相关的外科感染患者。
- 有社区多重耐药病原体获得性手术感染风险的患者(既往有抗微生物治疗和医疗暴露史)。
- 社区获得性手术感染的重症患者和免疫功能低下的患者。

社区获得性手术感染的低危患者不常规去做微生物学检验,但对病原体耐药模式检测有重要的流行病学价值。

19.4.2 主动监测培养(微生物筛查)

临床微生物实验室是院内感染有效防控的必备部分。按照院感要求,感控人员应该是医学微生物工作者,其主要职责是院内微生物的管理监测。院感工作人员会持续系统地收集微生物数据并给予分析和解释,随后制定院感防控的规划、实施、评估和治疗策略。从3个层面——地理层面、制度层面和患者水平层面进行微生物监测。

医院微生物监测,包括对抗菌药物的耐药性,对于医院的抗生素管理团队来说非常重要。有助于使预防性和治疗性抗生素使用制度化,降低抗生素耐药性是最终目标。医院微生物监测对于识别院内感染至关重要。

外科医生更熟悉患者的微生物监测。患者微生物筛查可揭示患者黏膜和皮肤的定植菌。外科患者微生物筛查的基本假设是:①患者定植状态可能是感染风险的重要提示;② MDR 病原菌定植可能对其他患者构成威胁。有报道显示,大部分医院术后相关感染来源于患者自身定植菌群。手术部位感染(surgical site infection,SSI)是外科最常见的院感类型。金黄色葡萄球菌携带者发生 SSI 的概率更高。此外,一项系统评价显示,MRSA 定植比 MSSA 定植发生感染的风险增加了4倍[11]。择期手术患者术前了解其 MRSA 定植状态——有助于预防性使用足够的抗生素及术前实施去定植化处理。世卫组织最新推荐对金黄色葡萄球菌进行去定植,以预防 SSI。但没有推荐哪些患者需要进行金黄色葡萄球菌定植筛查[12]。一些研究提倡对所有手术患者进行金黄色葡萄球菌筛查[13]。当前指南建议仅对高风险手术患者进行筛查(骨科手术和心胸手术)或根据临床风险评估对手术患者进行筛查[14]。关于 ESBL 定植菌的筛查及手术患者抗生素预防方案,由于缺乏确切证据尚未提出建议[12]。

早期识别 MDR 定植菌的患者和及时地控制感染是降低院内感染发生的有力措施。主要的措施包括监测培养(筛查培养),隔离高危患者,进行医护人员手卫生的管理,MDR 定植菌患者的除菌治疗和接触隔离。目前提倡患者在入院时应强制进行微生物筛检以早期识别存在 MDR 定植菌的患者。而 Harbarth 等[15]研究表明入院常规筛查并未减少手术科室院内 MRSA 感染的概率。2014年又有一项研究发现,对所有住院患者进行 MRSA 携带筛查显著降低了院内 MRSA 感染率[16]。尽管如此,尚无充足的证据证实这一观点。关于筛选方法,使用快速筛检与培养筛检相比,对 MRSA 的检出率无明显差别[17-18]。如今,首选基于患者风险的靶向微生物筛查,而不是普遍筛查。建议在高风险区域(如 ICU),高危患者(重症监护患者),具有高 MDR 菌高发感染机构转移来的患者,已知曾被感染的患者和 MDR 定植的患者要在入院时进行主动监测培养[19]。

定植菌筛查通常从鼻咽部、腋窝、腹股沟、会阴、直肠区域采集标本。

19.5　微生物检验结果的解释

正确解释微生物检验的结果是微生物实验室的重要职能。正确的解释可为患者提供适当的基础治疗，也是协同医疗的重要组成部分。因此，微生物检验人员应该和外科医生建立直接的联系。标本检测流程合理，才能保证结果准确。外科医生的责任是正确提出请求，并为微生物实验室提供完整准确的患者信息。根据有关患者的信息（诊断、病史、抗菌治疗等）和标本来源（标本规格、收集日期和时间等），实验室可以确定适当的方法来处理标本（包括适当类型的培养基，在何种条件下孵育等）。若标本是从无菌的部位采集，检测结果中出现细菌是非常有意义的阳性结果。但是，非无菌标本的革兰氏染色和培养结果必须谨慎地解读。很多情况下，标本的处理过程中会受到污染，结果的解读较为复杂。这是有时很难确定确切的致病微生物。外科医生不应该要求微生物实验室报告一切培养出的微生物——其中可能包含与疾病不相关的细菌。标本中发现的细菌的临床意义取决于患者的临床状况，必须彻底评估患者以避免抗生素滥用。抗生素耐药性对社区环境和医疗卫生环境造成了日益严重的威胁。因此，经验性抗生素治疗更为复杂，而药敏试验对治疗更具有指导性意义。药敏试验的敏感性受检测的病原体、使用的培养基、孵育条件及细菌生长的方式等因素的影响。药敏试验是一种体外操作，不一定能准确预测体内的作用。抗菌药的杀菌功效取决于其到达感染部位的最低抑菌浓度。但是，抗生素到达感染部位的浓度远低于其血清浓度（如脓肿）。另外，细菌群落嵌入细胞外多聚基质，并附着在存活的或失活的组织表面就会形成生物膜，生物膜的形成和感染部位存在异物也会影响抗生素的杀菌效力。研究报道，杀死生物膜中的细菌需要正常用 100~1 000 倍的抗生素[20]。如果患者的病情恶化而微生物学检测结果提示抗生素治疗方案是正确的，那么临床医生和微生物检验人员应考虑其他抗生素治疗失败的原因。微生物检验人员必须重新评估使用过的抗生素的药代动力学和药效学特征（例如，危重患者或肥胖患者的正确剂量）。外科医生也应认识到其他治疗导致抗感染失败的原因——手术病灶处理不恰当（手术引流不畅、清创不彻底等），二重感染及宿主免疫抑制等。微生物检验人员为微生物学结果和抗生素的药敏试验提供了重要的临床指导。

（刘俊杰 译，张军伟 校）

参考文献

1. Miller JM, Binnicker MJ, Campbell S, Carroll KC, Chapin KC, Gilligan PH, et al. A guide to utilization of the microbiology laboratory for diagnosis of infectious diseases: 2018 update by the Infectious Diseases Society of America and the American Society for Microbiology. Clin Infect Dis. 2018;67(6):813–6. https://doi.org/10.1093/cid/ciy584.

2. Foo FJ, Beckingham IJ, Ahmed I. Intra-operative culture swabs in acute appendicitis: a waste of resources. Surgeon. 2008;6(5):278–81.

3. Sartelli M, Catena F, Abu-Zidan FM, Ansaloni L, Biffl WL, Boermeester MA, et al. Management of intra-abdominal infections: recommendations by the WSES 2016 consensus conference. World J Emerg Surg. 2017;12:22. https://doi.org/10.1186/s13017-017-0132-7.

4. Sartelli M, Catena F, Ansaloni L, Coccolini F, Corbella D, Moore EE, et al. Complicated intra-abdominal infections worldwide: the definitive data of the CIAOW study. World J Emerg Surg. 2014;9:37. https://doi.org/10.1186/1749-7922-9-37.

5. Sitges-Serra A, López MJ, Girvent M, Almirall S, Sancho JJ. Postoperative enterococcal infection after treatment of complicated intra-abdominal sepsis. Br J Surg. 2002;89(3):361–7. https://doi.org/10.1046/j.0007-1323.2001.02023.x.

6. Montravers P, Dufour G, Guglielminotti J, Desmard M, Muller C, Houissa H, et al. Dynamic changes of microbial flora and therapeutic consequences in persistent peritonitis. Crit Care. 2015;19:70. https://doi.org/10.1186/s13054-015-0789-9.

7. van Duin D, Paterson DL. Multidrug-resistant bacteria in the community: trends and lessons learned. Infect Dis Clin North Am. 2016;30(2):377–90. https://doi.org/10.1016/j.idc.2016.02.004.

8. van Ruler O, Kiewiet JJ, van Ketel RJ, Boermeester MA, Dutch Peritonitis Study Group. Initial microbial spectrum in severe secondary peritonitis and relevance for treatment. Eur J Clin Microbiol Infect Dis. 2012;31(5):671–82. https://doi.org/10.1007/s10096-011-1357-0.

9. Vardakas KZ, Rafailidis PI, Konstantelias AA, Falagas ME. Predictors of mortality in patients with infections due to multi-drug resistant Gram negative bacteria: the study, the patient, the bug or the drug? J Infect. 2013;66(5):401–14. https://doi.org/10.1016/j.jinf.2012.10.028.

10. Gandra S, Tseng KK, Arora A, Bhowmik B, Robinson ML, Panigrahi B, et al. The mortality burden of multidrug-resistant pathogens in India: a retrospective observational study. Clin Infect Dis. 2019;69(4):563–70. https://doi.org/10.1093/cid/ciy955.

11. Safdar N, Bradley EA. The risk of infection after nasal colonization with Staphylococcus aureus. Am J Med. 2008;121(4):310–5. https://doi.org/10.1016/j.amjmed.2007.07.034.

12. Allegranzi B, Bischoff P, de Jonge S, Kubilay NZ, Zayed B, Gomes SM, et al. New WHO recommendations on preoperative measures for surgical site infection prevention: an evidence-based global perspective. Lancet Infect Dis. 2016;16(12):e276–87. https://doi.org/10.1016/S1473-3099(16)30398-X.

13. Kavanagh KT, Abusalem S, Calderon LE. View point: gaps in the current guidelines for the prevention of methicillin-resistant Staphylococcus aureus surgical site infections. Antimicrob Resist Infect Control. 2018;7:112. https://doi.org/10.1186/s13756-018-0407-0.

14. Anderson DJ, Podgorny K, Berríos-Torres SI, Bratzler DW, Dellinger EP, Greene L, et al. Strategies to prevent surgical site infections in acute care hospitals: 2014 update. Infect Control Hosp Epidemiol. 2014;35(6):605–27. https://doi.org/10.1086/676022.

15. Harbarth S, Fankhauser C, Schrenzel J, Christenson J, Gervaz P, Bandiera-Clerc C, et al. Universal screening for methicillin-resistant Staphylococcus aureus at hospital admission and nosocomial infection in surgical patients. JAMA. 2008;299(10):1149–57. https://doi.org/10.1001/jama.299.10.1149.

16. Glick SB, Samson DJ, Huang ES, Vats V, Aronson N, Weber SG. Screening for methicillin-

resistant Staphylococcus aureus: a comparative effectiveness review. Am J Infect Control. 2014;42(2):148–55. https://doi.org/10.1016/j.ajic.2013.07.020.

17. Tacconelli E, De Angelis G, de Waure C, Cataldo MA, La Torre G, Cauda R. Rapid screening tests for meticillin-resistant Staphylococcus aureus at hospital admission: systematic review and meta-analysis. Lancet Infect Dis. 2009;9(9):546–54. https://doi.org/10.1016/S1473-3099(09)70150-1.

18. Wu PJ, Jeyaratnam D, Tosas O, Cooper BS, French GL. Point-of-care universal screening for meticillin-resistant Staphylococcus aureus: a cluster-randomized cross-over trial. J Hosp Infect. 2017;95(3):245–52. https://doi.org/10.1016/j.jhin.2016.08.017.

19. Siegel JD, Rhinehart E, Jackson M, Chiarello L, Healthcare Infection Control Practices Advisory Committee. Management of multidrug-resistant organisms in health care settings, 2006. Am J Infect Control. 2007;35(10 Suppl 2):S165–93. https://doi.org/10.1016/j.ajic.2007.10.006.

20. Macià MD, Rojo-Molinero E, Oliver A. Antimicrobial susceptibility testing in biofilm-growing bacteria. Clin Microbiol Infect. 2014;20(10):981–90. https://doi.org/10.1111/1469-0691.12651.

第 20 章　外科患者侵袭性念珠菌病

Sganga Gabriele, Fransvea Pietro, Pepe Gilda, Di Grezia Marta, Cozza Valerio
Emergency Surgery and Trauma, Fondazione Policlinico Universitario A.Gemelli
IRCCS, Università Cattolica del Sacro Cuore, Rome, Italy

Sganga Gabriele(通讯作者)
电子邮箱:gabriele.sganga@policlinicogemelli.it

Fransvea Pietro
电子邮箱:pietro.fransvea@policlinicogemelli.it

Pepe Gilda
电子邮箱:gilda.pepe@policlinicogemelli.it

Di Grezia Marta
电子邮箱:marta.digrezia@policlinicogemelli.it

Cozza Valerio
电子邮箱:valerio.cozza@policlinicogemelli.it

关键词　念珠菌病　脓毒症　外科　真菌感染

20.1　流行病学

过去 10 年,外科患者,尤其是处于现代外科监护室的患者,全身性真菌感染的总发病率不断地增加[1-3]。具有真菌侵袭和传播风险的患者很常见,归因于我们本章所讨论的几个危险因素,这些患者的病情并不像之前认为的那样严重。

首先应该注意到真菌感染的发病率在全球范围内呈增长趋势。真菌性疾病导致超过 150 万人死亡,并且影响了超过 10 亿人。最近全球评估发现每年发生 3 000 000 例慢性肺曲霉病,223 100 例隐球菌性脑膜炎合并 HIV/AIDS,700 000 例侵袭性念珠菌病,500 000 例肺孢子虫肺炎,250 000 例侵袭性曲霉病,100 000 例播散型组织胞浆菌病,超过 10 000 000 例真菌性哮喘以及 1 000 000 例真菌性角膜炎。从 2013 年开始,国际真菌教育引导(the Leading International Fungal Education,LIFE)门户网站促进了一个又一个国家超过 57 亿人完成了严重真菌感染负担的评估(>80% 世界人口)[4-6]。

此外,作为院内感染的原因之一,在实施复杂和侵入性操作的科室,真菌的分离增加了。为了明确院内感染的发病率,SOAP 研究[7]于 2002 年在欧洲 ICU 对 3 147 例患者进行了为期 15 天的观察。在这项研究中,37% 的 ICU 患者有确定的感染,并且接近 24% 的感染是在 ICU 中获得的。在 1980—1989 年间,人们观察到感染显著增长,感染患者是之前的 5 倍,并且在外科患者中也观察到了这种显著的增长。在过去的几十年里,综合医院患者由念珠菌属引起的院内感染的发病率从最常见院内血流感染原因的第八位上升至第四位。之前为明确院内感染的发病率,于 1992 年在欧洲 ICU 进行了 EPIC 研究,分离的念珠菌占所有病原菌的第五位,达到所有分离病原微生物的 17.1%[8]。所有脓毒症患者中 21.4% 为外科患者。在西班牙 28 家医院进行的一项多中心、前瞻性研究发现,每 500 名重症监护住院患者中,就有 1 名患有念珠菌血症,证实了全身性念珠菌病(有血培养念珠菌阳性)发病率大致为 2.2%[9]。每 1 000 名出院患者中外科患者念珠菌感染的发病率从 2.5% 上升到 5.6%,并且念珠菌性腹膜炎会显著增加死亡率,死亡率高达 60%~70%,而且通常死亡发生在诊断后的一周内。腹腔念珠菌病(intraabdominal candidiasis,IAC),包括腹膜炎和腹腔脓肿,在反复胃肠道(gastrointestinal,GI)手术,胃肠道穿孔,吻合口瘘,或坏死性胰腺炎的患者中约达到 40%[10,11]。

近年来,外科突破了因具有多重风险因素而不适宜手术患者的适应证,极大地扩大了手术领域,并且还突破了像实体器官移植以及创伤外科这种最近还被认为是无法手术的领域。一些研究报道了创伤患者念珠菌属的分离,在 ICU 住院期间,对于抗生素治疗无反应的创伤患者,念珠菌分离率达到了 22%[12-18]。

现在,基础疾病(哮喘,AIDS,恶性肿瘤,器官移植),抗肿瘤药物、抗排斥药物以及可的松(cortisone)导致的免疫缺陷患者,越来越频繁地收入到外科病区。而且,持续的技术及药理学进步使提高患者生存率成为可能,这些患者放在过去的条件下会死亡,但如今他们多发展成多器官功能障碍,通过侵入性替代治疗进行支持,比如机械通气、透析、人工营养,尤其是与血管内导管相关的抗生素的延长使用。我们清楚所列情况在外科患者整个病程中十分常见;但是对于接受了实体器官移植手术,或者严重创伤的患者,所有列出的因素可以同时存在,这些所列的因素则更具提示性。将导致全身性真菌感染风险的增加,发病率和死亡率也随之显著增加。

20.2　发病机制

"肠源性脓毒症"假说认为正常情况下居于肠腔内的细菌,越过肠上皮屏障并作为源头在远隔部位形成脓毒症。许多动物研究支持这一观点[19-24]。多型性真菌白念珠菌是人类正常微生物组群之一。对于大多数人,白念珠菌终生寄居,无害共生,是正常肠道菌群的一部分[25-27]。

免疫系统改变和胃肠道黏膜的损伤均是发展为实验性系统性(播散型)念珠菌病的危险因素。免疫系统改变及胃肠道黏膜损伤会导致念珠菌、细菌、毒素、生物产物从肠腔到肠周淋巴管通道的增加,并由此到门静脉,到肝,到肺,并最终到体循环发展为播散型念珠菌病[28,29]。其他危险因素包括中心静脉导管,其允许真菌直接入血;广谱抗生素的使用,其使得真菌过度生长;创伤和胃肠道手术,其破坏了黏膜屏障。这种微生物的传播进一步触发了细胞因子的产生,而细胞因子的产生与机体对脓毒症性损伤的全身反应密切相关[30,31]。

小肠上段和胃通常是无菌的或稀疏地分布着相对无毒的细菌。最常见的是革兰氏阳性需氧菌,最常分离的菌株是链球菌、葡萄球菌、乳酸杆菌和各种真菌。在回肠远端,革兰氏阴性菌数量超过革兰氏阳性菌。肠杆菌科细菌占优势且有大量的厌氧菌[32,33]。

危重病往往与近端肠道微生物显著地过度生长相关,这种过度生长主要是由于抑酸剂的使用(增加了 pH)、消化道失用以及休克状态—休克状态甚至是临床未察觉的—反复低灌注所造成的。超过 90% 的 ICU 感染患者至少有一次出现上消化道同源感染。此外,已经知道念珠菌、假单胞菌、表皮葡萄球菌和粪链球菌是最常见的病原微生物[34]。越来越多的间接证据提示其可能引发脓毒血症。据报道,在 41% 的上消化道,35% 的小肠,12% 的结直肠以及少于 5% 的阑尾中分离出了念珠菌。欧洲的研究证实手术患者腹腔中,念珠菌感染白色念珠菌占优势(占 65%~82%),其次是光滑念珠菌。相较于其他研究,Montravers 等报道从 ICU 患者腹腔样本中分离到非白念珠菌的比率增加[35]。表 20.1 总结了侵袭性念珠菌病的危险因素。

当然,细菌易位的临床意义仍然不清楚,所以我们无法判定细菌易位是重症监护感染的主要原因;但我们要强调的是:即使文献没有 1 级证据推荐减低人类菌群易位的治疗策略,在临床实践中,调节肠道屏障功能有一定的意义,可因此减少菌群易位,降低重症监护的感染百分比。

表 20.1　侵袭性念珠菌病危险因素

成人	新生儿和儿童
危重病,特别是长期 ICU 住院患者	早产儿
腹部手术,尤其是有吻合口瘘或重复开腹的患者	低出生体重
急性坏死性胰腺炎	APGAR 评分低
血液系统恶性肿瘤	先天畸形
实体器官移植	
实体器官肿瘤	
使用广谱抗生素	
有中心静脉导管,全肠外营养	
血液透析	
使用糖皮质激素或肿瘤化疗	
念珠菌定植,尤其是多部位定植(定植指数 >0.5)	

其中我们可以罗列出以下策略:

- 减少为保护胃细胞而使用的 H_2 受体拮抗剂,从而使胃酸屏障得到适当的保留。
- 使用选择性消化道去污(selective digestive decontamination,SDD)至少可以减少院内获得性肺炎,并且或许与减少死亡率有关。
- 为阻止微绒毛急性萎缩,通过肠内饮食早期使用消化系统,保持胃肠黏膜的完整性,从根本上阻止任何细菌易位的可能。
- 优化循环和内脏循环,避免局部低灌注诱发缺血再灌注损伤机制,这是所有细胞和亚细胞膜的改变机制,并因此出现肠道细胞基础营养的改变,促进了肠道细菌易位。

综上所述,除了消化,胃肠道还有多种功能。它产生具有局部和全身影响的激素,在免疫功能方面起重要作用,并且作为屏障对抗肠腔内抗原。胃肠功能障碍或肠衰竭是危重症患者常见的表现,并且与菌群易位有关,会导致脓毒症进展,启动细胞因子介导的全身炎性反应综合征(systemic inflammatory response syndrome,SIRS), 多器官功能障碍(multiple organ dysfunction syndrome,MODS)并导致死亡。

20.3　危险因素

30%~40% 的继发性或第三型腹膜炎患者可能发展为腹腔念珠菌病

（intraabdominal candidiasis，IAC），主要表现为腹部手术患者念珠菌腹膜炎或腹腔脓肿。表 20.2 归纳了特异性和非特异性危险因素。尚未确定特异性的死亡预测因子，然而已经知道选择性部位依赖（如：感染扩散、非阑尾源性）和宿主相关因素（如：年龄、合并症）影响 IAC 的总体预后[36,37]。

表 20.2 腹腔念珠菌病危险因素

特异性	非特异性
复发性胃肠穿孔	中心静脉导管
吻合口瘘	长时间 ICU 住院
急性胰腺炎手术	糖尿病（和免疫抑制）
脾切除	长时间广谱抗生素
移植	全肠外营养（TPN）
开放性腹腔技术（腹腔室间隔综合征，VAC 手术）	
腹膜切除和术中发热	
腹膜转移癌化疗	

外科患者真菌感染率增加，主要与合并包含以下几种情况在内的一系列危险因素有关。表 20.1 展示了 IAC 最常见的危险因素。

- 极端年龄患者（早产儿、新生儿、老年人）和衰弱患者实施手术数量的增加。
- 重症监护病房收治的具有严重基础疾病的危重症的患者数量增加（肿瘤，白血病，移植，AIDS）。
- 实施复杂外科手术的患者数量增加。
- 为控制腹腔源性脓毒症，再次施行剖腹手术比率增加。
- 严重烧伤。
- 因为化疗、免疫治疗、长期使用类固醇激素等，免疫缺陷的患者数量显著增加。

除了这些情况，还必须强调几个危险因素，其使 ICU 的危重外科患者易受真菌感染[38-41]。一些最重要的危险因素将在下文进行详细讨论。

20.3.1 念珠菌定植

自 20 世纪 70 年代，念珠菌定植已经被证实。有数个因素增强了微生物越过肠道屏障的易位。在高浓度时，酵母菌甚至可以穿过完整健康的肠壁，当手术、创伤、失用性萎缩等肠道屏障破坏时，更容易通过。一旦黏膜屏障被突破,与宿主对严重损伤反应有关的免疫缺陷将可能使患者易于发生播散型感染。Solomkin 等,尤其强调了外科患者定植与感染之间的联系:他们认为对于两个部位以上定植的患者,早期抗真菌治疗能够有效地防止真菌感染[42-44]。此外,Pittet 等人已经确定了一种定植指数来识别有真菌感染风险的患者[45]。真菌感染的内源性再次明确:需要长时间使用抗生素的危重患者增加,在胃肠道有更多的念珠菌增殖,继而更容易发生定植和感染播散。

20.3.2　营养不良

良好的营养状态有利于保持健康、预防感染。饥荒就与瘟疫相关。健康的细胞功能需要靠充足的营养来维持。当可用营养中断时,就会发展为原发或继发营养不良。营养不良会导致一系列代谢不良事件,出现免疫系统损害,机体适应、修复、生存能力减弱[46,47]。

在重症监护室,营养不良对患者病情进展的影响为 50% 以上。要解释清楚 ICU 治疗的脓毒症患者的营养状态是非常困难的。已经知道,营养状态失衡对治疗效果有显著的影响,应当仔细监测那些营养不良的需要支持的脓毒症患者[48-52]。

同时,胃肠道使用失败(由于全肠外营养使用时间过长)与肠上皮细胞外表面退行性改变(尤其是微绒毛达到真正的萎缩现象)的关系众所周知。可以通过有效和全面的方式早期输送必需的营养素治疗营养不良。面对争议,我们必须谨记以下观点:

- 遵循“如果肠道功能正常,则发挥其作用”的格言,一旦胃肠道功能正常,就应该使用肠道进行营养支持。欧洲、加拿大和美国的实践指南支持血流动力学稳定的危重症患者进行肠内喂养。多数 ICU 患者优选肠内营养而非肠外营养,包括那些创伤、烧伤、头颅损伤、大手术和急性胰腺炎的患者。对于血流动力学稳定、胃肠道(GI)功能正常的 ICU 患者,早期肠内营养(收入 ICU 后 24~48 小时)已经成为治疗的推荐标准。专家证实这一窗口期十分必要,有机会提供营养以维持肠道屏障功能并支持免疫反应。
- 如果不能只使用消化道来提供完全的肠内营养,至少应当部分使用肠道作“最小肠内喂养”,目的是促进肠道活动,防止绒毛萎缩,促进激素的活性。在这种意义上,肠道,不仅仅是被动器官,更是代谢活跃的器官,进行了重要的营养“处理”活动。
- 如果患者仅接受全肠外营养(total parenteral nutrition,TPN),不能发挥胃肠道功能,意味着病情危重,并因此真菌感染的风险更大。

最后,需要强调的是,在 TPN 的情况下,真菌感染率的增加是多因素作用的结果,包括代谢、消化道失用、长期需要中心静脉导管、高血糖和胰岛素使用[53-55]。

20.3.3 高血糖

糖尿病是一种代谢紊乱,因为对患者有免疫抑制,易于发生真菌感染,包括与念珠菌有关的感染。根据局部和全身感染的不同,糖尿病患者念珠菌易感的机制有多种。在已知的念珠菌定植及后续感染中,宿主的情况包括酵母菌黏附在上皮细胞表面、唾液葡萄糖水平升高、唾液流动性降低、微血管退化、中性粒细胞假丝酵素活性受损。当存在葡萄糖,分泌数种降解酶,甚至患者普遍免疫抑制状态下,这些情况尤其严重。此外,似乎在这些条件下,念珠菌过量表达 C3 型受体蛋白,抑制吞噬功能,促进真菌黏附内皮和黏膜表面。这些因素严重影响宿主与酵母之间的平衡,使得念珠菌由共生菌向病原菌转化,从而引起感染[56-59]。

20.3.4 抗生素治疗

在某种程度上,抗生素的使用使得念珠菌属在黏膜表面生长。尽管最新的证据提示真菌的过度生长使覆盖在肠上皮细胞表面的黏液的性质发生了更微妙的改变,但最常援引的解释还是定植细菌的清除增加了其过度生长的底物。使用抗生素的种类和治疗持续的时间尤为重要。已经证实广谱抗生素尤其是抗革兰氏阴性厌氧菌的抗生素促进肠道内念珠菌的生长,利于真菌感染。这些数据再次表明抗生素目标治疗及短期治疗的重要性[60-63]。

20.3.5 基础状态

患者临床状态的严重程度是与真菌发病率相关的最重要的危险因素之一。易感宿主最初仅限于晚期肿瘤、白血病和移植受者。最近的研究显示营养不良、多发创伤、脓毒症和烧伤患者都有严重的免疫抑制,也有发展为全身性真菌感染的风险。鉴于此,我们应当考虑到在外科患者中,特别是在复杂的术后阶段,上述许多因素是同时存在的[64,65]。

20.3.6 与入住 ICU 相关的因素

需要收入 ICU 的患者病情更重,且需要进行一系列的侵入性治疗干预支持器官功能,这些操作可能会破坏正常的解剖保护屏障,改变对微生物的正常免疫防御机制。Pittet 等进行的一项多变量分析中,用 APACHE Ⅱ 评分来界定疾病严重程度,显示 10 分是真菌感染的危险因素,能独立地预测念珠菌感染[10,45,66-69]。

20.4　诊断

诊断腹腔内念珠菌感染很困难,因为临床征象和实验室检查结果,比如急性反应物(如:CRP)的升高或发热不具有特异性[70-75]。

对于外科脓毒症患者,若对广谱抗生素治疗无反应,必须考虑真菌感染。腹腔念珠菌病的危险因素见表 20.2。血培养阳性可以确定真菌感染,但其敏感性仅为 70%。术中样本、经皮穿刺、引流液和尿液培养有助于真菌感染的诊断。然而,早期微生物证据仍然存在问题。非无菌部位的培养常为阳性,但对于区分感染和定植缺乏特异性。只有无菌部位组织活检经组织学证实侵袭性真菌生长才能确诊。表 20.3 总结了不同类型的继发性腹膜炎与念珠菌分离和 IAC 的关系[76]。但仍然不清楚哪些患者可以从经验性抗真菌治疗中获益,哪些患者有氟康唑(fluconazole)耐药菌株寄居的风险。最近更新的国际指南优先以念珠菌血症为目标,而非复杂腹腔内真菌感染[77,78]。上述指南中只有少数陈述专门针对 IAC 的诊断和管理,可能是因为缺乏标准化的诊断标准。Dupont 等开发并验证了腹膜炎可能涉及念珠菌的预测评分;相关因素包括女性、上消化道源性腹膜炎、围术期心血管功能衰竭和抗生素治疗史[79,80]。Leon 等开发并在第二个研究中得到验证的"念珠菌评分",是唯一联合了多部位定植与发病机制、疾病严重性与既往外科手术的侵袭性念珠菌临床预测工具,不专门针对 IAC[81,82]。根据 Calandra 等人的研究,应当进行定量培养以确定更严重 IAC 患者的特征。考虑到念珠菌对异物的高黏附能力,手术引流获取的念珠菌不足以诊断 IAC[83]。如果引流管插入时间在 24 小时内,这些结果可能有用;否则应当考虑其为定植。为了测定植指数和 / 或确定多灶定植,应当从身体的不同部位(粪、尿、腋窝、气管吸出物、胃液)获取标本。以非培养为基础的手段是早期诊断侵袭性念珠菌病的有用工具。侵袭性念珠菌感染的血样测定是基于 1-3-β- 葡聚糖(BDG)的测量:在最近的一项二分类变量 Meta 分析报道,其敏感性为 76%,特异度为 85%。因为 BDG 阴性预测价值始终高于阳性预测价值,这个检测相对于确定诊断,更有助于排除真菌感染。假阳性可能与其他真菌感染(曲霉菌、镰刀菌、肺孢子虫)、使用白蛋白、免疫球蛋白、纱布(尤其是腹部外科手术)、血液透析,菌血症或使用抗生素[特别是哌拉西林(piperacillin)/ 他唑巴坦(tazobactam)]有关。用于念珠菌和细菌血流感染(BSIs)的新型 T_2 磁共振(T_2MR)纳米诊断板是一种有助于 IAC 诊断的新工具。T_2 念珠菌板被美国 FDA 和 EMA 批准用于念珠菌血症的诊断,平均种属鉴定时间不到 5 小时。T_2 念珠菌板通过扩增子诱导的超磁粒子聚集和 T_2 磁共振(T_2MR)测量扩增 DNA 并检测扩增产物。T_2 念珠菌探测 5 种最常见的致病念珠菌,占大多数中心念珠菌血症的 95%。总之,相较传统的血培养,T₂MR 检测能够更及时地监测念珠菌血症。然而,目前,在日常实践中纳入 T₂MR 监测预计会极大增加医院预算。如果把 1-3-β- 葡聚糖(BDG)和 T₂ 磁共振(T₂MR)与其他所有的诊断工具、临床征象和评分结合起来,能提高特异性诊断 IAC 的机会,这两者均是非常有用的工具[84-87]。

表 20.3　最常见的念珠菌分离与继发性腹膜炎的起源有关

继发性腹膜炎	念珠菌分离
阑尾	<5%
结直肠	12%
小肠	35%
上消化道	41%

20.5　治疗和结果

因为感染源控制干预和 5 天内的抗真菌治疗会提高生存率,所以积极的管理可改善结局[88-90]。总的来说,念珠菌性腹膜炎的死亡率在 25%~60% 之间。ICU 住院患者的死亡率更高(38.9%)[91]。Montravers 等人的研究显示 ICU 念珠菌性腹膜炎患者的死亡率为 38%,但没有监测到导致死亡的特定因素。然而,Basseti 等人的研究表明,当对没有充分治疗或没有感染源控制的亚组患者进行死亡率分析时,死亡率分别上升到 48% 和 60% 以上。念珠菌血症患者感染性休克的发生率为 20%~38%,死亡率在 60% 以上[92]。感染性休克常与缺乏初始抗真菌和感染源控制有关,这是 IAC 患者死亡的独立危险因素。表 20.4 总结了最新的指南的治疗建议。

表 20.4　不同指南的推荐意见

指南	一线药物推荐
IDSA2009	氟康唑(fluconazole)/ 棘白菌素类(echinocandins)
ESCMID2012	棘白菌素类
SITI/ISC2013	棘白菌素类
ITALIC2013	棘白菌素类

　　由此可见,精心协作、多学科治疗以及重症医师、外科医生、感染病专家、放射医师密切交流,进行标准化抗菌管理和感染源控制,是改善 IAC 预后必不可少的条件。此外,仍不清楚哪些患者可以从经验性抗真菌治疗中获益,哪些患者可能存在耐氟康唑菌株寄居的风险[92,93]。最近,腹部念珠菌病被描述为出现棘白菌素耐药念珠菌的一个隐藏储存器。白念珠菌是 IAC 最常分离出的菌株,光滑念珠菌其次,值得注意的是与既往多次腹部手术及合并多耐药(MDR)革兰氏阴性菌感染显著相关。光滑念珠菌血症也可源于胃肠道和胆道。有趣的是,10% 的念珠菌分离株是近平滑念珠菌,一种长期与外源性(比如静脉内导管)相关的菌种。感染源控制是 IAC 患者的主要治疗方法。目前有数种抗真菌药物可用于 IAC 的经验性治疗和目标治疗。然而,国际指南优先针对诸如念珠菌血症或腹腔内细菌感染等临床情况,对 IAC 患者的临床管理没有提供足够的临床建议。基于最新的证据,对于危重患者或既往使用过唑类药物的,且至少有一项念珠菌感染特异性危险因素的可疑腹腔内感染患者,强烈建议使用棘白菌素类或两性霉素 B 脂质体(lipid formulations of amphotericin B)经验性治疗。在最新的一项研究中,我们对一组 IAC 患者进行了治疗测试,尽管阿尼芬净(anidulafungin)能否充分穿透腹膜尚需要进一步的研究,但我们发现阿尼芬净有良好的效果和耐受性,有足够的血药浓度(图 20.1)。具有非特异性风险的患者,如果甘露聚糖 / 抗甘露聚糖或 1-3-β- 葡

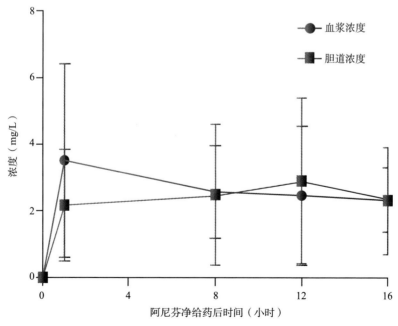

图 20.1　阿尼芬净药代动力学(见文末彩插)

聚糖（BDG）或酶联聚合反应（PCR）检测阳性，应当开始经验性治疗。除非已知定植的念珠菌对唑类的敏感性降低，氟康唑可作为既往没有使用过唑类的非重症患者的经验性或目标性治疗。如果是敏感菌并且患者临床好转，至少经过棘白菌素或两性霉素 B 脂质体治疗 5~7 天，可以降阶梯为一种唑类［氟康唑或伏立康唑（voriconazole）］治疗。治疗的时长取决于器官受累程度，患者的临床状况，是否血培养阳性。可获取的关于 IAC 患者治疗时限的资料很少。充分控制感染源后，IAC 患者在首次血培养阴性后，和念珠菌血症一样，应当继续抗真菌治疗 14 天。Mortravers 等的研究显示，念珠菌腹膜炎存活患者的中位抗真菌治疗时限为 20 天[94-124]。

（吴桂新 译，蒋正英 校）

参考文献

1. Bassetti M, Giacobbe DR, Vena A, Trucchi C, Ansaldi F, Antonelli M, Adamkova V, Alicino C, et al. Incidence and outcome of invasive candidiasis in intensive care units (ICUs) in Europe: results of the EUCANDICU project. Crit Care. 2019 Jun 14;23(1):219.
2. Bassetti M, Righi E, Ansaldi F, Merelli M, Scarparo C, Antonelli M, Garnacho-Montero J, Diaz-Martin A, Palacios-Garcia I, et al. A multicenter multinational study of abdominal candidiasis: epidemiology, outcomes and predictors of mortality. Intensive Care Med. 2015 Sep;41(9):1601–10.
3. Vincent JL, Anaissie E, Bruining H, Demajo W, el-Ebiary M, Haber J, Hiramatsu Y, Nitenberg G, Nyström PO, et al. Epidemiology, diagnosis and treatment of systemic Candida infection in surgical patients under intensive care. Intensive Care Med. 1998 Mar;24(3):206–16.
4. Bongomin F, Gago S, Oladele RO, Denning DW. Global and multi-national prevalence of fungal diseases-estimate precision. J Fungi (Basel). 2017 Oct 18;3(4):pii: E57.
5. Denning DW. Global fungal burden. Mycoses. 2013;56:13.
6. Limper AH, Adenis A, Le T, Harrison TS. Fungal infections in HIV/AIDS. Lancet Infect Dis. 2017;17(11):e334–43.
7. Vincent JL, Sakr Y, Sprung CL, Ranieri VM, Reinhart K, Gerlach H, Moreno R, Carlet J, Le Gall JR, Payen D. Sepsis occurrence in acutely ill patients investigators. Sepsis in European intensive care units: results of the SOAP study. Crit Care Med. 2006 Feb;34(2):344–53.
8. Vincent JL, Bihari DJ, Suter PM, Bruining HA, White J, Nicolas-Chanoin MH, Wolff M, Spencer RC, Hemmer M. The prevalence of nosocomial infection in intensive care units in Europe. Results of the European Prevalence of Infection in Intensive Care (EPIC) study. EPIC International Advisory Committee. JAMA. 1995 Aug 23–30;274(8):639–44.
9. Miguel N, León MA, Ibáñez J, Díaz RM, Merten A, Gahete F. Sepsis-related organ failure assessment and withholding or withdrawing life support from critically ill patients. Crit Care. 1998;2(2):61–6.
10. Aguilar G, Delgado C, Corrales I, Izquierdo A, Gracia E, Moreno T, Romero E, Ferrando C, Carbonell JA, Borrás R, Navarro D, Belda FJ. Epidemiology of invasive candidiasis in a surgical intensive care unit: an observational study. BMC Res Notes. 2015;8:491.
11. Sganga G. Clinical aspects of invasive candidiasis in the surgical patient. Drugs. 2009;69(Suppl 1):29–32.
12. Haltmeier T, Inaba K, Effron Z, Dollbaum R, Shulman IA, Benjamin E, Lam L, Demetriades

D. Candida score as a predictor of worse outcomes and mortality in severely injured trauma patients with positive Candida cultures. Am Surg. 2015 Oct;81(10):1067–73.

13. Enoch DA, Yang H, Aliyu SH, Micallef C. The changing epidemiology of invasive fungal infections. Methods Mol Biol. 2017;1508:17–65. Review.

14. Blyth DM, Mende K, Weintrob AC, Beckius ML, Zera WC, Bradley W, Lu D, Tribble DR, Murray CK. Resistance patterns and clinical significance of Candida colonization and infection in combat-related injured patients from Iraq and Afghanistan. Open Forum Infect Dis. 2014 Dec 16;1(3):ofu109.

15. Manolakaki D, Velmahos G, Kourkoumpetis T, Chang Y, Alam HB, De Moya MM, Mylonakis E. Candida infection and colonization among trauma patients. Virulence. 2010 Sep–Oct;1(5):367–75.

16. Mathur P, Hasan F, Singh PK, Malhotra R, Walia K, Chowdhary A. Five-year profile of candidaemia at an Indian trauma centre: High rates of Candida auris blood stream infections. Mycoses. 2018 Sep;61(9):674–80.

17. Cruciani M, de Lalla F, Mengoli C. Prophylaxis of Candida infections in adult trauma and surgical intensive care patients: a systematic review and meta-analysis. Intensive Care Med. 2005 Nov;31(11):1479–87. Epub 2005 Sep 20. Review.

18. Guery BP, Arendrup MC, Auzinger G, Azoulay E, Borges Sá M, Johnson EM, Müller E, Putensen C, Rotstein C, Sganga G, Venditti M, Zaragoza Crespo R, Kullberg BJ. Management of invasive candidiasis and candidemia in adult non-neutropenic intensive care unit patients: Part I. Epidemiology and diagnosis. Intensive Care Med. 2009 Jan;35(1):55–62.

19. Deitch EA. Gut-origin sepsis: evolution of a concept. Surgeon. 2012 Dec;10(6):350–6.

20. MacFie J, O'Boyle C, Mitchell CJ, et al. Gut origin of sepsis: a prospective study investigating associations between bacterial translocation, gastric microflora, and septic morbidity. Gut. 1999;45:223–8.

21. Schweinburg FB, Frank HA, Frank ED, et al. Transmural migration of intestinal bacteria during peritoneal irrigation in uremic dogs. Proc Soc Exp Biol Med. 1949;71:150–3.

22. Assimakopoulos SF, Triantos C, Thomopoulos K, Fligou F, Maroulis I, Marangos M, Gogos CA. Gut-origin sepsis in the critically ill patient: pathophysiology and treatment. Infection. 2018 Dec;46(6):751–60.

23. Lu F, Inoue K, Kato J, Minamishima S, Morisaki H. Functions and regulation of lipocalin-2 in gut-origin sepsis: a narrative review. Crit Care. 2019 Aug 2;23(1):269.

24. Jiang LY, Zhang M, Zhou TE, Yang ZF, Wen LQ, Chang JX. Changes of the immunological barrier of intestinal mucosa in rats with sepsis. World J Emerg Med. 2010;1(2):138–43.

25. Orasch C, Marchetti O, Garbino J, Schrenzel J, Zimmerli S, Mühlethaler K, Pfyffer G, Ruef C, Fehr J, Zbinden R, Calandra T, Bille J. FUNGINOS. Candida species distribution and antifungal susceptibility testing according to European Committee on Antimicrobial Susceptibility Testing and new vs. old Clinical and Laboratory Standards Institute clinical breakpoints: a 6-year prospective candidaemia survey from the fungal infection network of Switzerland. Clin Microbiol Infect. 2014 Jul;20(7):698–705.

26. Lilly EA, Ikeh M, Nash EE, Fidel PL Jr, Noverr MC. Immune protection against lethal fungal-bacterial intra-abdominal infections. MBio. 2018 Jan 16;9(1):e01472–17.

27. Arendrup MC. Candida and candidaemia. Susceptibility and epidemiology. Dan Med J. 2013 Nov;60(11):B4698.

28. Amornphimoltham P, Yuen PST, Star RA, Leelahavanichkul A. Gut leakage of fungal-derived inflammatory mediators: part of a gut-liver-kidney axis in bacterial sepsis. Dig Dis Sci. 2019 Sep;64(9):2416–28.

29. Khatib R, Johnson LB, Fakih MG, Riederer K, Briski L. Current trends in candidemia and species distribution among adults: Candida glabrata surpasses C. albicans in diabetic patients and abdominal sources. Mycoses. 2016 Dec;59(12):781–6.

30. Albac S, Schmitz A, Lopez-Alayon C, d'Enfert C, Sautour M, Ducreux A, Labruère-Chazal C, Laue M, Holland G, Bonnin A, Dalle F. Candida albicans is able to use M cells as a portal

of entry across the intestinal barrier in vitro. Cell Microbiol. 2016 Feb;18(2):195–210.

31. Cheng S, Clancy CJ, Xu W, Schneider F, Hao B, Mitchell AP, Nguyen MH. Profiling of Candida albicans gene expression during intra-abdominal candidiasis identifies biologic processes involved in pathogenesis. J Infect Dis. 2013 Nov 1;208(9):1529–37.

32. Kronen R, Liang SY, Bochicchio G, Bochicchio K, Powderly WG, Spec A. Invasive fungal infections secondary to traumatic injury. Int J Infect Dis. 2017 Sep;62:102–11.

33. Rasilainen SK, Juhani MP, Kalevi LA. Microbial colonization of open abdomen in critically ill surgical patients. World J Emerg Surg. 2015 Jun 25;10:25.

34. Jabra-Rizk MA, Kong EF, Tsui C, Nguyen MH, Clancy CJ, Fidel PL Jr, Noverr M. Candida albicans pathogenesis: fitting within the host-microbe damage response framework. Infect Immun. 2016 Sep 19;84(10):2724–39.

35. Montravers P, Blot S, Dimopoulos G, Eckmann C, Eggimann P, Guirao X, Paiva JA, Sganga G, De Waele J. Therapeutic management of peritonitis: a comprehensive guide for intensivists. Intensive Care Med. 2016 Aug;42(8):1234–47.

36. Blumberg HM, Jarvis WR, Soucie JM, Edwards JE, Patterson JE, Pfaller MA, Rangel-Frausto MS, Rinaldi MG, Saiman L, Wiblin RT, Wenzel RP. National Epidemiology of Mycoses Survey (NEMIS) study group: risk factors for candidal bloodstream infections in surgical intensive care unit patients: the NEMIS prospective multicenter study. The National Epidemiology of Mycosis Survey. Clin Infect Dis. 2001;33:177–86.

37. Rajendran R, Sherry L, Deshpande A, Johnson EM, Hanson MF, Williams C, Munro CA, Jones BL, Ramage G. A prospective surveillance study of candidaemia: epidemiology, risk factors, antifungal treatment and outcome in hospitalized patients. Front Microbiol. 2016 Jun 16;7:915.

38. Eggimann P, Bille J, Marchetti O. Diagnosis of invasive candidiasis in the ICU. Ann Intensive Care. 2011 Sep 1;1:37.

39. Sandven P, Qvist H, Skovlund E, Giercksky KE. NORGAS Group and the Norwegian Yeast Study Group. Significance of Candida recovered from intraoperative specimens in patients with intra-abdominal perforations. Crit Care Med. 2002 Mar;30(3):541–7.

40. de Ruiter J, Weel J, Manusama E, Kingma WP, van der Voort PH. The epidemiology of intra-abdominal flora in critically ill patients with secondary and tertiary abdominal sepsis. Infection. 2009 Dec;37(6):522–7.

41. León C, Alvarez-Lerma F, Ruiz-Santana S, León MA, Nolla J, Jordá R, Saavedra P, Palomar M, EPCAN Study Group. Fungal colonization and/or infection in non-neutropenic critically ill patients: results of the EPCAN observational study. Eur J Clin Microbiol Infect Dis. 2009 Mar;28(3):233–42.

42. Solomkin JS, Mazuski JE, Bradley JS, Rodvold KA, Goldstein EJ, Baron EJ, O'Neill PJ, Chow AW, Dellinger EP, Eachempati SR, Gorbach S, Hilfiker M, May AK, Nathens AB, Sawyer RG, Bartlett JG. Diagnosis and management of complicated intra-abdominal infection in adults and children: guidelines by the Surgical Infection Society and the Infectious Diseases Society of America. Clin Infect Dis. 2010 Jan 15;50(2):133–64.

43. Solomkin JS. Pathogenesis and management of Candida infection syndromes in non-neutropenic patients. New Horiz. 1993 May;1(2):202–13. Review.

44. Solomkin JS, Flohr AB, Quie PG, Simmons RL. The role of Candida in intraperitoneal infections. Surgery. 1980 Oct;88(4):524–30.

45. Eggimann P, Pittet D. Candida colonization index and subsequent infection in critically ill surgical patients: 20 years later. Intensive Care Med. 2014 Oct;40(10):1429–48.

46. Khanna K, Yi PH, Sing DC, Geiger E, Metz LN. Hypoalbuminemia is associated with septic revisions after primary surgery and postoperative infection after revision surgery. Spine (Phila Pa 1976). 2018 Mar 15;43(6):454–60.

47. de Luis DA, Culebras JM, Aller R, Eiros-Bouza JM. Surgical infection and malnutrition. Nutr Hosp. 2014 Sep 1;30(3):509–13.

48. McCall ME, Adamo A, Latko K, Rieder AK, Durand N, Nathanson T. Maximizing nutrition

support practice and measuring adherence to nutrition support guidelines in a Canadian tertiary care ICU. J Intensive Care Med. 2018 Mar;33(3):209–17.

49. Cahill NE, Dhaliwal R, Day AG, Jiang X, Heyland DK. Nutrition therapy in the critical care setting: what is "best achievable" practice? An international multicenter observational study. Crit Care Med. 2010 Feb;38(2):395–401.

50. Kizilarslanoglu MC, Kuyumcu ME, Yesil Y, Halil M. Sarcopenia in critically ill patients. J Anesth. 2016 Oct;30(5):884–90.

51. Weimann A, Braga M, Carli F, Higashiguchi T, Hübner M, Klek S, Laviano A, Ljungqvist O, Lobo DN, Martindale R, Waitzberg DL, Bischoff SC, Singer P. ESPEN guideline: clinical nutrition in surgery. Clin Nutr. 2017 Jun;36(3):623–50.

52. Braga M, Ljungqvist O, Soeters P, Fearon K, Weimann A, Bozzetti F. ESPEN guidelines on parenteral nutrition: surgery. Clin Nutr. 2009 Aug;28(4):378–86.

53. Livingston A, Seamons C, Dalton T. If the gut works use it. Nurs Manage. 2000 May;31(5):39–42.

54. Yamashiro Y. Gut microbiota in health and disease. Ann Nutr Metab. 2017;71(3–4):242–6.

55. Sam QH, Chang MW, Chai LY. The fungal mycobiome and its interaction with gut bacteria in the host. Int J Mol Sci. 2017 Feb 4;18(2):330.

56. Hostetter MK. Handicaps to host defense. Effects of hyperglycemia on C3 and Candida albicans. Diabetes. 1990 Mar;39(3):271–5. Review.

57. Bader MS, Hinthorn D, Lai SM, Ellerbeck EF. Hyperglycaemia and mortality of diabetic patients with candidaemia. Diabet Med. 2005 Sep;22(9):1252–7.

58. Bader MS, Lai SM, Kumar V, Hinthorn D. Candidemia in patients with diabetes mellitus: epidemiology and predictors of mortality. Scand J Infect Dis. 2004;36(11–12):860–4.

59. Rodrigues CF, Rodrigues ME, Henriques M. Candida sp. infections in patients with diabetes mellitus. J Clin Med. 2019 Jan 10;8(1):76.

60. Shahin J, Allen EJ, Patel K, Muskett H, Harvey SE, Edgeworth J, Kibbler CC, Barnes RA, Biswas S, Soni N, Rowan KM, Harrison DA. FIRE study investigators. Predicting invasive fungal disease due to Candida species in non-neutropenic, critically ill, adult patients in United Kingdom critical care units. BMC Infect Dis. 2016 Sep 9;16:480.

61. Sganga G, Bianco G, Fiori B, Nure E, Spanu T, Lirosi MC, Frongillo F, Agnes S. Surveillance of bacterial and fungal infections in the postoperative period following liver transplantation: a series from 2005–2011. Transplant Proc. 2013 Sep;45(7):2718–21.

62. Muskett H, Shahin J, Eyres G, Harvey S, Rowan K, Harrison D. Risk factors for invasive fungal disease in critically ill adult patients: a systematic review. Crit Care. 2011;15(6):R287.

63. Leroy O, Gangneux JP, Montravers P, Mira JP, Gouin F, Sollet JP, Carlet J, Reynes J, Rosenheim M, Regnier B, Lortholary O, Amar Cand Study Group. Epidemiology, management, and risk factors for death of invasive Candida infections in critical care: a multicenter, prospective, observational study in France (2005–2006). Crit Care Med. 2009 May;37(5):1612–8.

64. Sganga G, Bianco G, Frongillo F, Lirosi MC, Nure E, Agnes S. Fungal infections after liver transplantation: incidence and outcome. Transplant Proc. 2014 Sep;46(7):2314–8.

65. Bassetti M, Peghin M, Carnelutti A, Righi E, Merelli M, Ansaldi F, Trucchi C, Alicino C, Sartor A, Wauters J, Lagrou K, Tascini C, Menichetti F, Mesini A, De Rosa FG, Lagunes L, Rello J, Colombo AL, Vena A, Munoz P, Tumbarello M, Sganga G, Martin-Loeches I, Viscoli C. Invasive candida infections in liver transplant recipients: clinical features and risk factors for mortality. Transplant Direct. 2017 Apr 18;3(5):e156.

66. Yang Y, Guo F, Kang Y, Zang B, Cui W, Qin B, Qin Y, Fang Q, Qin T, Jiang D, Cai B, Li R, Qiu H, China-SCAN Team. Epidemiology, clinical characteristics, and risk factors for mortality of early- and late-onset invasive candidiasis in intensive care units in China. Medicine (Baltimore). 2017 Oct;96(42):e7830.

67. Massou S, Ahid S, Azendour H, Bensghir M, Mounir K, Iken M, Lmimouni BE, Balkhi H, Drissi Kamili N, Haimeur C. Systemic candidiasis in medical intensive care unit: analysis of risk factors and the contribution of colonization index. Pathol Biol (Paris). 2013

Jun;61(3):108–12.

68. Playford EG, Lipman J, Jones M, Lau AF, Kabir M, Chen SC, Marriott DJ, Seppelt I, Gottlieb T, Cheung W, Iredell JR, McBryde ES, Sorrell TC. Problematic dichotomization of risk for Intensive Care Unit (ICU)-acquired invasive candidiasis: results using a risk-predictive model to categorize 3 levels of risk from a multicenter prospective cohort of Australian ICU patients. Clin Infect Dis. 2016 Dec 1;63(11):1463–9.

69. Guo F, Yang Y, Kang Y, Zang B, Cui W, Qin B, Qin Y, Fang Q, Qin T, Jiang D, Li W, Gu Q, Zhao H, Liu D, Guan X, Li J, Ma X, Yu K, Chan D, Yan J, Tang Y, Liu W, Li R, Qiu H. China-SCAN team invasive candidiasis in intensive care units in China: a multicentre prospective observational study. J Antimicrob Chemother. 2013 Jul;68(7):1660–8.

70. Clancy CJ, Nguyen MH. Diagnosing invasive candidiasis. J Clin Microbiol. 2018 Apr 25;56(5):e01909–17.

71. Clancy CJ, Nguyen MH. Non-culture diagnostics for invasive candidiasis: promise and unintended consequences. J Fungi (Basel). 2018 Feb 19;4(1):27.

72. McCarty TP, Pappas PG. Invasive candidiasis. Infect Dis Clin North Am. 2016 Mar;30(1):103–24.

73. Antinori S, Milazzo L, Sollima S, Galli M, Corbellino M. Candidemia and invasive candidiasis in adults: a narrative review. Eur J Intern Med. 2016 Oct;34:21–8.

74. Pitarch A, Nombela C, Gil C. Diagnosis of invasive candidiasis: from gold standard methods to promising leading-edge technologies. Curr Top Med Chem. 2018;18(16):1375–92.

75. Backx M, White PL, Barnes RA. New fungal diagnostics. Br J Hosp Med (Lond). 2014 May;75(5):271–6.

76. Pagès A, Iriart X, Molinier L, Georges B, Berry A, Massip P, Juillard-Condat B. Cost effectiveness of candida polymerase chain reaction detection and empirical antifungal treatment among patients with suspected fungal peritonitis in the intensive care unit. Value Health. 2017 Dec;20(10):1319–28.

77. Pappas PG, Kauffman CA, Andes DR, Clancy CJ, Marr KA, Ostrosky-Zeichner L, Reboli AC, Schuster MG, Vazquez JA, Walsh TJ, Zaoutis TE, Sobel JD. Clinical practice guideline for the management of candidiasis: 2016 update by the Infectious Diseases Society of America. Clin Infect Dis. 2016 Feb 15;62(4):e1–50.

78. Cornely OA, Bassetti M, Calandra T, Garbino J, Kullberg BJ, Lortholary O, Meersseman W, Akova M, Arendrup MC, Arikan-Akdagli S, Bille J, Castagnola E, Cuenca-Estrella M, Donnelly JP, Groll AH, Herbrecht R, Hope WW, Jensen HE, Lass-Flörl C, Petrikkos G, Richardson MD, Roilides E, Verweij PE, Viscoli C, Ullmann AJ, ESCMID Fungal Infection Study Group. ESCMID guideline for the diagnosis and management of Candida diseases 2012: non-neutropenic adult patients. Clin Microbiol Infect. 2012 Dec;18(Suppl 7):19–37.

79. Dupont H, Paugam-Burtz C, Muller-Serieys C, Fierobe L, Chosidow D, Marmuse JP, Mantz J, Desmonts JM. Predictive factors of mortality due to polymicrobial peritonitis with Candida isolation in peritoneal fluid in critically ill patients. Arch Surg. 2002 Dec;137(12):1341–6.

80. Dupont H, Mahjoub Y, Chouaki T, Lorne E, Zogheib E. Antifungal prevention of systemic candidiasis in immunocompetent ICU adults: systematic review and meta-analysis of clinical trials. Crit Care Med. 2017 Nov;45(11):1937–45.

81. León C, Ruiz-Santana S, Saavedra P, Almirante B, Nolla-Salas J, Alvarez-Lerma F, Garnacho-Montero J, León MA, EPCAN Study Group. A bedside scoring system ("Candida score") for early antifungal treatment in nonneutropenic critically ill patients with Candida colonization. Crit Care Med. 2006 Mar;34(3):730–7.

82. León C, Ruiz-Santana S, Saavedra P, Galván B, Blanco A, Castro C, Balasini C, Utande-Vázquez A, González de Molina FJ, Blasco-Navalproto MA, López MJ, Charles PE, Martín E, Hernández-Viera MA, Cava Study Group. Usefulness of the "Candida score" for discriminating between Candida colonization and invasive candidiasis in non-neutropenic critically ill patients: a prospective multicenter study. Crit Care Med. 2009 May;37(5):1624–33.

83. Calandra T, Roberts JA, Antonelli M, Bassetti M, Vincent JL. Diagnosis and management of

invasive candidiasis in the ICU: an updated approach to an old enemy. Crit Care. 2016 May 27;20(1):125.

84. Novy E, Laithier FX, Machouart MC, Albuisson E, Guerci P, Losser MR. Determination of 1,3-β-D-glucan in the peritoneal fluid for the diagnosis of intra-abdominal candidiasis in critically ill patients: a pilot study. Minerva Anestesiol. 2018 Dec;84(12):1369–76.

85. León C, Ruiz-Santana S, Saavedra P, Castro C, Loza A, Zakariya I, Úbeda A, Parra M, Macías D, Tomás JI, Rezusta A, Rodríguez A, Gómez F, Martín-Mazuelos E, Cava Trem Study Group. Contribution of Candida biomarkers and DNA detection for the diagnosis of invasive candidiasis in ICU patients with severe abdominal conditions. Crit Care. 2016 May 16;20(1):149.

86. Nguyen MH, Wissel MC, Shields RK, Salomoni MA, Hao B, Press EG, Shields RM, Cheng S, Mitsani D, Vadnerkar A, Silveira FP, Kleiboeker SB, Clancy CJ. Performance of Candida real-time polymerase chain reaction, β-D-glucan assay, and blood cultures in the diagnosis of invasive candidiasis. Clin Infect Dis. 2012 May;54(9):1240–8.

87. Alam FF, Mustafa AS, Khan ZU. Comparative evaluation of (1, 3)-beta-D-glucan, mannan and anti-mannan antibodies, and Candida species-specific snPCR in patients with candidemia. BMC Infect Dis. 2007 Sep 4;7:103.

88. Sartelli M, Chichom-Mefire A, Labricciosa FM, Hardcastle T, Abu-Zidan FM, Adesunkanmi AK, Ansaloni L, et al. The management of intra-abdominal infections from a global perspective: 2017 WSES guidelines for management of intra-abdominal infections. World J Emerg Surg. 2017 Jul 10;12:29.

89. Scudeller L, Viscoli C, Menichetti F, del Bono V, Cristini F, Tascini C, Bassetti M, Viale P, ITALIC Group. An Italian consensus for invasive candidiasis management (ITALIC). Infection. 2014 Apr;42(2):263–79.

90. Sartelli M, Weber DG, Ruppé E, Bassetti M, Wright BJ, Ansaloni L, Catena F, Coccolini F, et al. Antimicrobials: a global alliance for optimizing their rational use in intra-abdominal infections (AGORA). World J Emerg Surg. 2016 Jul 15;11:33.

91. Vergidis P, Clancy CJ, Shields RK, Park SY, Wildfeuer BN, Simmons RL, Nguyen MH. Intra-abdominal candidiasis: the importance of early source control and antifungal treatment. PLoS One. 2016 Apr 28;11(4):e0153247.

92. Bassetti M, Marchetti M, Chakrabarti A, Colizza S, Garnacho-Montero J, Kett DH, Munoz P, Cristini F, Andoniadou A, Viale P, Rocca GD, Roilides E, Sganga G, Walsh TJ, Tascini C, Tumbarello M, Menichetti F, Righi E, Eckmann C, Viscoli C, Shorr AF, Leroy O, Petrikos G, De Rosa FG. A research agenda on the management of intra-abdominal candidiasis: results from a consensus of multinational experts. Intensive Care Med. 2013 Dec;39(12):2092–106.

93. Lagunes L, Borgatta B, Martín-Gomez MT, Rey-Pérez A, Antonelli M, Righi E, Merelli M, Brugnaro P, Dimopoulos G, Garnacho-Montero J, Colombo AL, Luzzati R, Menichetti F, Muñoz P, Nucci M, Scotton G, Viscoli C, Tumbarello M, Bassetti M, Rello J, IAC Study Investigators. Predictors of choice of initial antifungal treatment in intraabdominal candidiasis. Clin Microbiol Infect. 2016 Aug;22(8):719–24.

94. Benoist H, Rodier S, de La Blanchardière A, Bonhomme J, Cormier H, Thibon P, Saint-Lorant G. Appropriate use of antifungals: impact of an antifungal stewardship program on the clinical outcome of candidaemia in a French University Hospital. Infection. 2019 Jun;47(3):435–40.

95. O'Leary RA, Einav S, Leone M, Madách K, Martin C, Martin-Loeches I. Management of invasive candidiasis and candidaemia in critically ill adults: expert opinion of the European Society of Anaesthesia Intensive Care Scientific Subcommittee. J Hosp Infect. 2018 Apr;98(4):382–90.

96. Sganga G, Wang M, Capparella MR, Tawadrous M, Yan JL, Aram JA, Montravers P. Evaluation of anidulafungin in the treatment of intra-abdominal candidiasis: a pooled analysis of patient-level data from 5 prospective studies. Eur J Clin Microbiol Infect Dis. 2019 Jul 6;38(10):1849–56.

97. Pappas PG, Kauffman CA, Andes DR, Clancy CJ, Marr KA, Ostrosky-Zeichner L, Reboli AC, Schuster MG, Vazquez JA, Walsh TJ, Zaoutis TE, Sobel JD. Clinical practice guideline for the management of candidiasis: 2016 update by the Infectious Diseases Society of America. Clin Infect Dis. 2016 Feb 15;62(4):e1–50.

98. Guery BP, Arendrup MC, Auzinger G, Azoulay E, Borges Sá M, Johnson EM, Müller E, Putensen C, Rotstein C, Sganga G, Venditti M, Zaragoza Crespo R, Kullberg BJ. Management of invasive candidiasis and candidemia in adult non-neutropenic intensive care unit patients: Part II. Treat Intensive Care Med. 2009 Feb;35(2):206–14.

99. Zaragoza R, Pemán J, Salavert M, Viudes A, Solé A, Jarque I, Monte E, Romá E, Cantón E. Multidisciplinary approach to the treatment of invasive fungal infections in adult patients. Prophylaxis, empirical, preemptive or targeted therapy, which is the best in the different hosts? Ther Clin Risk Manag. 2008 Dec;4(6):1261–80.

100. Montagna T, Lovero G, Coretti C, Martinelli D, De Giglio O, Iatta R, Balbino S, Rosato A, Caggiano G. Susceptibility to echinocandins of Candida spp. strains isolated in Italy assessed by European Committee for Antimicrobial Susceptibility Testing and Clinical Laboratory Standards Institute broth microdilution methods. Montagna BMC Microbiol. 2015 May 20;15:106.

101. Occhionorelli S, Zese M, Cultrera R, Lacavalla D, Albanese M, Vasquez G. Open abdomen management and candida infections: a very likely link. Gastroenterol Res Pract. 2017;2017:5187620.

102. Zilberberg M, Yu HT, Chaudhari P, Emons MF, Khandelwal N, Shorr AF. Relationship of fluconazole prophylaxis with fungal microbiology in hospitalized intra-abdominal surgery patients: a descriptive cohort study. Crit Care. 2014 Oct 29;18(5):590.

103. Lima WG, Alves-Nascimento LA, Andrade JT, Vieira L, de Azambuja Ribeiro RIM, Thomé RG, Dos Santos HB, Ferreira JMS, Soares AC. Are the statins promising antifungal agents against invasive candidiasis? Biomed Pharmacother. 2019 Mar;111:270–81.

104. Maseda E, Rodríguez-Manzaneque M, Dominguez D, González-Serrano M, Mouriz L, Álvarez-Escudero J, Ojeda N, Sánchez-Zamora P, Granizo JJ, Giménez MJ, Peri-Operative Infection Working Group of the Spanish Society of Anesthesiology and Critical Care (GTIPO-SEDAR). Intraabdominal candidiasis in surgical ICU patients treated with anidulafungin: a multicenter retrospective study. Rev Esp Quimioter. 2016 Feb;29(1):32–9.

105. Pea F, Righi E, Cojutti P, Carnelutti A, Baccarani U, Soardo G, Bassetti M. Intra-abdominal penetration and pharmacodynamic exposure to fluconazole in three liver transplant patients with deep-seated candidiasis. J Antimicrob Chemother. 2014 Sep;69(9):2585–6.

106. Vincent JL. Microbial resistance: lessons from the EPIC study. European Prevalence of Infection. Intensive Care Med. 2000;26(Suppl 1):S3–8.

107. Olaechea PM, Palomar M, León-Gil C, Alvarez-Lerma F, Jordá R, Nolla-Salas J, León-Regidor MA. EPCAN Study Group Economic impact of Candida colonization and Candida infection in the critically ill patient. Eur J Clin Microbiol Infect Dis. 2004 Apr;23(4):323–30.

108. Knitsch W, Vincent JL, Utzolino S, François B, Dinya T, Dimopoulos G, Özgüneş İ, Valía JC, Eggimann P, León C, Montravers P, Phillips S, Tweddle L, Karas A, Brown M, Cornely OA. A randomized, placebo-controlled trial of preemptive antifungal therapy for the prevention of invasive candidiasis following gastrointestinal surgery for intra-abdominal infections. Clin Infect Dis. 2015 Dec 1;61(11):1671–8.

109. Shields RK, Nguyen MH, Press EG, Clancy CJ. Abdominal candidiasis is a hidden reservoir of echinocandin resistance. Antimicrob Agents Chemother. 2014 Dec;58(12):7601–5.

110. Dimopoulos G, Paiva JA, Meersseman W, Pachl J, Grigoras I, Sganga G, Montravers P, Auzinger G, Sá MB, Miller PJ, Marček T, Kantecki M, Ruhnke M. Efficacy and safety of anidulafungin in elderly, critically ill patients with invasive Candida infections: a post hoc analysis. Int J Antimicrob Agents. 2012 Dec;40(6):521–6.

111. Sganga G, Pepe G, Cozza V, Nure E, Lirosi MC, Frongillo F, Grossi U, Bianco G, Agnes S. Anidulafungin—a new therapeutic option for Candida infections in liver transplantation.

Transplant Proc. 2012 Sep;44(7):1982–5.

112. Ruhnke M, Paiva JA, Meersseman W, Pachl J, Grigoras I, Sganga G, Menichetti F, Montravers P, Auzinger G, Dimopoulos G, Borges Sá M, Miller PJ, Marček T, Kantecki M. Anidulafungin for the treatment of candidaemia/invasive candidiasis in selected critically ill patients. Clin Microbiol Infect. 2012 Jul;18(7):680–7.

113. Xie GH, Fang XM, Fang Q, Wu XM, Jin YH, Wang JL, Guo QL, Gu MN, Xu QP, Wang DX, Yao SL, Yuan SY, Du ZH, Sun YB, Wang HH, Wu SJ, Cheng BL. Impact of invasive fungal infection on outcomes of severe sepsis: a multicenter matched cohort study in critically ill surgical patients. Crit Care. 2008;12(1):R5.

114. Almirante B, Rodríguez D, Park BJ, Cuenca-Estrella M, Planes AM, Almela M, Mensa J, Sanchez F, Ayats J, Gimenez M, Saballs P, Fridkin SK, Morgan J, Rodriguez-Tudela JL, Warnock DW, Pahissa A. Barcelona Candidemia Project Study Group: Epidemiology and predictors of mortality in cases of Candida bloodstream infection: results from population-based surveillance, barcelona, Spain, from 2002 to 2003. J Clin Microbiol. 2005;43:1829–235.

115. Raymond DP, Pelletier SJ, Crabtree TD, Gleason TG, Pruett TL, Sawyer RG. Impact of bloodstream infection on outcomes among infected surgical inpatients. Ann Surg. 2001;233:549–55.

116. Maseda E, Rodríguez-Manzaneque M, Dominguez D, González-Serrano M, Mouriz L, Álvarez-Escudero J, Ojeda N, Sánchez-Zamora P, Granizo JJ, Giménez MJ, Peri-Operative Infection Working Group of the Spanish Society of Anesthesiology and Critical Care (GTIPO-SEDAR). Intraabdominal candidiasis in surgical ICU patients treated with anidulafungin: a multicenter retrospective study. Rev Esp Quimioter. 2016 Feb;29(1):32–9.

117. Choi H, Kim JH, Seong H, Lee W, Jeong W, Ahn JY, Jeong SJ, Ku NS, Yeom JS, Kim YK, Kim HY, Song YG, Kim JM, Choi JY. Changes in the utilization patterns of antifungal agents, medical cost and clinical outcomes of candidemia from the health-care benefit expansion to include newer antifungal agents. Int J Infect Dis. 2019 Jun;83:49–55.

118. Heimann SM, Cornely OA, Wisplinghoff H, Kochanek M, Stippel D, Padosch SA, Langebartels G, Reuter H, Reiner M, Vierzig A, Seifert H, Vehreschild MJ, Glossmann J, Franke B, Vehreschild JJ. Candidemia in the intensive care unit: analysis of direct treatment costs and clinical outcome in patients treated with echinocandins or fluconazole. Eur J Clin Microbiol Infect Dis. 2015 Feb;34(2):331–8.

119. Lortholary O, Renaudat C, Sitbon K, Madec Y, Denoeud-Ndam L, Wolff M, Fontanet A, Bretagne S, Dromer F, French Mycosis Study Group. Worrisome trends in incidence and mortality of candidemia in intensive care units (Paris area, 2002–2010). Intensive Care Med. 2014 Sep;40(9):1303–12.

120. Puig-Asensio M, Pemán J, Zaragoza R, Garnacho-Montero J, Martín-Mazuelos E, Cuenca-Estrella M, Almirante B, Prospective Population Study on Candidemia in Spain (CANDIPOP) Project, Hospital Infection Study Group (GEIH), Medical Mycology Study Group (GEMICOMED) of the Spanish Society of Infectious Diseases and Clinical Microbiology (SEIMC), Spanish Network for Research in Infectious Diseases. Impact of therapeutic strategies on the prognosis of candidemia in the ICU. Crit Care Med. 2014 Jun;42(6):1423–32.

121. Auzinger G, Playford EG, Graham CN, Knox HN, Weinstein D, Kantecki M, Schlamm H, Charbonneau C. Cost-effectiveness analysis of anidulafungin for the treatment of candidaemia and other forms of invasive candidiasis. BMC Infect Dis. 2015 Oct 26;15:463.

122. Murri R, Scoppettuolo G, Ventura G, Fabbiani M, Giovannenze F, Taccari F, Milozzi E, Posteraro B, Sanguinetti M, Cauda R, Fantoni M. Initial antifungal strategy does not correlate with mortality in patients with candidemia. Eur J Clin Microbiol Infect Dis. 2016 Feb;35(2):187–93.

123. Tadec L, Talarmin JP, Gastinne T, Bretonnière C, Miegeville M, Le Pape P, Morio F. Epidemiology, risk factor, species distribution, antifungal resistance and outcome of candidemia at a single French hospital: a 7-year study. Mycoses. 2016 May;59(5):296–303.

124. Garnacho-Montero J, Díaz-Martín A, Cantón-Bulnes L, Ramírez P, Sierra R, Arias-Verdú D,

Rodríguez-Delgado M, Loza-Vázquez A, Rodriguez-Gomez J, Gordón M, Estella Á, García-Garmendia JL. Initial antifungal strategy reduces mortality in critically ill patients with candidemia: a propensity score-adjusted analysis of a multicenter study. Crit Care Med. 2018 Mar;46(3):384–93.

第 21 章 抗菌药物管理策略在优化外科抗生素使用中的作用

Gina Riggi[1], Lilian M.Abbo[1,2]

1. Jackson Health System, Miami, FL, USA
2. University of Miami Miller School of Medicine, Miami, FL, USA

Gina Riggi
电子邮箱：Gina.riggi@jhsmiami.org
Lilian M.Abbo（通讯作者）
电子邮箱：LAbbo@med.miami.edu

关键词 抗菌药物管理 外科 抗生素 抗菌药物耐药性 抗生素预防

21.1 介绍

抗生素滥用、耐药菌危机是当前全球性卫生问题。国内外均开展了大量理论与实践研究来促进抗菌药物的合理使用。当前中英文文献中可搜索到的"抗菌药物导向计划""抗菌药物管理计划""抗菌药物导向项目"等名词，根据文献中描述内容，按照临床实际及中文表述习惯，均可理解为"抗菌药物管理策略"。

抗菌药物管理策略在外科患者围手术期预防性抗感染、手术部位感染等需要使用抗生素环节均发挥重要作用[1]。许多临床最常见的外科疾病是感染性疾病，比如阑尾炎、胆囊炎和憩室炎等[2]。住院手术患者有时会发生手术部位感染、呼吸机相关肺炎、血管通路和尿管感染等医疗保健相关感染，进而延长住院时间。

及时和适当的抗菌药物应用是外科相关感染管理的关键因素。然而，临床中抗菌药物使用往往超出所需时间并导致进一步并发症，比如更严重的耐药菌或艰难梭状芽胞杆菌感染，而上述情况均可以通过更优化的抗菌药物管理来避免[2]。通过组建抗菌药物管理多学科团队来优化外科系统抗菌药物使用，是应对多重耐药菌全球蔓延的必然措施之一[1]。

尽管抗菌药物管理已证实对于限制抗生素暴露和细菌耐药具有显著效果,但是在外科领域的文献非常有限[2]。通过循证医学得出的外科抗菌药物管理策略被证实有效,但具体到临床实践中,抗感染方案往往并不完全遵循指南或共识中的推荐意见[2]。即使在拥有强大抗菌药物管理体系的医学中心,外科医生在抗菌药物选择上也会出现较大偏差[2]。外科医生应该每日核查抗感染方案,并将其纳入日常工作清单中[2]。了解当地致病菌的流行病学特点有助于外科医生制定正确抗感染方案。Charani 等人[3]对比了内科和外科团队的抗感染策略,发现一些医院的外科团队更加关注在手术室中的抗菌药物使用,其次是门诊部和病房。高年资外科医生经常不在病房,导致需要低年资医生来制定复杂的抗感染方案。这往往会导致所使用的抗生素级别偏高、时间偏长,甚至是错误使用。在本章中,我们将介绍在外科及创伤领域适用的抗菌药物管理策略,帮助制定合理的抗感染方案。这些措施将改善患者预后,减少细菌产生耐药性[1]。

21.2　参与人员

2016 年,全球外科感染联盟进行了一项基于网络的国际横断面调查,来探索一种合理的抗菌药物管理模式[4],受访者包括外科、感染科和药剂科等相关专家。这项研究的目的是评估全球多个国家和地区的抗菌药物管理策略。156 名(98.7%)受访者表示他们有一个多学科团队;85.4% 的受访者表示团队内至少有一名对此感兴趣或擅长处理外科感染的外科医生,这种组合往往出现在大学附属医院中。只有 55.8% 的受访者表示他们的团队中同时有一名感染科专家和一名药剂师。这项调查结果强调了抗菌药物管理需要多学科合作参与,各自发挥专业优势,共同对抗耐药菌感染并改善患者预后。

目前尚无抗菌药物管理团队合理建立、高效运行的指南共识,大多数抗菌药物管理策略都是基于当地医疗资源、流行病学而制定的实践模式。为了持续推进抗菌药物的合理使用,需要组建外科参与的多学科抗生素使用评估团队,并完成结合干预和反馈的处方预审、处方限制和预授权、教育培训及推广、剂量优化等核心管理策略[2]。

21.3　核心管理策略

外科医生在抗菌药物管理中起着关键作用,是确定外科疾病状态以及是否存在外科感染等方面的权威。2011 年,Dortch 等[5]描述了他们在一家三级医疗机构的创伤和外科重症监护室内实施减少感染的抗生素管理策略经验。

在 8 年的研究时间内,共培养鉴定出 1 794 株与医院感染相关的革兰氏阴性菌。在这项研究中,抗菌药物管理策略包括制定针对医院感染的特定经验性和治疗性抗感染、标准化的外科预防性抗感染,以及行政干预下的抗生素轮换 / 限制使用方案。在研究结束时,因多重耐药革兰氏阴性菌引起的院内感染从 37.4% 显著降低到 8.5%。此外,对临床上常用抗生素敏感的感染患者从 34.1% 增加到 53.2%。作者得出结论,抗菌药物管理策略对 ICU 中多重耐药革兰氏阴性菌感染率和广谱抗菌药物的敏感性有很大影响。除了上述文章中指出的策略外,最新研究表明还有其他核心管理策略包括持续评估抗感染方案有效性及继续教育等,如图 21.1 所示。

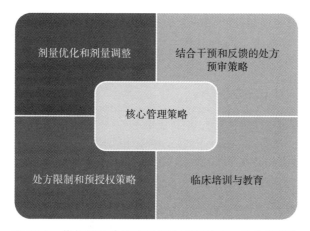

图 21.1　优化抗感染方案的核心管理策略。结合干预和反馈的处方预审策略、处方限制和预授权策略已被确定为住院患者抗菌药物管理最有效的两种措施[6]

21.3.1　结合干预和反馈的处方预审策略

本策略的核心思想是由治疗组外的抗生素专家对抗感染方案的合理性进行评估,对使用广谱抗菌药物的危重患者非常有效[6,7]。该策略与我国实行的处方点评制度类似。医疗资源允许时需每天进行抗感染方案的评审;即使一周只有 3~4 次的抗生素外部专家评审,也会对患者结局产生巨大的有利影响。这一策略理念应该传递到整个治疗小组,最终减少抗菌药物的不合理使用。该策略需要充裕的医疗资源、行政支持、抗菌药物专业知识和时间成本投入,来进行处方快速审查并向治疗小组及时反馈结果。对于外科感染,这一策略需要同时得到外科和重症医生团队的支持。了解当地致病菌的流行病学和耐药性特点,选择合适的经验性抗感染方案,根据微生物培养结果指导抗菌药物降级或升级治疗,选择合适的药物剂量和治疗时间,均是这一策略的关键组成部分[6,7]。

21.3.2 处方限制和预授权策略

某些医疗机构使用预授权方法来管理抗菌药物的使用,以限制某些具有显著毒副作用、高成本、超广谱抗菌药物的使用。该策略主要通过限制医师的处方权利来达到抗菌药物合理使用的目的,与我国实行的抗菌药物分级管理制度类似。患者从诊断到抗菌药物使用的时间窗很窄,所以抗生素专家需及时介入完成此干预,以确保无授权的医生用药前可咨询抗菌药物管理小组来选择合适的抗菌药物。这个与上述的处方预审策略相比,所需的医疗资源和时间成本相对较少;但仍需较高的沟通教育成本,来解释批准或拒绝抗生素申请的理由。其实,临床中绝大多数被证明有效的抗菌药物管理策略,均是多种方案的有机结合。

21.3.3 临床培训与教育

通过教育培训,让临床医生拥有正确的抗生素使用理念,是提升抗菌药物处方质量和减少耐药性的核心因素。在学术讲座、专题报告、电子病历中的临床路径、处方预审沟通等不同场合均可进行相关培训与教育。目前有多个免费的抗菌药物管理线上学习平台,例如英国抗菌化疗学会(BSAC)的官网上就有大量关于抗菌药物管理、耐药革兰氏阴性菌感染管理、伤口感染管理等慕课课程(http://www.bsac-vle.com)[8]。美国传染病学会(Infectious Diseases Society of America,IDSA)、美国卫生保健流行病学学会(Society of Healthcare Epidemiology of America,SHEA)和欧洲临床微生物和传染病学会(European Society of Clinical Microbiology and Infectious Diseases,ESCMID)等学术组织也拥有相应的在线教育培训资源。表21.1罗列了部分抗菌药物管理策略的学习资源。

表 21.1 抗菌药物管理策略的学习资源清单

学术组织	资源类型 / 名称	网址
欧洲临床微生物学和感染病学会	教育培训课程	https://www.escmid.org/escmid_publications/
英国抗菌化疗学会	抗菌药物管理线上公开课程	http://www.bsac-vle.com
美国疾病控制和预防中心	抗菌管理的核心要点	https://www.cdc.gov/antibiotic-use/core-elements/index.html

学术组织	资源类型 / 名称	网址
美国感染病协会	抗生素管理策略的实施：美国感染病协会和美国卫生保健流行病学协会的指南	https://www.idsociety.org/practice-guideline/implementing-an-ASP/
美国卫生保健流行病学协会	抗菌药物管理的实施工具和资源	https://www.shea-online.org/index.php/practice-resources/priority-topics/antimicrobial-stewardship/implementation-tools-resources

21.3.4　剂量优化

抗生素治疗时应考虑药代动力学和药效学参数。例如，脓毒症患者有更大的分布容积，许多抗生素需要调整剂量以确保足够的血药浓度。肥胖患者也可能需要调整剂量以达到足够的血药浓度。

21.3.5　剂量调整

患者存在器官功能障碍的情况下，许多抗菌药物都需要调整剂量。药物间的相互作用、肾脏功能均是调整药物剂量的重要依据。比如，接受外科手术、持续肾脏替代、体外膜氧合的患者，其药物分布容积均可能会发生改变。因此，了解是否有必要进行相应的抗菌药物调整，以最大限度发挥抗生素功效，优化感染管理，对患者结局将发挥非常关键的作用。

21.4　预防性抗感染

大量研究发现外科手术患者使用预防性抗感染治疗只在术后 24h 内发挥作用。延长使用时间会增加后续多重耐药菌感染的发生率。近几年，多项研究表明，由于不必要地延长抗菌药物使用时间，增加了多重耐药菌感染的风险。2019 年，Branch 等人[9]研究了接受预防性抗感染的外科患者中发生抗菌药物不良事件的发生率。在此项多中心回顾性研究中，总共纳入了大约 79 000 名接受各种不同外科手术的患者。抗菌药物暴露分为以下几类：<24 小时、24~48 小时、48~72 小时和 >72 小时。结果表明，外科手术人群发生急性肾损伤和艰难梭菌感染的风险随着预防性抗菌药物使用时间延长而增加。同时，延长预防性抗菌药物使用时间与减少手术部位感染无相关性。此外，作者还指出只有在切皮前和手术过程中使用抗菌药物才能最大限度地减少手术部位感染,且不良反应发生率最低。

与此同时,也有研究报道了创伤继发呼吸机相关性肺炎患者中多重耐药菌感染的情况[10]。此项研究检测了不动杆菌和假单胞菌随治疗时间延长而出现的药物敏感性变化,结果发现预防性抗生素使用是发生多重耐药菌所致呼吸机相关肺炎的独立危险因素。限制预防性抗生素的使用天数可以影响继发耐药菌感染的发生率[10]。

21.5　术中预防感染

预防性抗感染方案仅适用于符合受益指征的患者。2013 年美国卫生系统药剂师协会、美国感染病协会、外科感染学会和美国医疗保健流行病学学会等联合发布的指南中,列出了清洁 - 污染、污染等不同感染风险手术的预防性抗菌药物选择建议[11]。同时指南也指出需评估不同合并症对外科手术部位发生感染风险的影响。

越来越多的证据证实术中预防性使用抗菌药物对患者有益,然而抗菌药物类型的选择、剂量、使用时间等,目前均处于探索阶段。抗菌药物管理小组通过学习调研最新的循证学证据后,可能在这个方向发挥指导作用,减少抗菌药物的不当使用[1]。在确保不会发生药物不良事件及减少后续耐药菌产生的前提下,充分考虑手术部位可能存在的致病微生物,术中应使用足量的抗菌药物来预防感染的发生。当患者有皮肤切口时,抗菌药物需要覆盖皮肤上的革兰氏阳性菌。预防性抗生素给药应在切皮后 60 分钟内进行;万古霉素或氟喹诺酮类等由于需输注更长时间,应在切皮后 60~120 分钟内给药。在此类预防性抗感染方案中,抗菌药物的类型、剂量以及输注时间同等重要。

随着我们对抗菌药物浓度与杀菌(抑菌)之间关系的认知越来越深入,选择最优剂量可以缩短患者使用抗菌药物的时间[1]。应在医疗机构内设置围手术期预防性抗感染方案调整的标准流程,根据手术时间长短来调整优化抗菌药物的种类和剂量。此外,麻醉科联合抗菌药物管理小组,可以建立一个预防性抗生素使用的实时监管提醒系统,记录术前首次使用抗菌药物的时间、剂量,以及手术时长,并在适当的时机进行自动提醒,有助于提高预防性抗菌药物使用的质量和抗菌药物调整的依从性[12]。此外,因肥胖会增加外科手术部位感染风险,需对肥胖患者制定特殊的基于体重的预防性抗感染方案[11]。

21.6　创伤后预防性使用抗菌药物

21.6.1　开放性骨折

开放性骨折是钝性或穿透性创伤后常见的骨折类型。有大量数据证明需对开放性骨折患者使用预防性抗生素。开放性骨折通常根据伤口大小、污染程度和软组织损伤程度进行 Gustilo-Anderson 分类。根据创伤质量提升改进要求，建议在骨折后 6 小时内针对最常见的致病菌进行抗生素预防治疗。对于 Gustilo-Anderson Ⅰ 型和 Ⅱ 型骨折，可给予头孢唑林。最近几项研究评估了头孢曲松在 Gustilo-Anderson Ⅲ 型开放性骨折中的应用，以代替氨基糖苷类抗生素等传统方案。头孢曲松不仅可以覆盖更多与 Gustilo-Anderson Ⅲ 型骨折相关的耐药革兰氏阴性肠杆菌感染，与氨基糖苷类药物相比，可以减少不良事件发生率及血药浓度监测频率[13]。抗菌药物使用时间应控制在软组织闭合后 24 小时或损伤后 72 小时内，以较短者为准。对于开放性骨折，更长的预防性抗生素使用时间与预后无关[14]。对于闭合性骨折，则不需要预防性使用抗生素。

21.6.2　面部骨折

在临床实践中，抗生素在面部骨折治疗中的应用存在广泛争议和较大差异。目前还没有面部骨折中使用抗生素治疗的指南。2015 年的一项系统综述中指出，根据现有文献，在面部骨折中不支持术后使用抗生素[15]。感染风险最高的面部骨折类型是下颌骨骨折。然而，有调查结果显示，64.7% 的受试者表示他们在面部手术术后会使用抗生素，平均时长为 4.6 天[15]。虽然理想的疗程尚未明确，但是近期几项研究均聚焦在短期抗感染方案的治疗效果。Zosa B 的研究结果显示在面部骨折中可以进行短疗程的防性抗感染治疗可以使患者受益[16]。抗生素使用疗程缩短与感染增加无关。抗菌药物管理小组在限制此类患者抗生素使用方面可以起到一定作用。

21.7　预防腹腔感染

目前很少有指南和文献指导外科医生如何对开放性腹部损伤患者使用抗菌药物。与其他外科预防性抗感染策略一样，不建议腹部手术 24 小时后仍使用预防性抗菌药物。有文献表明，腹部手术后如果长时间使用预防性抗菌药物，腹腔感染的发生率会增加[17]。

临床上经常使用生理盐水或抗生素溶液进行腹腔冲洗，用于降低感染风险和减少炎症因子。然而支持抗生素溶液腹腔灌洗的文献数据非常有限而且老旧过时，同时存在增加细菌耐药性的风险。因此，由于缺乏高质量的证据，美国卫生系统药师协会／美国感染病学会／美国医疗保健流行病学学会／美国外科感染学会的联合指南中不建议使用抗菌药物冲洗来预防腹腔感染。

21.8　腹腔感染

腹腔感染的诊疗管理包括早期诊断、初始液体复苏、感染源控制和抗菌药物使用[18]。美国外科感染学会指南中将感染源控制定义为通过确切性手段方法来清除腹腔内的污染性物质并重塑消化道功能，包括通过经皮穿刺来引流感染性液体和通过手术操作来清除坏死的感染组织。感染源控制延迟可能导致更高死亡率[18]。

适当的经验性抗感染治疗方案可改善患者的预后[19,20]。一般而言，经验性抗感染方案应覆盖革兰氏阴性杆菌、需氧链球菌和厌氧菌。研究表明，成人的复杂腹腔感染意味着更长的住院时间，更高的治疗失败率、住院花费及死亡率[19]。抗菌药物管理小组可以根据患者的危险因素指导制定经验性抗感染方案[19]。多重耐药革兰氏阴性菌感染的高危因素包括：接受广谱抗菌药物治疗、长期住院、多种侵入性操作、有多重耐药革兰氏阴性菌定植或感染的既往史。了解这些高危因素有助于临床医生制定更广谱的可覆盖超广谱 β- 内酰胺酶（ESBL）、AmpC 耐药及假单胞菌耐药的抗感染方案[18,19]。

21.9　短疗程抗生素治疗

最近有多项研究评估了短疗程抗生素治疗在腹腔感染中的应用。一项在美国和加拿大患者中开展的开放标签、随机对照的 STOP-IT 临床研究（优化腹膜感染治疗研究）[21]，比较了在感染源控制后，固定使用抗生素 4 天，与持续使用直至临床症状指标（白细胞、发热及肠梗阻等）缓解后停止使用（最多 10 天）这两组患者的差异。该研究中 1/3 患者的感染源于结肠或直肠。两组患者在主要终点事件（手术部位感染、腹腔感染复发或死亡）的结果上无差异。虽然学术界对这些患者疾病严重程度的一致性有所质疑，但进一步的脓毒症亚组分析也表明两组间预后无显著差异[22]。

专家认为，在固定的抗生素治疗疗程后，如果患者症状没有缓解，应进一步完善感染相关的检查。长期的抗生素治疗不能取代感染源控制；长期使用抗菌药物并不能改善患者的预后。没有解决症状和体征的患者，腹腔感染将会持续或反复发作[18]。DURAPOP（短疗程抗生素治疗术后腹腔感染重症患者)研究也评估了短疗程抗生素治疗在术后腹腔感染患者中的作用[23]。这项研究招募了已成功实施感染源控制的患者,再分别接受 8 天和 15 天的抗感染治疗。主要终点事件是第 8~28 天的无抗生素使用天数。与 STOP-IT 试验相比,本研究中的患者具有更高的一致性,其中 40% 的患者存在结肠或直肠感染,而 50% 的感染都是由消化道穿孔引起的。研究结果显示短疗程抗生素治疗有助于减少抗生素暴露,与长疗程方案相比,在感染复发、临床失败或再次手术方面无明显差异[23]。

21.10　抗菌药物的选择

首次使用合适抗菌药物的时间,是影响患者预后的关键因素。在怀疑或诊断感染后,合理适当的经验性抗生素是必不可少的[24]。掌握当地的致病菌谱、耐药菌谱及药敏结果有助于制定合适的经验性抗感染方案。对于医院获得性感染,了解不同病区的致病菌特征更加有助于指导治疗。即使在同一个地区,不同医院间的耐药菌种类也会存在非常大的差异。掌握地区内不同医院、医院内不同科室的致病菌特征,有助于制定合适合理的抗菌药物管理策略[25]。

经验性抗感染方案的制定应基于病区的致病菌数据,若没有,则需要使用医院的数据。经验性抗感染也应选择最少种类和用量的抗菌药物以减少抗生素暴露。一旦培养出明确的致病菌并有药敏结果,就应降阶梯至最有效的窄谱抗生素。抗生素治疗的时间应取决于患者的临床状态和对抗菌药物治疗的反应性。短疗程抗感染方案可有效减少抗生素暴露和继发耐药菌感染的发生。

21.11　抗真菌药物管理

抗真菌药物管理可以归结为抗真菌药物种类选择、使用剂量和疗程的优化[26]。由于临床上细菌感染比真菌感染更常见,因此临床医生和药师在抗细菌感染治疗方面可能有更多的经验。

然而,外科患者存在侵袭性真菌感染的风险。临床多见的医院获得性念珠菌感染的危险因素包括:既往接受过外科手术、广谱抗菌药物治疗史、胰腺炎、肠外营养的使用、导管侵入性操作以及是否存在基础疾病[18]。此外,也有研究明确了念珠菌性腹膜炎的特殊危险因素,包括复发性消化道穿孔、上消化道穿孔、外科治疗的胰腺炎和既往使用抗菌药物。棘白菌素类抗真菌药物对所有念珠菌都有效果,因此被推荐用于危重症患者包括医院获得性腹腔感染患者的经验性治疗。因为两性霉素对酵母菌具有广谱杀伤效果,所以既往是首选的经验性抗真菌药物,但由于其不良反应,目前已逐渐减少其使用。某些特殊的念珠菌属,如格拉布勒他念珠菌对唑类药物存在耐药性变异,而克鲁斯念珠菌对唑类药物则是天然耐药。尽管如此,氟康唑仍然被广泛用于高危外科患者的经验性抗真菌治疗。抗真菌药物管理策略对药物种类的选择、剂量优化、药物间相互作用,以及用药疗程都会有很大影响[18]。

21.12　用药剂量策略

用药剂量对感染患者结局同样重要,影响抗菌药物用量的因素如图 21.2 所示。危重症患者,尤其是脓毒症、感染和严重创伤患者的肾清除率往往会增加。肾功能亢进(肾清除率增加)是指肌酐清除率超过 130ml/min,此种状态下虽然给予标准抗生素剂量,但因其血药浓度不达标而导致患者预后更差[27]。Cockcroft-Gault 公式并不能准确地计算此类患者的内生肌酐清除率。一些专家建议采用连续收集尿液的方法,对 ICU 患者进行肾功能亢进筛查。这些患者的经验性抗菌药物剂量应该在药代动力学和药效学的基础上,再结合个体情况进行制定。即使在患者住院期间病情有所好转,仍应继续监测患者的肾功能亢进情况,必要时需要调整给药剂量[28]。

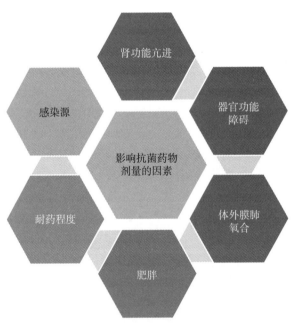

图 21.2　外科和重症监护中影响抗菌药物剂量的因素

一项多中心研究[29]评估了来自 68 个 ICU 内重症患者的 β- 内酰胺药物血药浓度。检测两次给药中间时段的血药浓度,和下次给药前的血药浓度,以判断用药期间药物浓度水平是否高于最低抑菌浓度。研究结果表明,20% 的患者没有达到最低的药代动力学和药效学目标。在危重症患者中,需关注使用剂量不足的 β- 内酰胺类抗生素可能会导致更差的预后[29]。

另一个药代动力学有所改变的人群是急性期烧伤患者。这些患者的生理病理改变包括心排血量增加、肾血流量增加和白蛋白浓度降低[30]。这些改变通常会导致药物清除率的增加、分布容积的增加以及所有药物使用总剂量的变化,而这些都会影响抗菌药物发挥治疗效果的使用剂量[30]。

抗菌药物管理应包含剂量优化策略,特别是 β- 内酰胺类的剂量。例如,对于肾功能亢进的患者,应给予高于常规剂量的哌拉西林 - 他唑巴坦、头孢吡肟和美罗培南。另一个则是 β- 内酰胺类药物的延长输注和持续输注策略。这些抗生素输注策略是另一种使抗菌效果最大化的方法,并可能提高对初始被判定为耐药菌的治疗有效率[31]。

21.13　快速诊断检测

快速诊断检测可能有助于临床医师更快地确定致病菌,并尽快采用适当的抗感染治疗。目前,大多数细菌的微生物学检测需要 72 小时,而其他生长缓慢的细菌和酵母菌则需要更长时间。这意味着患者可能在缺乏有用信息的情况下继续接受广覆盖抗生素治疗,没有及时进行抗生素降阶梯调整,从而增加抗生素暴露风险[32]。虽然某些快速诊断检测不能提供药敏数据,却可以快速识别病原体。例如,如果基因鉴定方法分离出耐甲氧西林葡萄球菌或耐万古霉素肠球菌,治疗小组就可以及时调整抗生素种类、剂量和输注方式,从而改善患者预后。随着快速诊断检测技术的高速发展,抗菌药物管理小组必须制定标准流程,以指导医务人员解读检测结果和调整抗感染方案[24]。

21.14　结论

抗菌药物治疗是大多数外科感染治疗的关键。长时间暴露于抗菌药物会使患者产生诸多不良反应并增加耐药菌感染的风险。在外科感染临床诊疗实践中,有如下几个抗菌药物管理关键策略需要落实,包括每日评估抗菌药物的合理性、优化调整药物剂量及用药疗程。医疗机构建立有组织的抗菌药物管理体系,对优化广谱抗菌药物的使用和降低多重耐药菌的感染发挥重大积极的作用。外科医生、临床药师和感染病专家之间的多学科合作对于抗菌药物管理小组的成功至关重要。外科手术中的每一个参与者都应该是抗菌药物的管理者。

（王文静 译，张靖垚 校）

参考文献

1. Tarchini G, Liau K, Solomkin J. Antimicrobial stewardship in surgery: challenges and opportunities. Clin Infect Dis. 2017;64(S2):S112–4.
2. Leeds I, Fabrizio A, Cosgrove S, Wick E. Treating wisely: the surgeon's role in antibiotic stewardship. Ann Surg. 2017;265:871–3.
3. Charani E, Ahmad R, Rawson TM, Castro-Sanchèz E, Tarrant C, et al. The differences in antibiotic decision-making between acute surgical and acute medical teams: an ethnographic study of culture and team dynamics. Clin Infect Dis. 2019;69(1):12–20.
4. Sartelli M, Labricciosa F, Barbadoro P, Pagani L, et al. The global alliance for infections in surgery: defining a model for antimicrobial stewardship-results from an international cross-sectional survey. World J Emerg Surg. 2017;12:34.
5. Dortch M, Fleming S, Kauffmann R, Dossett L, Talbot T, et al. Infections reduction strategies including antibiotic stewardship protocols in surgical and trauma intensive care units are associated with reduces resistant gram-negative healthcare-associated infections. Surg Infect (Larchmt). 2011;12(1):15–25.
6. CDC. Core elements of hospital antibiotic stewardship programs. Atlanta, GA. US Department of Health and Human Services, CDC. 2019. http://www.cdc.gov/getsmart/healthcare/implementation/core-elements.html.
7. CDC. Core elements of hospital antibiotic stewardship programs. Atlanta, GA. US Department of Health and Human Services, CDC. 2014. http://www.cdc.gov/getsmart/healthcare/implementation/core-elements.html.
8. British Society for Antimicrobial Chemotherapy. 2019. http://www.bsac-vle.com/. Accessed Nov 2019.
9. Branch-Elliman W, O'Brien W, Strymish J, Itani K, Wyatt C, et al. Association of duration and type of surgical prophylaxis with antimicrobial-associated adverse events. JAMA Surg. 2019;154(7):590–8.
10. Lewis R, Sharpe J, Swanson J, Fabian T, Croce M, et al. Reinventing the wheel: impact of prolonged antibiotic exposure on multi-drug resistant ventilator associated pneumonia in trauma patients. J Trauma Acute Care Surg. 2018;85:256–62.
11. Bratzler D, Dellinger P, Olsen K, Perl T, Auwaerter P, et al. Clinical practice guidelines for antimicrobial prophylaxis in surgery. Am J Health Sys Phar. 2013;70:195–283.
12. Riggi G, Castillo M, Fernandez M, Wawrzyniak A, et al. Improving compliance with timely intraoperative redosing of antimicrobials in surgical prophylaxis. Infect Control Hosp Epidemiol. 2014;35(10):1236–40.
13. Rodriguez L, Jung H, Goulet J, et al. Evidence-based protocol for prophylactic antibiotics in open fractures: improved antibiotic stewardship with no increase in infection rates. J Trauma Acute Care Surg. 2014;77:400–7.
14. Dunkel N, Pittet D, Tovmirzaeva L, Suva D, et al. Short duration of antibiotic prophylaxis in open fractures does not enhance risk of subsequent infection. Bone Joint J. 2013;95-B(6):831–7.
15. Mundinger G, Borsuk D, Okhah Z, Christy M, et al. Antibiotics and facial fractures: evidence-based recommendations compared with experience-based practice. Craniomaxillofac Trauma Reconstr. 2015;8:64–78.

16. Zosa B, Elliot C, Kurlander D, Johnson F, Ho V, et al. Facing the facts on prophylactic antibiotics for facial fractures. J Trauma Acute Care Surg. 2018;85:444–50.

17. Goldberg S, Henning J, Wolfe L, et al. Practice patterns for the use of antibiotic agents in damage control laparotomy and its impact on outcomes. Surg Infect. 2017;18:282–6.

18. Mazuski J, Tessier J, May A, Sawyer R, Nadler E, et al. The surgical infection society revised guidelines on the management of intra-abdominal infections. Surg Infect (Larchmt). 2017;18:1–55.

19. Sartelli M, Duane T, Catena F, Tessier J, Coccolini F, et al. Antimicrobial stewardship: a call to surgeons. Surg Infect (Larchmt). 2016;17:625–31.

20. Edelsberg J, Berger A, Schell S, et al. Economic consequences of failure of initial antibiotic therapy in hospitalized adults with complicated intra-abdominal infections. Surg Infect (Larchmt). 2008;9:335–47.

21. Sawyer R, Claridge J, Nathens A, Rotstein O, et al. Trial of short-course antimicrobial therapy for intraabdominal infection. N Engl J Med. 2015;372:1996–2005.

22. Rattan R, Allen C, Sawyer R, Askari R. Patients with complicated intra-abdominal infection presenting with sepsis do not require longer duration of antimicrobial therapy. J Am Coll Surg. 2016;222:440–6.

23. Montravers P, Tubach F, Lescot T, Veber B, et al. Short-course antibiotic therapy for critically ill patients treated for postoperative intra-abdominal infection; the DURAPOP randomized clinical trial. Intensive Care Med. 2018;44:300–10.

24. Barlam T, Cosgrove S, Abbo L, MacDougall C, Schuetz A, et al. Implementing an antibiotic stewardship program: guidelines by the Infectious Diseases Society of America and the Society for Healthcare Epidemiology of America. Clin Infect Dis. 2016;62(10):e51–77.

25. Rosa R, Simkins J, Camargo JF, Martinez O, Abbo L. Solid organ transplant antibiograms: an opportunity for antimicrobial stewardship. Diagn Microbiol Infect Dis. 2016;86(4):460–3.

26. Enoch D, Whitney L. Chapter 21: Antifungal stewardship. British Society for antimicrobial chemotherapy. In: Antimicrobial stewardship: from principles to practice. 2018.

27. Hobbs A, Shea K, Roberts K, Daley M. Implications of augmented renal clearance on drug dosing in critically ill patients: a focus on antibiotics. Pharmacotherapy. 2015;35(11):1063–75.

28. Cook A, Hatton-Kolpek J. Augmented renal clearance. Pharmacotherapy. 2019;39(3):346–54.

29. Roberts J, Paul S, Akova M, Bassetti M, et al. DALI: defining antibiotic levels in intensive care unit patients: are current β-lactam antibiotic doses sufficient for critically ill patients? Clin Infect Dis. 2014;58(8):1072–83.

30. Ortwine J, Pogue J, Faris J. Pharmacokinetics and pharmacodynamics of antibacterial and antifungal agents in adult patients with thermal injury: a review of the current literature. J Burn Care Res. 2015;36:e72–84.

31. MacGowan A, Baxter M. Chapter 8: Optimising stewardship through better PK-PD. British Society for antimicrobial chemotherapy. In: Antimicrobial stewardship: from principles to practice. 2018.

32. Brown N. Chapter 7: The role of laboratory and rapid diagnostics/biomarkers in stewardship. British Society for antimicrobial chemotherapy. In: Antimicrobial stewardship: from principles to practice. 2018.

第 22 章 "全健康"理念和全球面临的抗菌药物耐药性挑战

Leonardo Pagani[1], Giada Fasani[1], Richard Aschbacher[1]

1. Antimicrobial Stewardship Program, Bolzano Central Hospital, Bolzano, Italy

关键词 抗菌药物耐药性 碳青霉烯酶 动物 人类 环境 水 监测全健康

22.1 简介

21 世纪是一个创新驱动、高科技迅猛发展的时代,但是面对日益增长的抗菌药物耐药性(antimicrobial resistance, AMR)威胁,世界有可能回到因单纯感染而导致数百万人死亡的年代。在临床医学、动物健康、农业和环境等领域中错用和滥用抗生素问题长期被忽视,使得抗生素逐渐失去效力,抗菌药物耐药性已经成为当今最复杂的全球卫生挑战之一[1]。

抗生素是现代医学的基础,有效的抗感染治疗对医学领域具有重要的推动作用。如果没有安全有效的抗生素,重大腹部手术、实体器官或骨髓移植、癌症化疗、大剂量皮质类固醇治疗这些现代化的重大医疗技术都无法顺利开展实施。由于抗菌药物耐药性的传播与增多,即使是肺炎、外科术后感染、腹泻和性传播疾病等常见疾病也可能变得无药可用。

2014 年,英国首相戴维·卡梅伦委托第三方独立机构来调查评估抗菌药物耐药性对世界卫生的潜在影响。2016 年 5 月,报告结果显示每年至少有 70 万人死于耐药菌感染,到 2050 年,这一数字可能会上升到 1 000 万[2]。尽管该报告的部分结论受到质疑,但是抗菌药物耐药性成为全球公共卫生问题已是不争的事实[3]。报告发表 4 个月后,联合国大会研讨了抗菌药物耐药性问题并重申贯彻实施世界卫生组织《抗微生物药物耐药性全球行动计划》可能是解决这一问题的关键。

随着人类、动物和环境之间交互作用越来越深入,加速了抗菌药物耐药性的发生、发展和传播。抗菌药物耐药性产生的本质是各种内外源性因素导致微生物基因层面的改变,量变积累到一定程度之后发生质变,导致整个细菌种群遗传学改变;上述改变可使整个微生物组的结构发生变化,在群体层面更有利于细菌耐药性的产生。

减少抗菌药物不当使用是控制耐药性的关键策略。在某些行业,仍给动物使用大量与人类健康密切相关的抗菌药物,如三代头孢菌素和氟喹诺酮类等;以及长期在饲料中加用促进生长的抗菌药物,如黏菌素、四环素和大环内酯类等。对人类来说,加强感染控制、改善饮用水、食品和下水道卫生设施等措施可以更好地预防感染、减少过度使用抗菌药物,对阻止耐药菌传播至关重要。工业、住宅和农场废物处理不当造成的污染也会进一步增加环境中微生物耐药性。

2003 年学术界首次提出"One Health"(全健康)的概念及定义:通过多部门、跨学科协作的方法,地方、区域、国家和全球各层级发挥各自作用,最终实现人类、动物和环境的最佳健康状况。许多国家和国际机构已将全健康理念纳入解决抗菌药物耐药性的行动计划中,包括优化抗菌药物应用、制定更好的监管政策、提升监测管理水平、提高感染控制质量、加强卫生、畜牧业和环境管理及使用抗菌药物替代品等。

全健康与抗菌药物耐药性有明确相关性,因此人类健康与动物和环境也息息相关。因为在人类身上没有发现太多与动物直接相关的感染[4],所以动物养殖(包括家畜和水产)对全球抗菌药物耐药性的影响有时受到质疑。然而,动物养殖产业中长期使用亚治疗剂量的抗菌药物,为细菌发生基因修饰突变进而产生耐药性创造了理想的条件。这些基因随后可以通过受污染的食物、环境、人与人的接触,传递到人类易感的病原体或人类肠道微生物中,并进行快速扩增传播[5]。人类和动物使用的抗菌药物基本相同或类似,所以携带同样或类似耐药基因的细菌就可以非常容易地通过环境在两者之间传递,推动抗菌药物耐药性的传播。

全健康策略的重点工作领域包括食品安全、人畜共患病和多重耐药菌的管理,需要健康相关专业和机构在地方、区域、国家和全球范围内合作,实现人类、家畜、野生动物、植物和环境的最佳健康状态[5]。此外,因为人类、动物和环境紧密联系,全健康策略必须通过监测三者中的微生物,更好地了解抗菌药物耐药性,制定出综合性和一体化的防控策略[4]。人和动物的健康是相互联系的,疾病可以在人和动物之间相互传播,因此必须在两者统一的层面上解决抗菌药物耐药性问题。另一方面,环境是人类和动物之间联系的纽带,也是一种新的潜在耐药微生物来源。全健康理念已广泛用于欧盟和联合国抗生素耐药政治宣言中[6]。

22.2 临床中的抗菌药物耐药性

抗菌药物耐药性是 21 世纪最大的挑战之一。抗菌药物误用、滥用是产生抗菌药物耐药性最主要的原因。多种因素可导致医疗机构误用或滥用抗菌药物,包括:缺乏抗菌药物知识、治疗指南、检测病原微生物种类和药敏结果的实验能力、抗菌药物使用和耐药性情况的监测数据和体系,不受监管的抗菌药物供应和使用,以及低效的抗菌药物管理策略。此外,患者和公众对抗菌药物的过度期望和药物的利益驱动均会导致其不合理应用。医疗机构对感染防控措施执行力不足、工作环境卫生条件差等会进一步促进感染的传播,增加抗菌药物的使用。更糟糕的是世界上仍有大量医疗机构因缺乏高质量教育资源,对耐药性的认识及培训不足。

细菌产生耐药的机制主要包括两种方式,一是通过基因的水平转移获得编码抗性相关物质的外源 DNA,二是通过基因突变产生耐药性,前者的影响远远大于后者。耐药机制的产生与传递方式不同,其传播影响力也不同。通过耐药基因的垂直转移,无论其来源,耐药性都将遗传给下一代。耐药基因通过水平转移至邻近细菌,其耐药性传播的范围将更广泛[7,8]。

由基因决定的获得性抗菌药物耐药性在革兰氏阳性和革兰氏阴性菌中普遍存在,下列耐药表型对临床公共卫生有显著影响:耐甲氧西林金黄色葡萄球菌(MRSA)、耐万古霉素肠球菌(VRE)、超广谱 β- 内酰胺酶(ESBL)和高水平 AmpC 酶的肠杆菌科细菌、和产碳青霉烯酶的肠杆菌科细菌、铜绿假单胞菌和鲍曼不动杆菌[9]。上述表型对 β- 内酰胺类及其他多种抗生素均可产生耐药性,进一步引起多重耐药菌(MDR)的出现。此外,许多耐药基因位于可移动基因元件上,能够在 DNA 分子内部或之间移动,包括转座子和基因盒 / 整合子,或者能够在细菌和细胞之间水平转移,例如质粒和整合性接合元件[10]。医院、疗养院和康复机构等健康卫生场所均是多重耐药菌的温床,一些多重耐药菌已成为社区获得性感染非常常见的致病菌(如产 ESBL 的大肠埃希氏菌、社区获得性 MRSA)。多重耐药菌向社区传播会增加感染性疾病的发病率、死亡率、医疗花费,也会增加抗生素的使用,进而导致多重耐药菌的扩散,造成恶性循环[11]。

MRSA 的耐药机制主要与嵌入在细菌染色体特定位点(SCCmec)的耐药基因(mecA 或 mecC)编码的特殊青霉素结合蛋白(PBP-2a 或 PBP-2c)有关[12]。在欧洲,住院患者、长期居住在护理和康复机构的患者中,大多数 MRSA 感染是由不同基因型的卫生保健相关 MRSA(HA-MRSA)引起的;但社区获得性 MRSA(CA-MRSA),尤其是表达杀白细胞素(PVL)的 MRSA,是皮肤和软组织感染的一个新病因(见下文)。

VRE 是指对万古霉素耐药的粪肠球菌或屎肠球菌,通常也对替考拉宁耐药[13]。耐药机制涉及肽聚糖合成途径的改变;将 D- 丙氨酰 -D- 丙氨酸侧链处的抗菌药物靶点变为 D- 丙氨酰 -D- 乳酸或 D- 丙氨酰 -D- 丝氨酸。肠球菌作为正常微生物群的一部分,主要分布在肠道,但它们也能引起严重的感染,如尿路感染、伤口感染或心内膜炎。

肠杆菌科细菌通过产生 TEM、SHV 和 CTX-M 等超广谱 β- 内酰胺酶(ESBLs),对青霉素(penicillins)、头孢菌素(除头孢氨苄、头孢西丁和头孢替坦外)和氨曲南等大多数 β- 内酰胺抗菌药物耐药。但在没有外膜蛋白缺失或外排泵过度表达的情况下,它们不能水解碳青霉烯类抗菌药物(厄他培南、美罗培南和亚胺培南)[14]。通常情况下,克拉维酸、舒巴坦及他唑巴坦可以抑制 ESBLs,因此,这些药物被称为 β- 内酰胺酶抑制剂。

除了第四代头孢菌素如头孢吡肟(cefepime)及 β- 内酰胺类 /β- 内酰胺酶抑制剂复合制剂外,产 AmpC 酶的肠杆菌科细菌基本上对所有头孢菌素耐药[15]。许多肠杆菌科细菌(阴沟肠杆菌、产气肠杆菌、弗氏柠檬酸杆菌、斯氏普鲁威登菌、摩氏摩根菌、黏质沙雷氏菌和哈夫尼菌),其 AmpC 酶在突变受到抑制时可高水平表达,导致了其对包括头孢噻肟、头孢曲松和头孢他啶在内的广谱头孢菌素耐药。而没有 AmpC 染色体基因的肠杆菌科细菌,如肺炎克雷伯菌、产酸克雷伯菌、奇异变形杆菌、普通变形杆菌及沙门氏菌通过水平转移及获得 AmpC 质粒也可产生类似的耐药性。

产碳青霉烯酶的肠杆菌科细菌(CPE)是最令人担忧的多重耐药革兰氏阴性菌之一,其发病率在全球范围内呈上升趋势[16]。CPE 对 β- 内酰胺类及碳青霉烯酶类药物均耐药。多种类型的碳青霉烯酶(A 类丝氨酸碳青霉烯酶 KPC,B 类金属碳青霉烯酶 NDM、VIM、IMP,和 D 类丝氨酸碳青霉烯酶 OXA-48 等)在全球范围广泛流行。金属酶对除氨曲南以外的所有 β- 内酰胺类抗菌药物耐药;而 KPC 酶对除了头孢他啶阿维巴坦(combination of ceftazidime plus avibactam)外的所有 β- 内酰胺类抗菌药物耐药。OXA-48 类碳青霉烯酶无法水解头孢噻肟、头孢曲松及头孢他啶等广谱头孢菌素。产 VIM 或 IMP 型碳青霉烯酶的铜绿假单胞菌,产 OXA-23、OXA-24、OXA-51 和 OXA-58 碳青霉烯酶的鲍曼不动杆菌与其他耐药机制共存,共同导致难治性多重耐药菌表型的产生[17]。

通过临床指标(主要是发病率和粗死亡率)和经济指标(直接成本、资源使用和药物支出)来评估抗菌药物耐药性的公共卫生负担。高收入国家在全国层面开展调查研究,通过收集临床标本、患病率或发病率、回顾性队列中的数据并利用数学建模,得出抗菌药物与耐药性的相关性,进而指导政策的制定与实施[18]。

然而,在中低收入国家,随着抗生素的使用增加,抗菌药物耐药性构成的威胁也日益受到关注;且上述国家还缺乏多重耐药菌相关的资料数据。Gandra 等人最近在印度进行了一项涉及 10 家医院的回顾性研究,探讨了多重耐药菌及其药敏结果与死亡率之间的关系[19]。结果显示,患者的总死亡率为 13.1%,多重耐药菌与患者病死率呈显著的相关性,多重耐药菌感染较敏感细菌感染的患者死亡率更高;重症监护病房外获得的多重耐药菌和泛耐药菌(XDR)感染患者死亡率更高;多重耐药和泛耐药大肠埃希氏菌、泛耐药肺炎克雷伯菌、多重耐药鲍曼不动杆菌导致死亡率升高 2~3 倍[19]。

毫无疑问,抗菌药物耐药性的传播不仅影响各国的经济指标,还影响归因死亡率或相关的致残率。然而,估算由耐药菌感染引起的发病率、并发症和归因死亡率可能十分困难。Cassini 等人[20]收集了 2015 年欧盟和欧洲经济区(EEA)国家耐药菌感染的病例数、归因死亡数和伤残调整生命年等指标,通过建模分析进行疾病负担研究。结果显示约有 67.2 万人合并耐药菌感染,其中 63.5% 与医疗保健相关或可归因于医疗保健。此外,这些感染的归因死亡数在 33 000 人以上,伤残调整生命年约为 875 000 人。这一模拟分析虽然仅限于 2015 年,但这些数据显示出耐药菌感染引起的沉重社会经济负担,需要特别指出的是耐药菌感染所带来的负担接近结核、流感和 HIV 三种疾病负担的总和[20]。这项研究表明细菌耐药引起的社会经济负担主要发生在医院或其他医疗机构,因此重视抗菌药物耐药性是保障患者安全的重要措施,针对耐药菌感染也应积极寻找潜在的替代治疗方案。

22.3 食物链和食用动物中的抗菌药物耐药性

微生物是食品链与抗菌药物耐药性产生关联的载体[21],主要从以下两个方面发挥作用:①食品链的安全性,即防止食物被致病菌株污染的问题。②抗菌药物耐药性可在家畜、家禽或水产养殖中出现和传播,并向消费者转移。这主要与世界范围内人类食用大量经抗生素干预的肉制品有关[22,23]。

首先,耐药性产生与水污染、食品制备不合格、生产环境卫生条件差等食品安全问题有关[24-26];最近有报道称在水中发现并持续检测到沙门氏菌等异常微生物,进而导致食品安全问题[27-29],且上述菌株可能具有多种耐药机制[30]。最近有研究报道了在北非农贸市场中发现一些蔬菜和贻贝携带产 ESBL 和 KPC-3 碳青霉烯酶的革兰氏阴性菌,并在挪威的某些进口海鲜和生狗粮中发现 mcr-1 阳性的大肠埃希氏菌,这些都是耐药基因转移到"低流行"国家的新途径[31-35]。

随着人口数量的增长,人类对动物蛋白的需求越来越高,这促进了食用动物生产工业化,亚治疗剂量抗生素已经并且仍然广泛用于可食用动物的疾病防治和促进生长[36,37]。这意味着动物体内的寄生细菌在选择压力下可能会产生耐药性;细菌随后从农场传播到商店,结果可能导致消费者发生难治性感染[38-40]。在一些报道中明确提出人类食用动物后出现抗菌药物耐药性与动物接受大量抗生素用于疾病防治和促进生长有关[41-50]。另一个值得关注的问题是,在未来几年甚至会有更多的抗生素被应用于牲畜疾病的防治以满足人类对肉类食品日益增长的需求。

Clifford 等人指出在中低收入国家用于牲畜疾病治疗的劣质兽药使用比例很高,这也加剧了抗生素滥用或误用问题[51]。亚治疗剂量的劣质药物,可能会进一步导致有效剂量不足、无效释放、存在杂质或化合物降解等各种问题,使微生物暴露在非致死药物浓度中,从而促进耐药性的发生[51]。

离子载体类抗生素是农业中第二常用的抗生素,2016 年在美国的销量超过 400 万 kg,是另一个值得关注的问题。由于此类抗生素不应用于人类,普遍认为其农业用途不会影响人类健康。因此,这些药物没有受到人类临床抗生素使用法规的约束[52]。离子载体类抗生素具有较大的毒性而未用于人体,但其与人类使用的抗生素之间存在交叉耐药和共同诱导耐药的风险。拉沙酸、莫能菌素、纳拉辛和盐霉素等离子载体类抗生素通常用于促进牛和猪的生长,还有一些类似的药物比如马度米星被用于预防家禽和其他农场动物的球虫病。虽然很少有研究检测离子载体类和人类常用抗生素的交叉耐药性,但有证据表明,瑞典肉鸡内的盐霉素和万古霉素耐药性之间存在某种关联,推测盐霉素抗性的 ABC 转运蛋白位于与 vanA 基因簇相同的质粒上,这可能是 VRE 产生万古霉素耐药性的原因[53]。这一发现揭示了动物中万古霉素耐药性的产生与维持,可能不是因为万古霉素或相关化合物的应用,而是因为离子载体类抗生素的使用。

养殖场内动物密度高、卫生条件差,是产生耐药性重要的压力因素之一,进而导致耐药菌感染发病率升高并增加伤亡。动物应用的抗生素可以通过尿液和粪便排泄到周围环境中,可能诱导或筛选了环境中抗生素耐药基因的产生和传递[54-56]。无论是在西方国家,还是在资源匮乏的发展中国家,都尚未关注到动物养殖中需完善卫生设施、制定规范的传染病防控程序,任何一个国家都需要在顶层设计上作出努力来解决耐药性从动物向环境和人类传播的问题。

水产养殖是高度多样化的产业,有 600 多种不同的淡水和海洋物种在完全不同的生产系统中养殖[57,58]。仅在 2014 年,中国通过水产养殖生产的鱼类、甲壳类动物和软体动物就超过 4 500 万吨,其中 50% 以上出口国外[59]。

正如 Cabello 等人研究中提到,我国该行业大量使用黏菌素和其他抗菌药物,可能通过促进水生细菌(如嗜水气单胞菌和舍瓦氏菌)产生质粒介导的对黏菌素具有天然耐药性的 *mcr-1* 和 *mcr-2* 基因并传播到人类[59]。这种假说近期被中国研究人员所证实,他们通过全基因组测序研究了 *mcr-1* 阳性大肠埃希氏菌的分子特征,发现这些菌株在水产养殖链中高度流行,对大多数抗生素耐药,且 *mcr-1* 可以通过水生食物链转移到人类身上[60]。

动物使用的抗生素量越大,耐药性发生率越高[39]。限制可食用动物应用抗生素可以降低耐药率。20 世纪 90 年代欧盟禁止使用糖肽类阿伏霉素(glycopeptide avoparcin)后万古霉素耐药肠球菌的流行率在家禽和人类中均有所下降[61];同样,加拿大研究人员最近在食用动物中比较了多种限制抗生素方案对耐药率的影响,他们发现限制单个或单类抗生素与降低耐药性无关,而全面限制抗生素应用可以减少 15% 的耐药性。另一项研究表明,限制治疗性抗生素使用也可以降低 9%~30% 耐药性发生率[62]。

22.4 金黄色葡萄球菌的危害

金黄色葡萄球菌是引起坏死性肺炎、心内膜炎和中毒性休克综合征等多种人类疾病的主要病原体,也是引起奶牛、绵羊、山羊、家禽和兔子等牲畜疾病的重要原因[63]。尽管大多数金黄色葡萄球菌具有宿主特异性,但最近从欧洲和北美国家的猪和养猪户中分离鉴定出了一个新的 MRSA 克隆片段(ST398),被称为牲畜相关 MRSA(LA-MRSA)[64]。MRSA 已在不同食物(牛奶、牛肉、鸡肉和猪肉)中分离出来[40,65],因此,处理和食用受污染的食物被认为是人类定植或感染 MRSA 的潜在来源[63,66,67]。值得注意的是,动物生产环境中 LA-MRSA 可通过粉尘进行空气传播,被工人吸入后引发疾病[66]。另一个潜在的健康风险是近年来在中国零售食品中被分离出的产杀白细胞毒素的金黄色葡萄球菌,引起细胞溶解坏死,具有较高的死亡率[68]。

丹麦和比利时兽医与牲畜接触后引起获得性 MRSA ST398 感染的风险更高[69]。在英国的兽医医院工作人员和学生的直肠拭子中检测到高滴度的多重耐药菌和产 ESBL 革兰氏阴性菌定植[70]。因为兽医医院工作人员携带多重耐药菌的风险很高,所以需要实施严格的感染防控措施以避免多重耐药菌在动物和工作人员之间传播。

22.5 综合监测的重要性

人类健康卫生和动物医学中的综合监测对于发现和跟踪新出现的耐药菌

至关重要,例如,研究者在埃及健康火鸡中分离出耐利奈唑胺的凝固酶阴性葡萄球菌,并分析了它们的耐药性进化演变过程,对后续感染防控提供了理论基础[71]。综合监测系统的数据可能有助于:(1)监测抗菌药物耐药性的流行情况;(2)监控其随时间的变化趋势;(3)监测其与抗菌药物使用之间的关系;(4)为政策提供依据并指导人类和动物抗菌药物的合理应用;(5)对耐药菌产生和传播干预措施的有效性进行识别和评估。

欧洲专家最近发表了一篇关于牲畜耐药性监测项目的系统综述,特别关注其对人类的影响[72]。三个层面的协同监测体系可以改善人类健康:

1. 地区层面:允许医疗专业人员作出更好的临床决策,以确保患者获得更好的临床结局。

2. 国家层面:确保适当、及时的公共卫生干预。

3. 全球层面:对新出现的耐药性威胁提供早期预警、识别并根据预期趋势采取早期干预和行动。

全基因组测序可以提供丰富的物种鉴定、血清型、病理型、毒力谱、耐药性和质粒含量等信息,已经成为一种前所未有的精准亚型识别工具。公共卫生科学家通过在时间和空间上寻找特定病原体引起的密集感染人群来监测疫情暴发[73]。然而,与动物和环境相关的疫情暴发可能很难通过全基因组测序来识别,因为它们通常存在多种耐药基因克隆片段。Gerner-Smidt 等人已经对全基因组测序的潜在优势、仍需采取的改进措施作了详细综述[73]。未来我们仍需贯彻全健康理念,将动物和人类、不同国家、不同系统之间监测方法进行有效整合来精准追踪耐药性的产生和传播[74]。

此外,仍需关注人类与宠物以及为工作或娱乐目的而与人类生活在一起的动物之间的相互关系。狗不仅是 MRSA 的潜在携带者,而且质粒介导的喹诺酮类耐药基因和产 ESBL 的肠杆菌也会定植在狗上[75-77],Ortega-Paredes 等人在基多(厄瓜多尔)一个公园的狗粪便中分离出多重耐药的大肠埃希氏菌,这些样本中最主要的耐药机制是质粒介导的 AmpC 酶、碳青霉烯酶和 mcr-1 基因[78]。

马群的耐药菌流行病学数据有限,Kaspar 等人评估了德国西北部农村地区私人农场中马群携带 MRSA 和耐药革兰氏阴性菌的情况,他们发现 4% 的散养马中有产 ESBL 大肠埃希氏菌定植,可能与既往使用抗生素治疗有关[79]。总的来说,这些研究强调了提高患者和医护人员全健康理念的重要性:宠物可能有助于陪伴那些社交受限的患者,但是他们必须接受动物粪便处理和感染防控的专业培训,有助于避免多重耐药病原体定植在此类患者上而引发相关健康问题。

22.6 环境中的抗菌药物耐药性

抗菌药物耐药性是一种古老的自然现象,在人类、动物和自然环境中产生、维持和传播,其中自然环境是耐药微生物的培养基。抗生素的使用可以使微生物通过不同策略来躲避药物的杀伤作用,最常见的策略之一是改变抗生素的靶点。Fabbretti 等人对土壤中链霉菌 AM-2504 保护自身免受肽类抗生素双酪霉素影响的分子机制进行了非常详细的分析,并证明了这种机制也可以在大肠埃希氏菌中产生,进而诱导这种人类共生菌产生耐药性[80]。事实上,直到最近大家才关注到环境中的微生物作为耐药基因的储存库,是将耐药性向环境传播的中间媒介;这类细菌和耐药基因大量存在于临床、工业、城市废水以及畜牧业中[81],而这些环境中的抗生素浓度远远高出正常值[82,83]。例如,Lübbert 等人对印度某地区不同地点的废水进行了采样,该地区是全球主要的药物生产基地,他们发现所有采样点均可检测到非常高浓度的抗菌药物,特别是莫西沙星、伏立康唑和氟康唑;微生物分析显示 95% 以上的样品中存在产 ESBL 细菌、产碳青霉烯酶的肠杆菌科细菌和非发酵菌[83]。Marathet 等人研究了随意排放的部分处理或未经处理废水对细菌群落结构的影响,以及使用鸟枪法宏基因组学方法对印度部分地区收集的沉积物进行耐药分析[84]。结果发现了大量可以水平转移的碳青霉烯酶,如 NDM、VIM、KPC、OXA-48和 IMP。城市河流沉积物中总抗生素耐药基因的相对丰度是上游站点的 30倍。此外,在城市地区采集的样本中还发现了丰富的可传递遗传因子,以及一些生物杀伤剂 / 金属耐药基因。不动杆菌通常与多重耐药和院内感染有关,占 16S rRNA 基因序列的 29%,研究发现不动杆菌的丰度与 OXA-58 碳青霉烯酶基因之间有很强的相关性[84]。印度一些其他研究也证实了这些令人担忧的事实,制定保护水资源的综合计划至关重要[85-87]。

然而,这些担忧不仅出现在卫生条件相对较差的中低收入国家,Czekalski等发现即使在经过处理的废水中仍可检测到较高浓度的多重耐药细菌和耐药基因,这些废水将进一步流入并污染瑞士的日内瓦湖[81]。在 1 年时间内,Caltagirone 等人在意大利北部奥尔特雷波地区调研了 11 口井、5 条溪流和4 个废水处理厂,均检测到了对三代头孢菌素耐药的革兰氏阴性菌,包括产CTX-M-、SHV-、DHA- 和 KPC 酶的肠杆菌科细菌。在废水处理厂中可以观察到持续高水平的细菌滴度和 CTX 耐药率;在溪流样本中耐药率随季节变化,尤其是在春季最高[88],近期 Suzuki 等人在日本也证实了上述这些结果[89]。

最后,必须指出的是,医疗机构本身可能由于多重耐药菌或多重耐药菌引起的院内感染暴发而成为环境污染的来源[90,91]。

22.7 水是共同因素

水是抗菌药物耐药性在人类、动物健康与环境之间传递的纽带,人类通过直接或间接使用水导致耐药性在环境中广泛扩散。减少农业污染所需代价很大,但对于控制复杂环境中的耐药性益处有限;环境地貌特征、季节、水质等均会影响耐药性的产生[92]。

人类通过排出废水和污水向环境释放多重耐药菌和耐药基因造成环境的生物污染[93],所以当免疫力低下或使用免疫抑制剂的患者与受污染环境密切接触时,需要特别注意以避免多重耐药菌的感染。Hammerl 等人通过全基因组测序方法在德国海岸线不同位置的多个地区中鉴定出 7 种不同的产碳青霉烯酶 VCC-1 的霍乱弧菌[94];Akanbi 等人从南非东开普省 10 个海滩沙子和沿海海水中采集了 249 个样本,检测出金黄色葡萄球菌耐药菌株。表明该地区海滩的水和沙子可能是耐药金黄色葡萄球菌产生的温床,而这种耐药菌可以进一步传播给暴露的人类和动物[95]。此外,最近的一项研究表明,一些耐热的产 ESBL 大肠埃希氏菌可以在人造流域以及人工造雪过程中存活下来[96]。

令人惊讶的是,即使是偏远或特殊环境也可能存在耐药基因或质粒,比如葡萄牙的贝伦加群岛自然保护区[97]和海绵共生微生物群存在多种新的耐药基因,这些可能是由特定细菌产生的储备性耐药基因[98]。事实上,野生动物中耐药性的发生受到许多不同因素的影响,而这些因素目前尚未完全被知晓[99,100]。Ahlstromet 等人在阿拉斯加不同地点的鸥群中检测到同类产碳青霉烯酶的大肠埃希氏菌,证实了耐药性在野生动物、人类和宠物种间传播的可能性[101];西班牙东部野生博内利鹰雏鸟中存在携带耐药基因的沙门氏菌和弯曲杆菌[100];在森林和草原土壤宏基因组中发现新的耐药基因[102],这些都表明雨水也可以作为耐药性传播的载体。

22.8 结论

人类健康和动物医学对抗生素的态度已经发生了明显而深刻的转变。我们越来越认识到抗菌药物耐药性存在于全球不同的医疗、自然和社会环境中,并通过陆地、水和空气进行跨越国界的传播,最终危害人类和动物健康。全健康理念强调人、动物和环境之间的和谐生态关系[103]。在动物和人类中均可以检测到多重耐药菌,说明这一问题无法通过单方面解决,需考虑多重影响因素。由于抗菌药物耐药性存在于不同国家和文化中,我们需要找到适合当地的解决方案。2018 年，世界卫生组织发布了一份公开文件，旨在帮助健康工作者提高应对抗菌药物耐药性的能力[104]。我们应该立刻采取行动，以避免出现全球性的耐药危机，保护世界免受抗菌药物耐药性的威胁。

（王文静 译，张靖垚 校）

参考文献

1. Singer AC, Shaw H, Rhodes V, Hart A. Review of antimicrobial resistance in the environment and its relevance to environmental regulators. Front Microbiol. 2016; https://doi.org/10.3389/fmicb.2016.01728
2. O'Neill J. Tackling drug-resistant infections globally: final report and recommendations. 2016.
3. de Kraker MEA, Stewardson AJ, Harbarth S. Will 10 million people die a year due to antimicrobial resistance by 2050? PLoS Med. 2016;13:e1002184.
4. Kahn LH. Antimicrobial resistance: a one health perspective. Trans R Soc Trop Med Hyg. 2017;111:255–60.
5. Collignon P, McEwen S. One health – its importance in helping to better control antimicrobial resistance. Trop Med Infect Dis. 2019;4:22.
6. European Commission A European One Health Action Plan against Antimicrobial Resistance (AMR). 2017.
7. Florez-Cuadrado D, Moreno MA, Ugarte-Ruíz M, Domínguez L. Antimicrobial resistance in the food chain in the European Union. Adv. Food Nutr. Res. 2018;86(Elsevier):115–36.
8. Carroll LM, Gaballa A, Guldimann C, Sullivan G, Henderson LO, Wiedmann M. Identification of novel mobilized Colistin resistance gene mcr-9 in a multidrug-resistant, Colistin-susceptible Salmonella enterica serotype typhimurium isolate. MBio. 2019; https://doi.org/10.1128/mBio.00853-19
9. Santajit S, Indrawattana N. Mechanisms of antimicrobial resistance in ESKAPE pathogens. Biomed Res Int. 2016;2016:2475067.
10. Partridge SR, Kwong SM, Firth N, Jensen SO. Mobile genetic elements associated with antimicrobial resistance. Clin Microbiol Rev. 2018; https://doi.org/10.1128/CMR.00088-17
11. van Duin D, Paterson DL. Multidrug-resistant bacteria in the community. Trends and Lessons Learned Infect Dis Clin North Am. 2016;30:377–90.
12. Lakhundi S, Zhang K. Methicillin-resistant Staphylococcus aureus: molecular characterization, evolution, and epidemiology. Clin Microbiol Rev. 2018; https://doi.org/10.1128/CMR.00020-18
13. Ahmed MO, Baptiste KE. Vancomycin-resistant enterococci: a review of antimicrobial resistance mechanisms and perspectives of human and animal health. Microb Drug Resist Larchmt N. 2018;24:590–606.
14. Pitout JDD, Laupland KB. Extended-spectrum beta-lactamase-producing Enterobacteriaceae: an emerging public-health concern. Lancet Infect Dis. 2008;8:159–66.
15. Jacoby GA. AmpC beta-lactamases. Clin Microbiol Rev. 2009;22:161–82, Table of Contents
16. Suay-García B, Pérez-Gracia MT. Present and future of Carbapenem-resistant Enterobacteriaceae (CRE) infections. Antibiot Basel Switz. 2019; https://doi.org/10.3390/antibiotics8030122
17. Codjoe FS, Donkor ES. Carbapenem resistance: a review. Med Sci Basel Switz. 2017; https://doi.org/10.3390/medsci6010001

18. Tacconelli E, Pezzani MD. Public health burden of antimicrobial resistance in Europe. Lancet Infect Dis. 2019;19:4–6.
19. Gandra S, Tseng KK, Arora A, Bhowmik B, Robinson ML, Panigrahi B, Laxminarayan R, Klein EY. The mortality burden of multidrug-resistant pathogens in India: a retrospective, observational study. Clin Infect Dis. 2019;69:563–70.
20. Cassini A, Högberg LD, Plachouras D, et al. Attributable deaths and disability-adjusted life-years caused by infections with antibiotic-resistant bacteria in the EU and the European economic area in 2015: a population-level modelling analysis. Lancet Infect Dis. 2019;19:56–66.
21. George A. Antimicrobial resistance (AMR) in the food chain: trade, one health and codex. Trop Med Infect Dis. 2019;4:54.
22. Pérez-Rodríguez F, Mercanoglu Taban B. A state-of-art review on multi-drug resistant pathogens in foods of animal origin: risk factors and mitigation strategies. Front Microbiol. 2019;10:2091.
23. Rhouma M, Beaudry F, Thériault W, Letellier A. Colistin in pig production: chemistry, mechanism of antibacterial action, microbial resistance emergence, and one health perspectives. Front Microbiol. 2016; https://doi.org/10.3389/fmicb.2016.01789
24. Richterman A, Azman AS, Constant G, Ivers LC. The inverse relationship between national food security and annual cholera incidence: a 30-country analysis. BMJ Glob Health. 2019;4:e001755.
25. Baschera M, Cernela N, Stevens MJA, Liljander A, Jores J, Corman VM, Nüesch-Inderbinen M, Stephan R. Shiga toxin-producing Escherichia coli (STEC) isolated from fecal samples of African dromedary camels. One Health. 2019;7:100087.
26. Stewardson AJ, Renzi G, Maury N, et al. Extended-spectrum β-lactamase-producing Enterobacteriaceae in hospital food: a risk assessment. Infect Control Hosp Epidemiol. 2014;35:375–83.
27. Liu H, Whitehouse CA, Li B. Presence and persistence of salmonella in water: the impact on microbial quality of water and food safety. Front Public Health. 2018; https://doi.org/10.3389/fpubh.2018.00159
28. Gauld JS, Olgemoeller F, Nkhata R, et al. Domestic River water use and risk of typhoid. Fever: Results From a Case-control Study in Blantyre, Malawi. Clin Infect Dis; 2019. https://doi.org/10.1093/cid/ciz405
29. Troeger C, Blacker BF, Khalil IA, et al. Estimates of the global, regional, and national morbidity, mortality, and aetiologies of diarrhoea in 195 countries: a systematic analysis for the global burden of disease study 2016. Lancet Infect Dis. 2018;18:1211–28.
30. Wang X, Biswas S, Paudyal N, Pan H, Li X, Fang W, Yue M. Antibiotic resistance in salmonella typhimurium isolates recovered from the food chain through National Antimicrobial Resistance Monitoring System between 1996 and 2016. Front Microbiol. 2019; https://doi.org/10.3389/fmicb.2019.00985
31. Mesbah Zekar F, Granier SA, Marault M, Yaici L, Gassilloud B, Manceau C, Touati A, Millemann Y. From farms to markets: gram-negative bacteria resistant to third-generation Cephalosporins in fruits and vegetables in a region of North Africa. Front Microbiol. 2017; https://doi.org/10.3389/fmicb.2017.01569
32. Mani Y, Mansour W, Mammeri H, Denamur E, Saras E, Boujâafar N, Bouallègue O, Madec J-Y, Haenni M. KPC-3-producing ST167 Escherichia coli from mussels bought at a retail market in Tunisia. J Antimicrob Chemother. 2017;72:2403–4.
33. Slettemeås JS, Urdahl A-M, Mo SS, Johannessen GS, Grave K, Norström M, Steinbakk M, Sunde M. Imported food and feed as contributors to the introduction of plasmid-mediated colistin-resistant Enterobacteriaceae to a 'low prevalence' country. J Antimicrob Chemother. 2017;72:2675–7.
34. Li H, Stegger M, Dalsgaard A, Leisner JJ. Bacterial content and characterization of antibiotic resistant Staphylococcus aureus in Danish sushi products and association with food inspector rankings. Int J Food Microbiol. 2019;305:108244.

35. Silva V, Nunes J, Gomes A, Capita R, Alonso-Calleja C, Pereira JE, Torres C, Igrejas G, Poeta P. Detection of antibiotic resistance in *Escherichia coli* strains: can fish commonly used in raw preparations such as sushi and sashimi constitute a public health problem? J Food Prot. 2019;82:1130–4.

36. Van Boeckel TP, Brower C, Gilbert M, Grenfell BT, Levin SA, Robinson TP, Teillant A, Laxminarayan R. Global trends in antimicrobial use in food animals. Proc Natl Acad Sci. 2015;112:5649–54.

37. Price LB, Koch BJ, Hungate BA. Ominous projections for global antibiotic use in food-animal production. Proc Natl Acad Sci. 2015;112:5554–5.

38. Founou LL, Founou RC, Essack SY. Antibiotic resistance in the food chain: a developing country-perspective. Front Microbiol. 2016; https://doi.org/10.3389/fmicb.2016.01881

39. Hao H, Sander P, Iqbal Z, Wang Y, Cheng G, Yuan Z. The risk of some veterinary antimicrobial agents on public health associated with antimicrobial resistance and their molecular basis. Front Microbiol. 2016; https://doi.org/10.3389/fmicb.2016.01626

40. Amoako DG, Somboro AM, Abia ALK, Molechan C, Perrett K, Bester LA, Essack SY. Antibiotic resistance in Staphylococcus aureus from poultry and poultry products in uMgungundlovu district, South Africa, using the "farm to fork" approach. Microb Drug Resist Larchmt N. 2019; https://doi.org/10.1089/mdr.2019.0201

41. AbuOun M, Stubberfield EJ, Duggett NA, et al. mcr-1 and mcr-2 (mcr-6.1) variant genes identified in Moraxella species isolated from pigs in Great Britain from 2014 to 2015. J Antimicrob Chemother. 2017;72:2745–9.

42. Zhang L, Fu Y, Xiong Z, Ma Y, Wei Y, Qu X, Zhang H, Zhang J, Liao M. Highly prevalent multidrug-resistant salmonella from chicken and pork meat at retail Markets in Guangdong, China. Front Microbiol. 2018; https://doi.org/10.3389/fmicb.2018.02104

43. Castellanos LR, Donado-Godoy P, León M, Clavijo V, Arevalo A, Bernal JF, Timmerman AJ, Mevius DJ, Wagenaar JA, Hordijk J. High heterogeneity of Escherichia coli sequence types harbouring ESBL/AmpC genes on IncI1 plasmids in the Colombian poultry chain. PLoS One. 2017;12:e0170777.

44. O'Dea M, Sahibzada S, Jordan D, et al. Genomic, antimicrobial resistance, and public health insights into *Enterococcus* spp. from Australian chickens. J Clin Microbiol. 2019; https://doi.org/10.1128/JCM.00319-19

45. Anbazhagan PV, Thavitiki PR, Varra M, Annamalai L, Putturu R, Lakkineni VR, Pesingi PK. Evaluation of efflux pump activity of multidrug-resistant salmonella typhimurium isolated from poultry wet markets in India. Infect Drug Resist. 2019;12:1081–8.

46. Chen M, Cheng J, Zhang J, et al. Isolation, potential virulence, and population diversity of Listeria monocytogenes from meat and meat products in China. Front Microbiol. 2019; https://doi.org/10.3389/fmicb.2019.00946

47. Chabou S, Leulmi H, Rolain J-M. Emergence of mcr-1-mediated colistin resistance in Escherichia coli isolates from poultry in Algeria. J Glob Antimicrob Resist. 2019;16:115–6.

48. Ghafur A, Shankar C, GnanaSoundari P, Venkatesan M, Mani D, Thirunarayanan MA, Veeraraghavan B. Detection of chromosomal and plasmid-mediated mechanisms of colistin resistance in Escherichia coli and Klebsiella pneumoniae from Indian food samples. J Glob Antimicrob Resist. 2019;16:48–52.

49. Galetti R, Antonio Casarin Penha Filho R, Ferreira JC, M. Varani A, Costa Darini AL. Antibiotic resistance and heavy metal tolerance plasmids: the antimicrobial bullet-proof properties of Escherichia fergusonii isolated from poultry. Infect Drug Resist Volume. 2019;12:1029–33.

50. Delannoy S, Le Devendec L, Jouy E, Fach P, Drider D, Kempf I. Characterization of Colistin-resistant Escherichia coli isolated from diseased pigs in France. Front Microbiol. 2017; https://doi.org/10.3389/fmicb.2017.02278

51. Clifford K, Desai D, Prazeres da Costa C, Meyer H, Klohe K, Winkler A, Rahman T, Islam T, Zaman MH. Antimicrobial resistance in livestock and poor quality veterinary medicines.

Bull World Health Organ. 2018;96:662–4.

52. Wong A. Unknown risk on the farm: does agricultural use of Ionophores contribute to the burden of antimicrobial resistance? mSphere. 2019; https://doi.org/10.1128/mSphere.00433-19

53. Nilsson O, Myrenås M, Ågren J. Transferable genes putatively conferring elevated minimum inhibitory concentrations of narasin in Enterococcus faecium from Swedish broilers. Vet Microbiol. 2016;184:80–3.

54. Li J, Shi X, Yin W, Wang Y, Shen Z, Ding S, Wang S. A multiplex SYBR green real-time PCR assay for the detection of three Colistin resistance genes from cultured bacteria, Feces, and environment samples. Front Microbiol. 2017; https://doi.org/10.3389/fmicb.2017.02078

55. Seiffert SN, Carattoli A, Schwendener S, Collaud A, Endimiani A, Perreten V. Plasmids Carrying blaCMY -2/4 in Escherichia coli from Poultry, Poultry Meat, and Humans Belong to a Novel IncK Subgroup Designated IncK2. Front Microbiol. 2017; https://doi.org/10.3389/fmicb.2017.00407

56. Xia X, Wang Z, Fu Y, et al. Association of colistin residues and manure treatment with the abundance of mcr-1 gene in swine feedlots. Environ Int. 2019;127:361–70.

57. Henriksson PJG, Troell M, Rico A. Antimicrobial use in aquaculture: some complementing facts. Proc Natl Acad Sci. 2015;112:E3317.

58. Troell M, Naylor RL, Metian M, et al. Does aquaculture add resilience to the global food system? Proc Natl Acad Sci USA. 2014;111:13257–63.

59. Cabello FC, Tomova A, Ivanova L, Godfrey HP. Aquaculture and mcr Colistin resistance determinants. MBio. 2017; https://doi.org/10.1128/mBio.01229-17

60. Shen Y, Lv Z, Yang L, et al. Integrated aquaculture contributes to the transfer of mcr-1 between animals and humans via the aquaculture supply chain. Environ Int. 2019;130:104708.

61. Klare I, Badstübner D, Konstabel C, Böhme G, Claus H, Witte W. Decreased incidence of VanA-type vancomycin-resistant enterococci isolated from poultry meat and from Fecal samples of humans in the community after discontinuation of Avoparcin usage in animal husbandry. Microb Drug Resist. 1999;5:45–52.

62. Tang KL, Caffrey NP, Nóbrega DB, et al. Comparison of different approaches to antibiotic restriction in food-producing animals: stratified results from a systematic review and meta-analysis. BMJ Glob Health. 2019;4:e001710.

63. Fitzgerald JR. Livestock-associated Staphylococcus aureus: origin, evolution and public health threat. Trends Microbiol. 2012;20:192–8.

64. Chuang Y-Y, Huang Y-C. Livestock-associated meticillin-resistant Staphylococcus aureus in Asia: an emerging issue? Int J Antimicrob Agents. 2015;45:334–40.

65. Ge B, Mukherjee S, Hsu C-H, et al. MRSA and multidrug-resistant Staphylococcus aureus in U.S. retail meats, 2010–2011. Food Microbiol. 2017;62:289–97.

66. Parisi A, Caruso M, Normanno G, Latorre L, Miccolupo A, Fraccalvieri R, Intini F, Manginelli T, Santagada G. MRSA in swine, farmers and abattoir workers in southern Italy. Food Microbiol. 2019;82:287–93.

67. Quijada NM, Hernández M, Oniciuc E-A, Eiros JM, Fernández-Natal I, Wagner M, Rodríguez-Lázaro D. Oxacillin-susceptible mecA-positive Staphylococcus aureus associated with processed food in Europe. Food Microbiol. 2019;82:107–10.

68. Wu S, Zhang F, Huang J, et al. Phenotypic and genotypic characterization of PVL-positive Staphylococcus aureus isolated from retail foods in China. Int J Food Microbiol. 2019;304:119–26.

69. Garcia-Graells C, Antoine J, Larsen J, Catry B, Skov R, Denis O. Livestock veterinarians at high risk of acquiring methicillin-resistant Staphylococcus aureus ST398. Epidemiol Infect. 2012;140:383–9.

70. Royden A, Ormandy E, Pinchbeck G, Pascoe B, Hitchings MD, Sheppard SK, Williams NJ. Prevalence of faecal carriage of extended-spectrum β-lactamase (ESBL)-producing Escherichia coli in veterinary hospital staff and students. Vet Rec Open. 2019;6:e000307.

71. Moawad AA, Hotzel H, Awad O, Roesler U, Hafez HM, Tomaso H, Neubauer H, El-Adawy H. Evolution of antibiotic resistance of coagulase-negative staphylococci isolated from healthy turkeys in Egypt: first report of linezolid resistance. Microorganisms. 2019;7:476.

72. Schrijver R, Stijntjes M, Rodríguez-Baño J, Tacconelli E, Babu Rajendran N, Voss A. Review of antimicrobial resistance surveillance programmes in livestock and meat in EU with focus on humans. Clin Microbiol Infect. 2018;24:577–90.

73. Gerner-Smidt P, Besser J, Concepción-Acevedo J, Folster JP, Huffman J, Joseph LA, Kucerova Z, Nichols MC, Schwensohn CA, Tolar B. Whole genome sequencing: bridging one-health surveillance of foodborne diseases. Front Public Health. 2019; https://doi.org/10.3389/fpubh.2019.00172

74. Queenan K, Häsler B, Rushton J. A one health approach to antimicrobial resistance surveillance: is there a business case for it? Int J Antimicrob Agents. 2016;48:422–7.

75. Liu X, Liu H, Li Y, Hao C. High prevalence of β-lactamase and plasmid-mediated quinolone resistance genes in extended-Spectrum cephalosporin-resistant Escherichia coli from dogs in Shaanxi, China. Front Microbiol. 2016; https://doi.org/10.3389/fmicb.2016.01843

76. Hong JS, Song W, Park H-M, Oh J-Y, Chae J-C, Shin S, Jeong SH. Clonal spread of extended-Spectrum cephalosporin-resistant Enterobacteriaceae between companion animals and humans in South Korea. Front Microbiol. 2019; https://doi.org/10.3389/fmicb.2019.01371

77. Silva MM, Fernandes MR, Sellera FP, Cerdeira L, Medeiros LKG, Garino F, Azevedo SS, Lincopan N. Multidrug-resistant CTX-M-15-producing Klebsiella pneumoniae ST231 associated with infection and persistent colonization of dog. Diagn Microbiol Infect Dis. 2018;92:259–61.

78. Ortega-Paredes D, Haro M, Leoro-Garzón P, Barba P, Loaiza K, Mora F, Fors M, Vinueza-Burgos C, Fernández-Moreira E. Multidrug-resistant Escherichia coli isolated from canine faeces in a public park in Quito, Ecuador. J Glob Antimicrob Resist. 2019;18:263–8.

79. Kaspar U, von Lützau K, Schlattmann A, Rösler U, Köck R, Becker K. Zoonotic multidrug-resistant microorganisms among non-hospitalized horses from Germany. One Health. 2019;7:100091.

80. Fabbretti A, Çapuni R, Giuliodori AM, Cimarelli L, Miano A, Napolioni V, La Teana A, Spurio R. Characterization of the self-resistance mechanism to Dityromycin in the Streptomyces producer strain. mSphere. 2019; https://doi.org/10.1128/mSphere.00554-19

81. Czekalski N, Berthold T, Caucci S, Egli A, Bürgmann H. Increased levels of multiresistant bacteria and resistance genes after wastewater treatment and their dissemination into Lake Geneva, Switzerland. Front Microbiol. 2012; https://doi.org/10.3389/fmicb.2012.00106

82. Waseem H, Williams MR, Stedtfeld RD, Hashsham SA. Antimicrobial resistance in the environment. Water Environ Res. 2017;89:921–41.

83. Lübbert C, Baars C, Dayakar A, Lippmann N, Rodloff AC, Kinzig M, Sörgel F. Environmental pollution with antimicrobial agents from bulk drug manufacturing industries in Hyderabad, South India, is associated with dissemination of extended-spectrum beta-lactamase and carbapenemase-producing pathogens. Infection. 2017;45:479–91.

84. Marathe NP, Pal C, Gaikwad SS, Jonsson V, Kristiansson E, Larsson DGJ. Untreated urban waste contaminates Indian river sediments with resistance genes to last resort antibiotics. Water Res. 2017;124:388–97.

85. Bengtsson-Palme J, Boulund F, Fick J, Kristiansson E, Larsson DGJ. Shotgun metagenomics reveals a wide array of antibiotic resistance genes and mobile elements in a polluted lake in India. Front Microbiol. 2014; https://doi.org/10.3389/fmicb.2014.00648

86. Paulshus E, Thorell K, Guzman-Otazo J, Joffre E, Colque P, Kühn I, Möllby R, Sørum H, Sjöling Å. Repeated isolation of extended-Spectrum-β-lactamase-positive Escherichia coli sequence types 648 and 131 from community wastewater indicates that sewage systems are important sources of emerging clones of antibiotic-resistant bacteria. Antimicrob Agents Chemother. 2019; https://doi.org/10.1128/AAC.00823-19

87. Kwikiriza S, Stewart AG, Mutahunga B, Dobson AE, Wilkinson E. A whole systems approach to hospital waste management in rural Uganda. Front Public Health. 2019; https://doi.org/10.3389/fpubh.2019.00136

88. Caltagirone M, Nucleo E, Spalla M, et al. Occurrence of extended Spectrum β-lactamases, KPC-type, and MCR-1.2-producing Enterobacteriaceae from Wells, river water, and wastewater treatment plants in Oltrepò Pavese area, northern Italy. Front Microbiol. 2017; https://doi.org/10.3389/fmicb.2017.02232

89. Suzuki Y, Ida M, Kubota H, Ariyoshi T, Murakami K, Kobayashi M, Kato R, Hirai A, Suzuki J, Sadamasu K. Multiple β-lactam resistance gene-carrying plasmid Harbored by *Klebsiella quasipneumoniae* isolated from urban sewage in Japan. mSphere. 2019; https://doi.org/10.1128/mSphere.00391-19

90. Marathe NP, Berglund F, Razavi M, Pal C, Dröge J, Samant S, Kristiansson E, Larsson DGJ. Sewage effluent from an Indian hospital harbors novel carbapenemases and integron-borne antibiotic resistance genes. Microbiome. 2019; https://doi.org/10.1186/s40168-019-0710-x

91. Carling PC. Wastewater drains: epidemiology and interventions in 23 carbapenem-resistant organism outbreaks. Infect Control Hosp Epidemiol. 2018;39:972–9.

92. Sanderson CE, Fox JT, Dougherty ER, Cameron ADS, Alexander KA. The changing face of water: a dynamic reflection of antibiotic resistance across landscapes. Front Microbiol. 2018; https://doi.org/10.3389/fmicb.2018.01894

93. Jørgensen SB, Søraas AV, Arnesen LS, Leegaard TM, Sundsfjord A, Jenum PA. A comparison of extended spectrum β-lactamase producing Escherichia coli from clinical, recreational water and wastewater samples associated in time and location. PLoS One. 2017;12:e0186576.

94. Hammerl JA, Jäckel C, Bortolaia V, Schwartz K, Bier N, Hendriksen RS, Guerra B, Strauch E. Carbapenemase VCC-1–producing *Vibrio cholerae* in coastal waters of Germany. Emerg Infect Dis. 2017;23:1735–7.

95. Akanbi OE, Njom HA, Fri J, Otigbu AC, Clarke AM. Antimicrobial susceptibility of Staphylococcus aureus isolated from recreational waters and beach sand in Eastern Cape Province of South Africa. Int J Environ Res Public Health. 2017;14:1001.

96. Lenart-Boroń A, Prajsnar J, Boroń P. Survival and antibiotic resistance of bacteria in artificial snow produced from contaminated water. Water Environ Res. 2017;89:2059–69.

97. Alves MS, Pereira A, AraÃojo SM, Castro BB, Correia ACM, Henriques I. Seawater is a reservoir of multi-resistant Escherichia coli, including strains hosting plasmid-mediated quinolones resistance and extended-spectrum beta-lactamases genes. Front Microbiol. 2014; https://doi.org/10.3389/fmicb.2014.00426

98. Versluis D, Rodriguez de Evgrafov M, Sommer MOA, Sipkema D, Smidt H, van Passel MWJ. Sponge microbiota are a reservoir of functional antibiotic resistance genes. Front Microbiol. 2016; https://doi.org/10.3389/fmicb.2016.01848

99. Dolejska M, Literak I. Wildlife is overlooked in the epidemiology of medically important antibiotic-resistant bacteria. Antimicrob Agents Chemother. 2019; https://doi.org/10.1128/AAC.01167-19

100. Martín-Maldonado B, Montoro-Dasi L, Pérez-Gracia MT, Jordá J, Vega S, Marco-Jiménez F, Marin C. Wild Bonelli's eagles (Aquila fasciata) as carrier of antimicrobial resistant Salmonella and Campylobacter in Eastern Spain. Comp Immunol Microbiol Infect Dis. 2019;67:101372.

101. Ahlstrom CA, Ramey AM, Woksepp H, Bonnedahl J. Repeated detection of Carbapenemase-producing *Escherichia coli* in gulls inhabiting Alaska. Antimicrob Agents Chemother. 2019; https://doi.org/10.1128/AAC.00758-19

102. Willms IM, Kamran A, Aßmann NF, Krone D, Bolz SH, Fiedler F, Nacke H. Discovery of novel antibiotic resistance determinants in Forest and grassland soil metagenomes. Front Microbiol. 2019; https://doi.org/10.3389/fmicb.2019.00460

103. Trinh P, Zaneveld JR, Safranek S, Rabinowitz PM. One health relationships between human, animal, and environmental microbiomes: a mini-review. Front Public Health. 2018; https://doi.org/10.3389/fpubh.2018.00235

104. WHO. WHO competency framework for health workers' education and training on antimicrobial resistance. 2018.

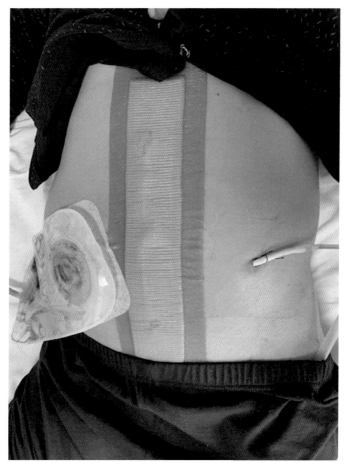

图 4.1　术后敷料:水胶体保护和防水屏障与含银的水纤维软吸收材料层连接,在与伤口液体接触时转变为凝胶。它可以与当代造口一起使用,以保护伤口免受环境污染

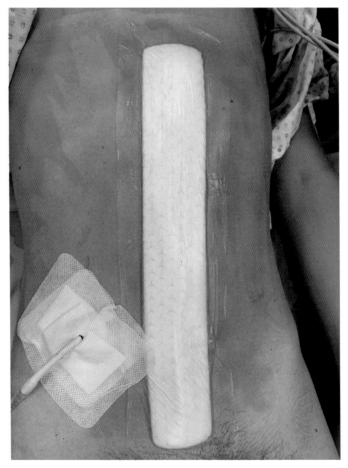

图 4.2 术后敷料：无创贴合接触层，易于去除且不损伤皮肤，与 flex technology 吸收垫连接，可减少伤口周围水疱

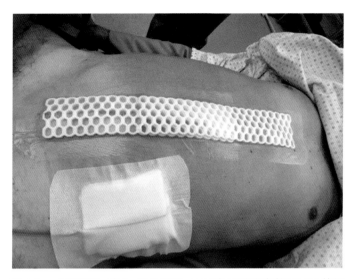

图 4.3 术后敷料：防水，贴合性强，这种半透明蜂窝敷料可以管理渗液，并持续监测伤口和伤口周围区域

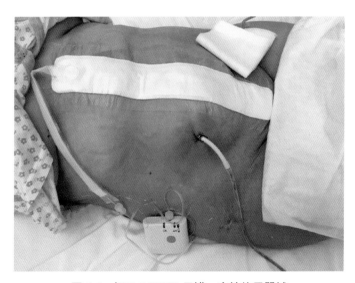

图 4.4 切口 iNPWT：无罐一次性使用器械

3

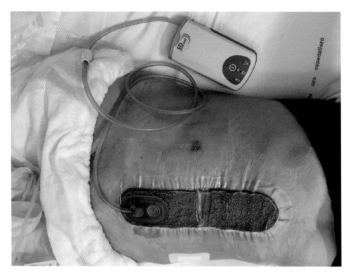

图 4.5　切口 iNPWT：带小储液罐的一次性使用设备

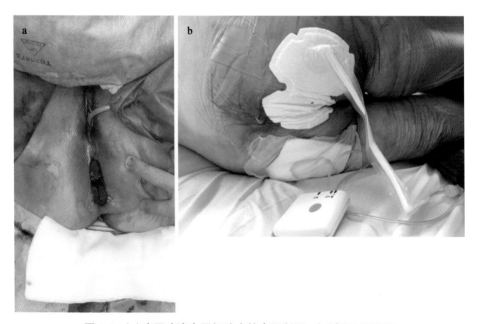

图 4.6　（a）直肠癌腹会阴切除术的会阴创面。（b）切口 NPWT

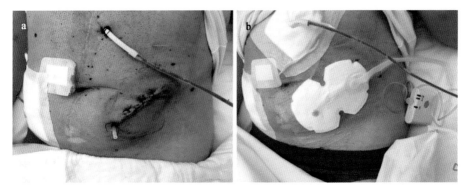

图 4.7　（a）结肠造口反转。（b）皮下引流上的切口 NPWT

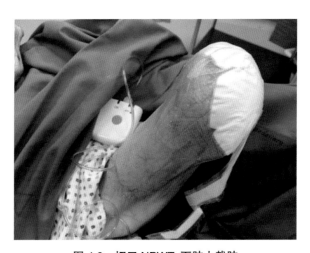

图 4.8　切口 NPWT：下肢大截肢

5

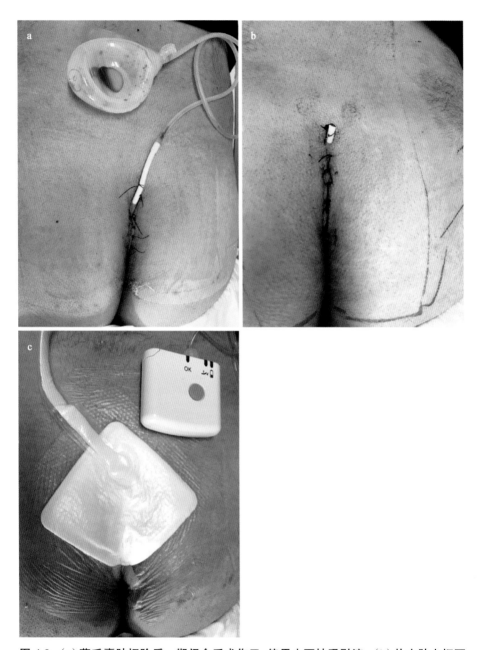

图 4.9 （a）藏毛囊肿切除后一期闭合手术伤口，使用皮下抽吸引流。（b）从皮肤上切下 1cm 的手术引流。（c）在手术伤口上应用 iNPWT 并引流 7 天

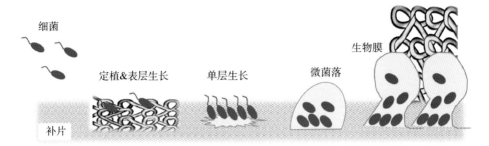

图 6.1　生物膜形成过程

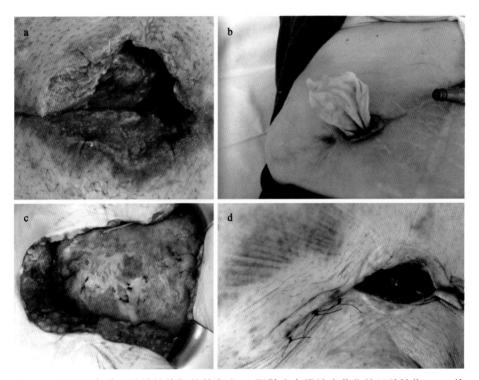

图 6.2　展示了各种不同的补片相关并发症：a. 肥胖患者慢性肉芽化的开放性伤口；b. 从手术切口排出的补片；c. 补片感染创面清创后的手术野；d. 术后血肿清除后开放部分切口行负压伤口疗法（negative pressure wound therapy，NPWT）

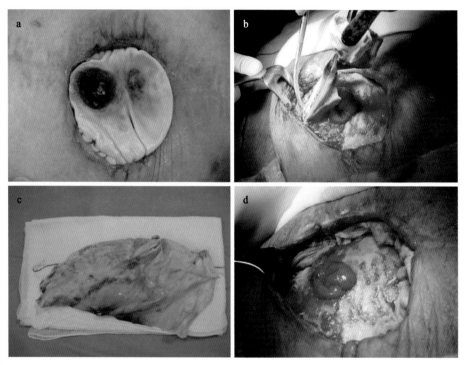

图 6.4　继发于隐匿性肠瘘的慢性补片感染。a. 暴露的补片慢性化脓；b. 外科手术移除补片；c. 移除下来的补片；d. 肠瘘

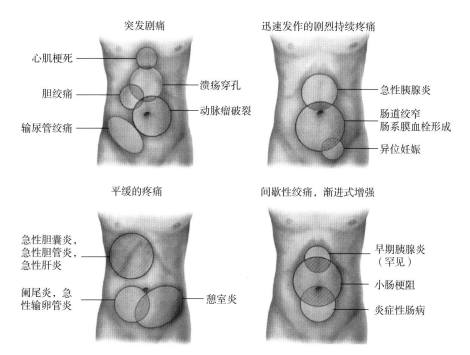

突发剧痛

心肌梗死
胆绞痛
输尿管绞痛
溃疡穿孔
动脉瘤破裂

迅速发作的剧烈持续疼痛

急性胰腺炎
肠道绞窄
肠系膜血栓形成
异位妊娠

平缓的疼痛

急性胆囊炎，急性胆管炎，急性肝炎
阑尾炎，急性输卵管炎
憩室炎

间歇性绞痛，渐进式增强

早期胰腺炎（罕见）
小肠梗阻
炎症性肠病

图 11.2 查体中出现症状和体征的急腹症的鉴别诊断（改编自 Britt, LD, ed Acute Care Surgery. In: Britt LD, Peitzman AB, Barie PS, Jurkovich GJ. Acute Care Surgery. 2nd Edition. Philadelphia: Lippincott Williams & Wilkins; 2019:534; Figure 41.1）

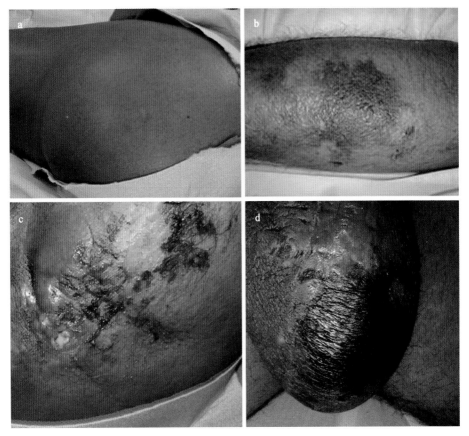

图 14.1　坏死性筋膜炎的临床表现非常具有欺骗性。可能有不明显的皮肤变化（a）、类似蜂窝组织炎的变化（b）、破裂的皮肤大疱（c）或皮肤坏死（d）（阿联酋 UAE 大学 Medicine and Health Sciences 学院 Fikri Abu-Zidan 教授提供）

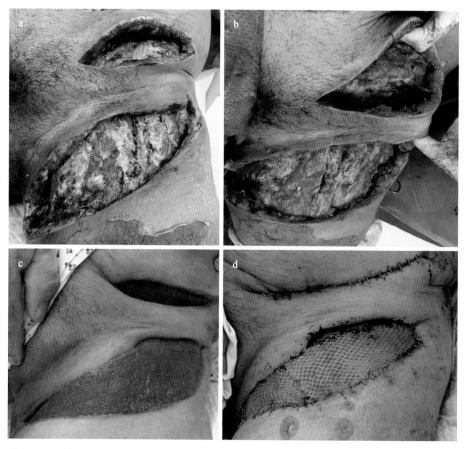

图14.4 对坏死组织立即、积极、反复的外科清创术（a、b）对控制感染源、阻止疾病传播和取得成功的临床结果至关重要，干净的创面缺损可以通过一期闭合（c）或皮肤移植（d）来闭合。（Courtesy of Dr Saleh Abdel-Kader，Department of Surgery，NMC Specialty Hospital，Al-Ain，UAE）

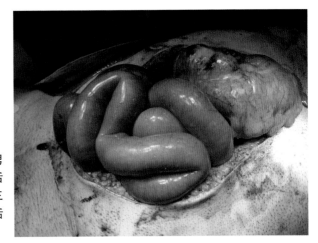

图 17.2　一名 34 岁肥胖男子入院后 3 天肺栓塞减压后出现腹腔间隔室综合征。三期腹腔间隔室综合征 3 天后全结肠切除术。2 年存活。

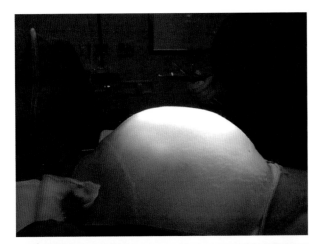

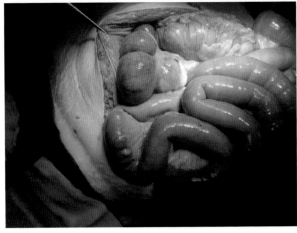

图 17.5　急性心肌梗死心肺复苏术前 36 小时的急性腹腔间隔室综合征。减压后 24 小时后死亡

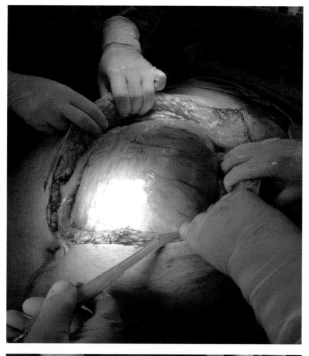

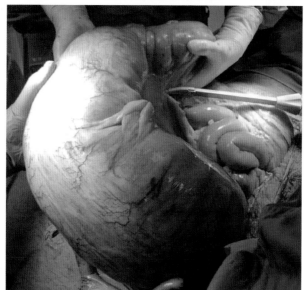

图 17.6　一名 42 岁严重肥胖男性的慢性 ACS,BMI 为
55.5,有糖尿病和高血压病史,并接受 BDZ 治疗

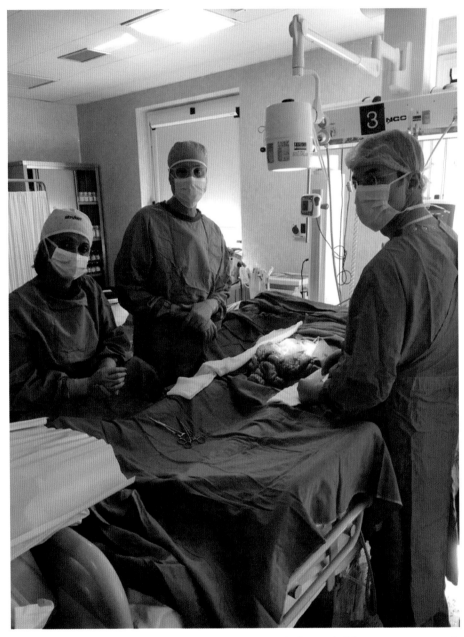

图 17.8　ICU 的高危患者因肠道缺血导致 ACS 的开腹减压手术（由 Maria Brisichella 夫人提供）

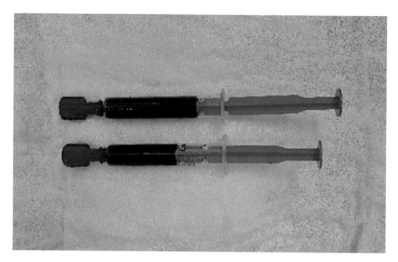

图 19.1　带胶塞的注射器

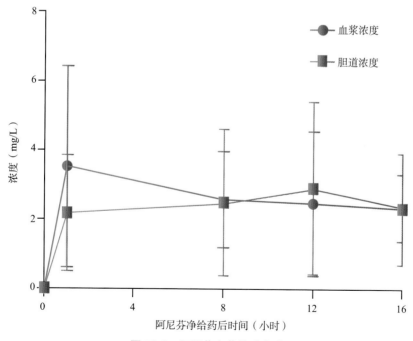

图 20.1　阿尼芬净药代动力学